全国医学高职高专配套教材

岗位实践技能综合训练

（供临床医学专业使用）

主编　孟羽俊　阎金辉

中国医药科技出版社

内 容 提 要

本书包括三部分内容，分别是：第一站，病史采集、病例分析；第二站，体格检查、基本操作技能；第三站，分析心电图、阅读 X 线片、分析化验结果。教材文字简洁，图文并茂，易学易记，实用性强。适合高职高专临床学专业学生使用。

图书在版编目（CIP）数据

岗位实践技能综合训练/孟羽俊，阎金辉主编．—北京：中国医药科技出版社，2013.9
全国医学高职高专配套教材
ISBN 978 - 7 - 5067 - 6390 - 5

Ⅰ. ①岗…　Ⅱ. ①孟…②阎…　Ⅲ. ①医院 - 岗位责任制 - 高等职业教育 - 教材
Ⅳ. ①R197. 322

中国版本图书馆 CIP 数据核字（2013）第 210516 号

美术编辑　陈君杞
版式设计　郭小平

出版　中国医药科技出版社
地址　北京市海淀区文慧园北路甲 22 号
邮编　100082
电话　发行：010 - 62227427　邮购：010 - 62236938
网址　www. cmstp. com
规格　787 × 1092mm ¹⁄₁₆
印张　16¾
字数　345 千字
版次　2013 年 9 月第 1 版
印次　2015 年 8 月第 2 次印刷
印刷　北京市密东印刷有限公司
经销　全国各地新华书店
书号　ISBN 978 - 7 - 5067 - 6390 - 5
定价　35. 00 元
本社图书如存在印装质量问题请与本社联系调换

本书编委会

为了适应社会需求及高职高专教育教学改革的需要，培养"下得去，留得住，用得上"的高素质实用性医疗人才，我们与医院深度融合，共同开发了临床医学专业《岗位实践技能综合训练》课程，对即将进入实习阶段的学生强化临床基本技能、基本操作，使其具备基本的临床诊治思维能力和操作技能，进入实习阶段能很快适应工作环境、工作流程。

经过几年的实践教学探索，实训内容和形式不断改进和完善，创建了模拟执业（助理）医师资格考试要求的"三站式"技能训练与考核，根据教高［2006］16号文件精神"与行业企业共同开发紧密结合生产实际的实训教材，并确保优质教材进课堂"，我们在完善和改进讲义的基础上编写了这本教材。

本教材共包括三部分内容：第一站，病史采集、病例分析；第二站，体格检查、基本操作技能；第三站，分析心电图、阅读X线片、分析化验结果。病史采集、病例分析以"任务"的形式，体现了职业活动导向，涉及到的均为常见病、多发病，对培养学生临床诊断思维能力非常重要；体格检查、基本操作技能突出了教学以"项目"为主要载体，训练职业岗位能力；分析心电图、阅读X线片、分析化验结果强化了综合分析判断能力。全部内容适应性、针对性强，可满足高职高专临床医学专业学生对实际工作的需求。

该课程计划104学时，训练方式以学生为主体，"教、学、做"一体化，实训场所尽量模拟临床，拉近学校教学与就业岗位的距离。该教材使用对象主要是即将进入实习阶段的高职高专临床医学专业学生，也适用于基层医务工作者临床工作参考，同时也可作为执业（助理）医师资格实践技能考试参考用书。

本教材编写过程中得到了参编院校及专家的大力支持，全体编写组成员都付出了辛勤的劳动和宝贵的时间，值此出版之际，谨致谢忱。限于时间和水平，书中难免存在一些疏漏、不足甚至错误之处，恳请行业专家、同仁、老师和同学们在使用该教材过程中提出宝贵意见和建议，惠予指导和斧正，以便今后修订时进一步完善。

编者
2013 年 6 月

Contents 目录

第一站　病史采集、病例分析 / 1

第二站　体格检查、基本操作技能　/　101

第三站　分析心电图、阅读 X 线片、分析化验结果　／　193

第一站　病史采集、病例分析

病史采集

任务一 发热伴咽痛患者的问诊

简要症状与主诉 男性，18岁，发热伴咽痛1天
（提供参考疾病：急性扁桃体炎）

要求 作为住院医师，请按照标准住院病历要求，围绕上述主诉，将如何询问患者现病史及相关
病史的内容写在下面（时间要求30分钟）

评分要点

一、问诊内容（总分100分）

（一）现病史（80分）

1. 起病情况与患病时间 重点询问起病的急缓以及什么时候开始发热

2. 主要症状的特点 体温升高程度，体温变化过程及规律，是否为持续发热，有无寒战，咽
痛程度

3. 病因与诱因 发病前有无受凉、劳累、醉酒、情绪低落等情况

4. 伴随症状 除咽痛外，是否有打喷嚏、咳嗽、咳痰、头痛、胸痛等情况；全身其他部位还
有何不适（如肌肉及关节痛、皮疹、出血现象、尿频、尿急、尿痛）

5. 诊疗经过 是否到医院就诊，所做检查（如体温测量、血常规、尿常规、粪常规、胸部X
线等）及结果，治疗用药情况及效果

6. 一般情况 体重、体力状态、食欲及食量、睡眠、大小便及精神状态等变化如何

（二）其他相关病史（20分）

1. 既往健康情况如何；有无结核病、肝炎、糖尿病、肿瘤等病史；有无外伤、手术史等

2. 有无食物、药物过敏史

3. 预防接种史情况如何

二、扣分要点

1. 叙述病史没有围绕病情展开，从病史中看不出疾病的诊断　　视情况减5~20分

2. 叙述病史条理性差，问诊不全面，不能抓住重点　　视情况减5~15分

3. 书写病史中医学术语使用不当　　视情况减5~10分

4. 书写现病史错别字多或语句错误　　视情况减2~5分

5. 字迹潦草，卷面不整洁　　视情况减2~5分

6. 时间超出规定范围　　每超1分钟扣0.5分

任务二 慢性咳嗽、咳痰患者的问诊

简要症状与主诉 男性，65岁，反复咳嗽、咳痰20年，加重1周

（提供参考疾病：慢性支气管炎）

要求 作为住院医师，请按照标准住院病历要求，围绕上述主诉，将如何询问患者现病史及相关病史的内容写在下面（时间要求30分钟）

评分要点

一、问诊内容（总分100分）

（一）现病史（80分）

1. 起病情况 起病的急缓；起病时的季节、环境
2. 患病时间 什么时候开始，若先后出现几个症状，按时间顺序询问
3. 主要症状的特点 询问加重与缓解因素，咳嗽的性质，咳嗽发作与时间规律，咳嗽的音色，痰的颜色，性质和量等
4. 病因与诱因 了解与本次发病有关的病因（如感染或过敏）和诱因（如着凉、环境改变或气候改变等，也可以无明显诱因）
5. 病情发展与演变情况 有否出现逐渐加重的呼吸困难
6. 伴随症状 是否伴有呼吸困难、哮鸣音、发热、胸痛、咯血、杵状指等
7. 诊疗经过 是否到医院就诊，所做检查及结果，治疗用药情况及效果
8. 一般情况 发病以来，体重、体力状态、食欲及食量、睡眠、大小便及精神状态等如何

（二）其他相关病史（20分）

1. 既往健康情况如何；有无肝炎、结核病、心脏病等病史，有无手术、外伤史、异物吸入史以及吸烟史等
2. 有无食物、药物过敏史

二、扣分要点

1. 叙述病史没有围绕病情展开，从病史中看不出疾病的诊断 视情况减5~20分
2. 叙述病史条理性差，问诊不全面，不能抓住重点 视情况减5~15分
3. 书写病史中医学术语使用不当 视情况减5~10分
4. 书写现病史错别字多或语句错误 视情况减2~5分
5. 字迹潦草，卷面不整洁 视情况减2~5分
6. 时间超出规定范围 每超1分钟扣0.5分

任务三　寒战、高热伴咳嗽、咳铁锈色痰患者的问诊

简要症状与主诉　男性，22 岁，寒战、高热伴咳嗽、咳铁锈色痰 2 天
（提供参考疾病：肺炎球菌肺炎）

要求　作为住院医师，请按照标准住院病历要求，围绕上述主诉，将如何询问患者现病史及相关病史的内容写在下面（时间要求 30 分钟）

评分要点

一、问诊内容（总分 100 分）

（一）现病史（80 分）

1. 起病情况　重点问诊起病的急缓（一般呈急骤起病）

2. 患病时间　什么时候开始；若先后出现几个症状，按时间顺序询问

3. 主要症状的特点　体温升高程度，体温变化过程及规律，是否为持续发热，咳嗽的性质，咳嗽发作与时间规律，咳嗽的音色，痰的性质和量等

4. 病因与诱因　了解与本次发病有关的病因（如感染或过敏）和诱因（如环境改变、气候改变、醉酒、受寒、淋雨、疲劳、麻醉、手术等，也可以无明显诱因）

5. 病情发展与演变情况　有否出现心悸、四肢厥冷、尿量减少、发绀或面色苍白、神志不清、反应迟钝或嗜睡、谵妄、昏迷

6. 伴随症状　是否伴有呼吸困难、胸痛、腹痛等

7. 诊疗经过　是否到医院就诊，所做检查（如胸透、胸片、实验室检查等）及结果，治疗用药情况及效果

8. 一般情况　发病以来，体重、体力状态、食欲及食量、睡眠、大小便及精神状态等如何

（二）其他相关病史（20 分）

1. 既往健康情况如何，是否有上呼吸道感染的前驱症状，有无肝炎、结核病等病史，有无手术、外伤史等

2. 食物、药物过敏史以及预防接种史

二、扣分要点

1. 叙述病史没有围绕病情展开，从病史中看不出疾病的诊断	视情况减 5～20 分
2. 叙述病史条理性差，问诊不全面，不能抓住重点	视情况减 5～15 分
3. 书写病史中医学术语使用不当	视情况减 5～10 分
4. 书写现病史错别字多或语句错误	视情况减 2～5 分
5. 字迹潦草，卷面不整洁	视情况减 2～5 分
6. 时间超出规定范围	每超 1 分钟扣 0.5 分

任务四 咳嗽、痰中带血伴低热患者的问诊

简要症状与主诉 女性，16 岁，咳嗽、痰中带血伴低热 2 个月
（提供参考疾病：肺结核）

要求 作为住院医师，请按照标准住院病历要求，围绕上述主诉，将如何询问患者现病史及相关病史的内容写在下面（时间要求 30 分钟）

评分要点

一、问诊内容（总分 100 分）

（一）现病史（80 分）

1. 起病情况与患病时间 重点询问起病的急缓以及什么时候开始发热
2. 主要症状的特点 咳嗽的性质、咳嗽发作与时间规律，咳嗽的音色、痰的性质和量等，体温升高程度，体温变化过程，是否为持续发热，有无寒战，每天发热的开始时间以及每次发热的持续时间等
3. 病因与诱因 病前有无受凉、劳累、醉酒、情绪低落、营养不良等情况，是否初次进入城市
4. 伴随症状 是否伴有其他症状（咯血、胸痛、胸闷、盗汗、倦怠、乏力、皮疹、呼吸困难等情况），全身其他部位还有何不适
5. 诊疗经过 是否到医院就诊，所做检查（如痰涂片检查、血沉、胸片等）及结果如何，治疗用药情况及效果
6. 一般情况 发病以来体重、体力状态、食欲及食量、睡眠、大小便及精神状态等变化如何

（二）其他相关病史（20 分）

1. 既往健康情况如何，曾患过哪些疾病，有无结核患者接触史，有无手术、外伤史等
2. 食物、药物过敏史以及预防接种史

二、扣分要点

1. 叙述病史没有围绕病情展开，从病史中看不出疾病的诊断　　　视情况减 5~20 分
2. 叙述病史条理性差，问诊不全面，不能抓住重点　　　视情况减 5~15 分
3. 书写病史中医学术语使用不当　　　视情况减 5~10 分
4. 书写现病史错别字多或语句错误　　　视情况减 2~5 分
5. 字迹潦草，卷面不整洁　　　视情况减 2~5 分
6. 时间超出规定范围　　　每超 1 分钟扣 0.5 分

任务五 发作性心前区疼痛患者的问诊

简要症状与主诉 女性，62岁，发作性心前区疼痛1个月
（提供参考疾病：心绞痛）

要求 作为住院医师，请按照标准住院病历要求，围绕上述主诉，将如何询问患者现病史及相关病史的内容写在下面（时间要求30分钟）

评分要点

一、问诊内容（总分100分）

（一）现病史（80分）

1. 起病情况 重点询问起病的急缓（一般呈急性发作）
2. 患病时间 什么时候开始疼痛
3. 主要症状的特点 胸痛的部位、性质、状态（持续性或发作性）、时间、程度，是否向他处放射（左肩部），加重与缓解因素
4. 病因与诱因 是否因劳累、精神紧张、情绪激动、饱餐、高脂饮食、用力大便诱发，是否在脱水、出血等情况下发病，是否在安静、睡眠状态下发病或无明显诱因
5. 病情发展与演变情况 有无类似发作，每次发作诱因是否一致，疼痛时间、程度、性质、状态有何改变，每次缓解因素是否一致，是否每次均能缓解
6. 伴随症状 是否伴有窒息感，是否伴有恶心、呕吐、发热、烦躁多汗、心悸、面色苍白、皮肤湿冷、尿量减少、神志不清、反应迟钝或晕厥，是否伴有呼吸困难、发绀等
7. 诊疗经过 是否到医院就诊，所做检查及结果，治疗用药情况及效果
8. 一般情况 发病后体重、体力状态、食欲及食量、睡眠、二便及精神状态等变化

（二）其他相关病史（20分）

1. 既往健康情况如何，有哪些原发病（高血压、糖尿病），有无手术、外伤史等
2. 有无食物、药物过敏史，有无烟酒嗜好或其他特殊生活习惯

二、扣分要点

1. 叙述病史没有围绕病情展开，从病史中看不出疾病的诊断　　视情况减5~20分
2. 叙述病史条理性差，问诊不全面，不能抓住重点　　视情况减5~15分
3. 书写病史中医学术语使用不当　　视情况减5~10分
4. 书写现病史错别字多或语句错误　　视情况减2~5分
5. 字迹潦草，卷面不整洁　　视情况减2~5分
6. 时间超出规定范围　　每超1分钟扣0.5分

任务六 胸闷、心悸伴双下肢水肿患者的问诊

简要症状与主诉 女性，46 岁，胸闷、心悸 5 年，双下肢水肿半月
（提供参考疾病：风湿性心脏病二尖瓣狭窄、右心衰竭）

要求 作为住院医师，请按照标准住院病历要求，围绕上述主诉，将如何询问患者现病史及相关病史的内容写在下面（时间要求 30 分钟）

评分要点

一、问诊内容（总分 100 分）

（一）现病史（80 分）

1. 起病情况 重点询问起病的急缓（一般较缓慢）
2. 患病时间 首发症状开始的时间，几个主要症状发生的先后顺序和持续时间
3. 主要症状的特点 胸闷、心悸加重或缓解因素有哪些，何时最严重，水肿开始的部位，水肿的性质和程度，水肿发展的快慢
4. 病因与诱因 询问是否存在导致发病的病因与诱因，水肿发生的时间（与月经周期是否有关）
5. 病情发展与演变情况 水肿开始部位及累及到的部位，又出现了哪些症状
6. 伴随症状 是否伴有尿量改变、高血压、肾功能损害等以及其他伴随症状
7. 诊疗经过 是否到医院就诊，所做检查及结果如何，治疗用药情况及效果
8. 一般情况 患病以来，体重、体力状态、食欲及食量、睡眠、大小便及精神状态等变化

（二）其他相关病史（20 分）

1. 既往健康情况如何，有无风湿热及心、肾、肝等脏器病史，有无甲状腺疾患、营养不良等
2. 有无食物、药物过敏史，有无服用糖皮质激素、雌激素、胰岛素等能够导致水肿的药物

二、扣分要点

1. 叙述病史没有围绕病情展开，从病史中看不出疾病的诊断　　视情况减 5～20 分
2. 叙述病史条理性差，问诊不全面，不能抓住重点　　视情况减 5～15 分
3. 书写病史中医学术语使用不当　　视情况减 5～10 分
4. 书写现病史错别字多或语句错误　　视情况减 2～5 分
5. 字迹潦草，卷面不整洁　　视情况减 2～5 分
6. 时间超出规定范围　　每超 1 分钟扣 0.5 分

任务七 胸骨后压榨性疼痛患者的问诊

简要症状与主诉 男性，66 岁，胸骨后压榨性疼痛 2 小时
（提供参考疾病：急性心肌梗死）

要求 作为住院医师，请按照标准住院病历要求，围绕上述主诉，将如何询问患者现病史及相关
　　病史的内容写在下面（时间要求 30 分钟）

评分要点
一、问诊内容（总分 100 分）
（一）现病史（80 分）

1. 起病情况　重点询问起病的急缓（一般较急）
2. 患病时间　什么时候开始胸痛（具体到小时）
3. 主要症状的特点　胸痛的部位、性质、状态（持续性或发作性）、时间、程度，加重与缓
   解因素，胸痛是否向他处放射
4. 病因与诱因　是否因劳累、精神紧张、情绪激动、饱餐、高脂饮食、用力大便诱发，是否
   在脱水、出血等情况下发病，是否在安静、睡眠状态下发病，或无明显诱因
5. 病情发展与演变情况　与以往发作有何不同，是否胸痛持续时间更长、更剧烈并有濒死感，
   休息或含服硝酸甘油是否能缓解
6. 伴随症状　是否伴有窒息感、恶心、呕吐、发热、呼吸困难、发绀、烦躁多汗、面色苍白、
   皮肤湿冷、尿量减少、神志不清、反应迟钝或晕厥等
7. 诊疗经过　是否到医院就诊，所做检查（如心电图、心肌酶谱等）及结果，治疗用药情况
   及效果
8. 一般情况　发病以来，体重、体力状态、食欲及食量、睡眠、大小便及精神状态等情况

（二）其他相关病史（20 分）

1. 既往健康情况，有无高血压、糖尿病史，有无脱水、休克、出血、手术、外伤史
2. 有无食物、药物过敏史，有无特殊嗜好（如烟酒嗜好及高脂肪高热量饮食）

二、扣分要点

1. 叙述病史没有围绕病情展开，从病史中看不出疾病的诊断　　　　视情况减 5~20 分
2. 叙述病史条理性差，问诊不全面，不能抓住重点　　　　　　　　视情况减 5~15 分
3. 书写病史中医学术语使用不当　　　　　　　　　　　　　　　　视情况减 5~10 分
4. 书写现病史错别字多或语句错误　　　　　　　　　　　　　　　视情况减 2~5 分
5. 字迹潦草，卷面不整洁　　　　　　　　　　　　　　　　　　　视情况减 2~5 分
6. 时间超出规定范围　　　　　　　　　　　　　　　　　　　　　每超 1 分钟扣 0.5 分

任务八 腹痛、呕血伴黑便患者的问诊

简要症状与主诉 男性，54 岁，腹痛、呕血伴黑便 3 天
（提供参考疾病：胃癌）

要求 作为住院医师，请按照标准住院病历要求，围绕上述主诉，将如何询问患者现病史及相关病史的内容写在下面（时间要求 30 分钟）

评分要点

一、问诊内容（总分 100 分）

（一）现病史（80 分）

1. 起病情况 重点询问起病的急缓（一般较缓慢）
2. 患病时间 腹痛、呕血和黑便先后出现的时间（具体到小时）
3. 主要症状的特点 腹痛的部位、性质、程度，是否有节律性，呕血及便血的颜色、量（呕血多为咖啡样物），是否混有血凝块，呕血前是否有上腹不适及恶心，是否食用了动物血、肝脏或服用了某些中草药、铁剂、铋剂等（以除外呕血、便血的假阳性情况）
4. 病因与诱因 有哪些原发病，是否饮酒或服用了某些非甾体类消炎药，是否进食了某些粗糙坚硬食物，有否某些应激因素（如急性脑血管疾病、大手术、大面积烧伤等）
5. 病情发展与演变情况 是否出现无规律性的上腹痛（最近一段时间不再有规律），是否出现厌食及明显消瘦（常有），是否出现头晕、口渴、皮肤湿冷、尿量减少、烦躁及神志改变等
6. 伴随症状 是否伴有反酸、烧心、皮肤黏膜出血、黄疸，是否伴有面色苍白、乏力、心悸、发热等（当引发贫血时可以出现）
7. 诊疗经过 是否就诊过，所做检查及结果，治疗用药情况及效果
8. 一般情况 发病后体重、体力状态、食欲及食量、睡眠、大小便及精神状态等变化情况如何

（二）其他相关病史（20 分）

1. 既往健康情况如何，有无胃肠疾患（一般有）、肝炎、肝硬化病史，有无手术、外伤史
2. 食物、药物过敏史

二、扣分要点

1. 叙述病史没有围绕病情展开，从病史中看不出疾病的诊断　视情况减 5～20 分
2. 叙述病史条理性差，问诊不全面，不能抓住重点　视情况减 5～15 分
3. 书写病史中医学术语使用不当　视情况减 5～10 分
4. 书写现病史错别字多或语句错误　视情况减 2～5 分
5. 字迹潦草，卷面不整洁　视情况减 2～5 分
6. 时间超出规定范围　每超 1 分钟扣 0.5 分

任务九 呕血伴黑便患者的问诊

简要症状与主诉 男性，58 岁，呕血伴黑便 3 小时
（提供参考疾病：肝硬化、门静脉高压症）

要求 作为住院医师，请按照标准住院病历要求，围绕上述主诉，将如何询问患者现病史及相关病史的内容写在下面（时间要求 30 分钟）

评分要点

一、问诊内容（总分100 分）

（一）现病史（80 分）

1. 起病情况 重点询问起病的急缓（一般呕血汹涌急骤）
2. 患病时间 各种主要症状分别什么时候开始（具体到小时）
3. 主要症状的特点 是否食用了动物血、肝脏或服用了某些中草药、铁剂、铋剂等，呕血前是否有上腹不适及恶心，呕血及便血的颜色、量（应该是出血量大且常呈喷射状、病情凶险、不易止血），是否混有血凝块
4. 病因与诱因 有哪些原发病，是否服用了某些药物，是否进食了某些粗糙或坚硬食物（一般有），是否存在某些应激因素如大手术、大面积烧伤等（与应激性溃疡鉴别）
5. 病情发展与演变情况 是否出现头晕、黑矇、口渴、皮肤湿冷、尿量减少及神志改变（由于出血量大且出血速度快，常伴失血性周围循环衰竭的上述表现）
6. 伴随症状 是否伴有上腹痛、皮肤黏膜出血、黄疸，是否伴有面色苍白、出冷汗、烦躁、乏力、心悸等，是否伴有发热
7. 诊疗经过 是否就诊过，所做检查（如肝功能检查、超声检查等）及结果，治疗用药情况及效果
8. 一般情况 体重、体力状态、食欲及食量、睡眠、大小便及精神状态等

（二）其他相关病史（20 分）

1. 既往健康情况如何，有无胃肠疾患、病毒性肝炎、慢性酒精中毒史、肝硬化病史，有无手术、外伤史等
2. 有无食物、药物过敏史

二、扣分要点

1. 叙述病史没有围绕病情展开，从病史中看不出疾病的诊断	视情况减 5～20 分
2. 叙述病史条理性差，问诊不全面，不能抓住重点	视情况减 5～15 分
3. 书写病史中医学术语使用不当	视情况减 5～10 分
4. 书写现病史错别字多或语句错误	视情况减 2～5 分
5. 字迹潦草，卷面不整洁	视情况减 2～5 分
6. 时间超出规定范围	每超 1 分钟扣 0.5 分

任务十 皮肤、黏膜黄染患者的问诊

简要症状与主诉 男性，48岁，皮肤、黏膜黄染半月
（提供参考疾病：胰头癌）

要求 作为住院医师，请按照标准住院病历要求，围绕上述主诉，将如何询问患者现病史及相关病史的内容写在下面（时间要求30分钟）

评分要点

一、问诊内容（总分100分）

（一）现病史（80分）

1. 起病情况 重点询问起病的急缓（一般出现缓慢）
2. 患病时间 什么时候开始（具体到哪天）
3. 主要症状的特点 皮肤的颜色（浅柠檬色、深黄色、黄绿色）
4. 病因与诱因 询问是否存在病因与诱因（一般不明确）
5. 病情发展与演变情况 黄疸是否为进行性加重（一般为无痛、进行性加重）
6. 伴随症状 是否伴有皮肤瘙痒、尿色发黄、心动过缓、发热，是否伴有腹痛、上腹胀感、腰背痛，大便的颜色（可以变浅或呈白陶土样），有无全身中毒症状
7. 诊疗经过 是否就诊过，所做检查（如超声检查、CT检查等）及结果如何，治疗用药情况及效果
8. 一般情况 体重、体力状态、食欲及食量、睡眠、大小便及精神状态等（晚期出现腹痛、乏力、消瘦等；粪便颜色变浅或呈白陶土样）

（二）其他相关病史（20分）

1. 既往健康情况如何，有无胃十二指肠病史以及肝胆系统疾病史，有无手术、外伤史和饮酒史，有无肝炎病史或肝炎接触史
2. 有无食物、药物过敏史或药物中毒史

二、扣分要点

1. 叙述病史没有围绕病情展开，从病史中看不出疾病的诊断   视情况减5~20分
2. 叙述病史条理性差，问诊不全面，不能抓住重点   视情况减5~15分
3. 书写病史中医学术语使用不当   视情况减5~10分
4. 书写现病史错别字多或语句错误   视情况减2~5分
5. 字迹潦草，卷面不整洁   视情况减2~5分
6. 时间超出规定范围   每超1分钟扣0.5分

任务十一 皮肤、黏膜黄染伴右上腹痛患者的问诊

简要症状与主诉 女性，45 岁，皮肤、黏膜黄染伴右上腹痛 3 天
（提供参考疾病：胆管结石）

要求 作为住院医师，请按照标准住院病历要求，围绕上述主诉，将如何询问患者现病史及相关病史的内容写在下面（时间要求 30 分钟）

评分要点

一、问诊内容（总分 100 分）

（一）现病史（80 分）

1. 起病情况 重点询问起病的急缓（相对较急）
2. 患病时间 什么时候开始（具体到哪天）
3. 主要症状的特点 首先发现黄染的部位，黄染程度（浅黄、深黄、黄绿），上腹痛的位置、性质、程度、规律性和加重、缓解因素
4. 病因与诱因 询问是否存在病因与诱因
5. 病情发展与演变情况 黄疸是否为进行性加重
6. 伴随症状 是否伴有发热、皮肤瘙痒、心动过缓、腹胀，大便颜色
7. 诊疗经过 是否到医院就诊，所做检查（如超声检查、CT 检查等）及结果，治疗用药情况及效果
8. 一般情况 体重、体力状态、食欲及食量、睡眠、大小便及精神状态等变化

（二）其他相关病史（20 分）

1. 既往健康情况如何，有无手术、外伤史等
2. 食物、药物过敏史

二、扣分要点

1. 叙述病史没有围绕病情展开，从病史中看不出疾病的诊断　　视情况减 5～20 分
2. 叙述病史条理性差，问诊不全面，不能抓住重点　　视情况减 5～15 分
3. 书写病史中医学术语使用不当　　视情况减 5～10 分
4. 书写现病史错别字多或语句错误　　视情况减 2～5 分
5. 字迹潦草，卷面不整洁　　视情况减 2～5 分
6. 时间超出规定范围　　每超 1 分钟扣 0.5 分

任务十二 颜面部水肿患者的问诊

简要症状与主诉 男，11岁，颜面部水肿1周

（提供参考疾病：肾病综合征）

要求 作为住院医师，请按照标准住院病历要求，围绕上述主诉，将如何询问患者现病史及相关病史的内容写在下面（时间要求30分钟）

评分要点

一、问诊内容（总分100分）

（一）现病史（80分）

1. 起病情况 重点询问起病的急缓（水肿发展的一般较快些）
2. 患病时间 什么时候开始
3. 主要症状的特点 水肿开始的部位，水肿的性质，水肿发展的快慢
4. 病因与诱因 询问是否存在病因与诱因
5. 病情发展与演变情况 水肿波及到的部位
6. 伴随症状 是否伴有尿量、尿色改变，是否有头疼、头晕等
7. 诊疗经过 是否到医院就诊，所做检查（如尿常规、肾功能等）及结果如何，治疗用药情况及效果如何
8. 一般情况 患病以来，体重、体力状态、食欲及食量、睡眠、大小便及精神状态等变化如何

（二）其他相关病史（20分）

1. 既往健康情况如何，有无手术、外伤史等
2. 食物、药物过敏史
3. 预防接种史

二、扣分要点

1. 叙述病史没有围绕病情展开，从病史中看不出疾病的诊断	视情况减5~20分
2. 叙述病史条理性差，问诊不全面，不能抓住重点	视情况减5~15分
3. 书写病史中医学术语使用不当	视情况减5~10分
4. 书写现病史错别字多或语句错误	视情况减2~5分
5. 字迹潦草，卷面不整洁	视情况减2~5分
6. 时间超出规定范围	每超1分钟扣0.5分

任务十三　阵发性呼吸困难患者的问诊

简要症状与主诉　女性，22 岁，阵发性呼吸困难 1 个月
（提供参考疾病：支气管哮喘）

要求　作为住院医师，请按照标准住院病历要求，围绕上述主诉，将如何询问患者现病史及相关病史的内容写在下面（时间要求 30 分钟）

评分要点

一、问诊内容（总分 100 分）

（一）现病史（80 分）

1. 起病情况　呼吸困难发生的缓急（一般发作时起病较急）
2. 患病时间　每次发作持续时间
3. 主要症状的特点　发作时的情况如何，是吸气性呼吸困难还是呼气性呼吸困难
4. 病因与诱因　每次发作的诱因有哪些
5. 病情发展与演变情况　发作后何时缓解，缓解的方法，缓解后的情况如何（是否如正常人）
6. 伴随症状　呼吸困难时的伴随症状有哪些（是否伴有哮鸣音），是否伴有咳痰、咯血、发绀或发热，有无夜间阵发性呼吸困难和端坐呼吸
7. 诊疗经过　发病以来是否到医院诊治过，做了哪些检查和治疗，何种治疗方法能够使呼吸困难缓解
8. 一般情况　发病以来饮食、睡眠、大小便及体重有何变化，精神状态如何

（二）其他相关病史（20 分）

1. 既往健康情况如何，曾患过哪些疾病，既往有无类似发作、发作季节和诱因，有无心脏病、甲状腺疾病、支气管和肺疾患史
2. 有无食物、药物过敏史或其他过敏史，有无过敏性疾病（如过敏性鼻炎）史
3. 个人职业或生活、工作环境如何，有否吸烟史

二、扣分要点

1. 叙述病史没有围绕病情展开，从病史中看不出疾病的诊断　　　　视情况减 5 ~ 20 分
2. 叙述病史条理性差，问诊不全面，不能抓住重点　　　　视情况减 5 ~ 15 分
3. 书写病史中医学术语使用不当　　　　视情况减 5 ~ 10 分
4. 书写现病史错别字多或语句错误　　　　视情况减 2 ~ 5 分
5. 字迹潦草，卷面不整洁　　　　视情况减 2 ~ 5 分
6. 时间超出规定范围　　　　每超 1 分钟扣 0.5 分

任务十四 咳嗽、咳痰、痰中带血患者的问诊

简要症状与主诉 男性，58岁，咳嗽、咳痰2个月，痰中带血1周

（提供参考疾病：支气管肺癌）

要求 作为住院医师，请按照标准住院病历要求，围绕上述主诉，将如何询问患者现病史及相关
病史的内容写在下面（时间要求30分钟）

评分要点

一、问诊内容（总分100分）

（一）现病史（80分）

1. 起病情况 起病的急缓情况（一般较缓慢）
2. 患病时间 首先出现的症状时间，几个主要症状出现的先后顺序及较具体时间
3. 主要症状的特点 咳嗽的性质、时间与规律、音色，痰的性质和量
4. 病因与诱因 与该疾病相关的环境因素、气候因素、职业因素以及情感因素等
5. 病情发展与演变情况 在咳嗽咳痰的基础上，是否出现了声音嘶哑、呼吸困难、胸痛或其他部位的症状表现
6. 伴随症状 是否伴有哮鸣音，是否伴有发热、胸痛、呼吸困难、心悸、盗汗、消瘦、杵状指等
7. 诊疗经过 是否到医院诊治过，所做检查（如胸片、CT等）及结果，哪些治疗有效
8. 一般情况 发病以来饮食、睡眠、大小便、体重及精神状态等如何

（二）其他相关病史（20分）

1. 既往健康情况如何，曾患过哪些疾病，有无肺炎、肺结核病史或接触史，有无手术、外伤史等
2. 有无食物、药物过敏史，有无吸烟史，吸烟年限及量如何，近些年从事的职业以及是否经常接触的有毒物质、方式及量

二、扣分要点

1. 叙述病史没有围绕病情展开，从病史中看不出疾病的诊断　视情况减5~20分
2. 叙述病史条理性差，问诊不全面，不能抓住重点　视情况减5~15分
3. 书写病史中医学术语使用不当　视情况减5~10分
4. 书写现病史错别字多或语句错误　视情况减2~5分
5. 字迹潦草，卷面不整洁　视情况减2~5分
6. 时间超出规定范围　每超1分钟扣0.5分

任务十五　恶心、呕吐伴上腹痛患者的问诊

简要症状与主诉　女性，24 岁，恶心、呕吐伴上腹痛 2 天
（提供参考疾病：急性胃炎）

要求　作为住院医师，请按照标准住院病历要求，围绕上述主诉，将如何询问患者现病史及相关病史的内容写在下面（时间要求 30 分钟）

评分要点

一、问诊内容（总分 100 分）

（一）现病史（80 分）

1. 起病情况　重点询问起病的急缓（一般较急）
2. 患病时间　呕吐发生的时间，几个主要症状发生的先后顺序
3. 主要症状的特点　呕吐的方式（如是先有恶心还是呈喷射样），呕吐的内容物、量和气味；上腹痛的性质（痉挛性或胀痛）、程度，是否阵发性，是否呈放射性；腹痛特点与呕吐的关系等
4. 病因与诱因　发病的原因或诱因有哪些（是否有进食不洁食物）
5. 病情发展与演变情况　呕吐后腹痛有什么变化（是否可以减轻）
6. 伴随症状　呕吐物有无血液或咖啡样物，有无其他部位腹痛，有无腹泻、发热、黄疸、眩晕
7. 诊疗经过　发病以来是否到医院诊治过，所做检查（如胃镜检查等）及疗效
8. 一般情况　发病以来，饮食、睡眠、小便和体重变化情况

（二）其他相关病史（20 分）

1. 既往健康情况如何，曾患过哪些疾病，既往有无相似发作，有无溃疡病和慢性胃病史，有无肝肾疾病、糖尿病、神经官能症等病史，有无高血压、颅脑外伤和腹部手术史等
2. 有无服药史及食物、药物过敏史
3. 注意月经史，尤其是末次月经时间，以除外早孕

二、扣分要点

1. 叙述病史没有围绕病情展开，从病史中看不出疾病的诊断	视情况减 5 ~ 20 分
2. 叙述病史条理性差，问诊不全面，不能抓住重点	视情况减 5 ~ 15 分
3. 书写病史中医学术语使用不当	视情况减 5 ~ 10 分
4. 书写现病史错别字多或语句错误	视情况减 2 ~ 5 分
5. 字迹潦草，卷面不整洁	视情况减 2 ~ 5 分
6. 时间超出规定范围	每超 1 分钟扣 0.5 分

任务十六 上腹隐痛不适伴反酸、胃灼热感、黑便患者的问诊

简要症状与主诉 男性，30岁，上腹隐痛不适伴反酸及胃灼热感20年，黑便2天
（提供参考疾病：消化性溃疡）

要求 作为住院医师，请按照标准住院病历要求，围绕上述主诉，将如何询问患者现病史及相关病史的内容写在下面（时间要求30分钟）

评分要点

一、问诊内容（总分100分）

（一）现病史（80分）

1. 起病情况 重点询问起病的急缓（一般较缓慢）
2. 患病时间 几个主要症状发生的先后顺序和持续时间
3. 主要症状的特点 上腹部不适等症状与饮食的关系（饭前痛或饭后痛）
4. 病因与诱因 发病的原因或诱因有哪些（有否饮食不节、大量饮酒或特殊食物、药物摄入史）
5. 病情发展与演变情况 上腹部不适等症状有无减轻或加重，何时发生，和黑便出现的关系
6. 伴随症状 是否伴有呕血、鼻咽部出血、咯血，有无皮肤黏膜出血症状，有无黄疸
7. 诊疗经过 发病以来是否到医院诊治过，所做检查（如上消化道造影等）及疗效
8. 一般情况 发病以来，饮食、睡眠、小便和体重变化情况

（二）其他相关病史（20分）

1. 既往健康情况如何，曾患过哪些疾病，有无消化道溃疡史、近期服用非甾体抗炎药情况，有否大面积烧伤史、颅脑手术史
2. 有无食物、药物过敏史

二、扣分要点

1. 叙述病史没有围绕病情展开，从病史中看不出疾病的诊断　视情况减5~20分
2. 叙述病史条理性差，问诊不全面，不能抓住重点　视情况减5~15分
3. 书写病史中医学术语使用不当　视情况减5~10分
4. 书写现病史错别字多或语句错误　视情况减2~5分
5. 字迹潦草，卷面不整洁　视情况减2~5分
6. 时间超出规定范围　每超1分钟扣0.5分

任务十七　发热、纳差伴尿黄患者的问诊

简要症状与主诉　男性，36 岁，发热 1 周，纳差、尿黄 3 天
（提供参考疾病：病毒性肝炎）

要求　作为住院医师，请按照标准住院病历要求，围绕上述主诉，将如何询问患者现病史及相关病史的内容写在下面（时间要求 30 分钟）

评分要点

一、问诊内容（总分 100 分）

（一）现病史（80 分）

1. 起病情况　重点询问起病的急缓
2. 患病时间　主要症状出现的先后顺序
3. 主要症状的特点　体温多少度，是否持续发热，有无寒战，是否厌油腻，每日进食量，尿液发黄的程度
4. 病因与诱因　有否明显的病因或诱因
5. 病情发展与演变情况　病情发展的速度如何，全身衰竭情况如何，黄疸发生的速度与进展程度如何
6. 伴随症状　有无恶心、呕吐、乏力、上腹部不适和皮肤瘙痒等伴随症状
7. 诊疗经过　是否到医院就诊，所做检查及结果，治疗用药及效果如何
8. 一般情况　发病以来，体重、体力、食欲及食量、睡眠、大小便及精神状态如何

（二）其他相关病史（20 分）

1. 既往健康情况如何，既往有无肝炎史，有无不洁饮食或与肝炎患者密切接触史（同吃、同住、同生活或经常接触肝炎病毒污染物如血液、粪便等），有无手术史、输血史、注射史、外伤史等
2. 有无食物、药物过敏史

二、扣分要点

1. 叙述病史没有围绕病情展开，从病史中看不出疾病的诊断　视情况减 5 ~ 20 分
2. 叙述病史条理性差，问诊不全面，不能抓住重点　视情况减 5 ~ 15 分
3. 书写病史中医学术语使用不当　视情况减 5 ~ 10 分
4. 书写现病史错别字多或语句错误　视情况减 2 ~ 5 分
5. 字迹潦草，卷面不整洁　视情况减 2 ~ 5 分
6. 时间超出规定范围　每超 1 分钟扣 0.5 分

任务十八 突发上腹部剧烈疼痛伴呕吐患者的问诊

简要症状与主诉 男性，32 岁，突发上腹部剧烈疼痛伴呕吐 3 小时
（提供参考疾病：急性胰腺炎）

要求 作为住院医师，请按照标准住院病历要求，围绕上述主诉，将如何询问患者现病史及相关病史的内容写在下面（时间要求 30 分钟）

评分要点

一、问诊内容（总分 100 分）

（一）现病史（80 分）

1. 起病情况 重点询问起病的急缓（一般较急）
2. 患病时间 腹痛和呕吐发生的先后时间
3. 主要症状的特点 上腹痛的性质（烧灼样、刀割样、钻顶样、绞痛、锐痛、钝痛或胀痛）、程度，是否阵发性，是否呈放射性，呕吐的内容物、量和气味，腹痛特点与呕吐的关系等
4. 病因与诱因 有无饮食不节（如暴饮暴食、高脂饮食、饱食或饥饿），有无劳累
5. 病情发展与演变情况 呕吐后腹痛有什么变化（是否可以减轻），是否伴有血压的改变
6. 伴随症状 呕吐物有无血液或咖啡样物，有无其他部位腹痛，是否伴有腹泻、发热、黄疸、眩晕等
7. 诊疗经过 发病以来是否到医院诊治过，所做检查（化验、腹透、腹平片、腹穿）及结果，若用药疗效如何，一般解痉药物是否可控制腹痛
8. 一般情况 发病以来，大小便以及精神状态如何

（二）其他相关病史（20 分）

1. 既往健康情况如何，既往有无相似发作，有无胃肠疾病、胆道疾患、急或慢性胰腺疾病史，有无肝肾疾病、糖尿病、神经官能症等病史，有无外伤和腹部手术史等
2. 有无服药史及食物、药物过敏史

二、扣分要点

1. 叙述病史没有围绕病情展开，从病史中看不出疾病的诊断　　　　视情况减 5～20 分
2. 叙述病史条理性差，问诊不全面，不能抓住重点　　　　　　　　视情况减 5～15 分
3. 书写病史中医学术语使用不当　　　　　　　　　　　　　　　　视情况减 5～10 分
4. 书写现病史错别字多或语句错误　　　　　　　　　　　　　　　视情况减 2～5 分
5. 字迹潦草，卷面不整洁　　　　　　　　　　　　　　　　　　　视情况减 2～5 分
6. 时间超出规定范围　　　　　　　　　　　　　　　　　　　　　每超 1 分钟扣 0.5 分

任务十九　右下腹疼痛伴恶心患者的问诊

简要症状与主诉　女性，29 岁，右下腹疼痛伴恶心 1 天
（提供参考疾病：急性阑尾炎）

要求　作为住院医师，请按照标准住院病历要求，围绕上述主诉，将如何询问患者现病史及相关病史的内容写在下面（时间要求 30 分钟）

评分要点

一、问诊内容（总分 100 分）

（一）现病史（80 分）

1. 起病情况　症状发生的缓急情况（一般较急）
2. 患病时间　几个主要症状出现的先后顺序（如先发热后腹痛还是先腹痛后发热）
3. 主要症状的特点　腹痛性质，是隐痛还是剧痛，是阵发性还是持续性，是否向他处放射，有无转移性痛
4. 病因与诱因　发病前有可能的病因或诱因
5. 病情发展与演变情况　腹痛的部位、性质、程度等是否随着时间有变化
6. 伴随症状　是否伴有发热，若有发热应询问发热规律和体温测量结果，是否伴有呕吐或腹泻，是否伴有月经异常
7. 诊疗经过　是否到医院就诊，所做检查（血常规、超声检查等）及结果如何，治疗用药情况及效果
8. 一般情况　发病以来，饮食、睡眠、大小便及精神状态如何

（二）其他相关病史（20 分）

1. 既往健康情况如何，曾患过哪些疾病，有无类似发作史（以了解是否是慢性病变急性发作），有无手术史、外伤史等，月经情况如何
2. 有无食物、药物过敏史

二、扣分要点

1. 叙述病史没有围绕病情展开，从病史中看不出疾病的诊断　　视情况减 5～20 分
2. 叙述病史条理性差，问诊不全面，不能抓住重点　　视情况减 5～15 分
3. 书写病史中医学术语使用不当　　视情况减 5～10 分
4. 书写现病史错别字多或语句错误　　视情况减 2～5 分
5. 字迹潦草，卷面不整洁　　视情况减 2～5 分
6. 时间超出规定范围　　每超 1 分钟扣 0.5 分

任务二十 腹泻伴脓血便患者的问诊

简要症状与主诉 男性，28 岁，腹泻伴脓血便 2 天
（提供参考疾病：细菌性痢疾）

要求 作为住院医师，请按照标准住院病历要求，围绕上述主诉，将如何询问患者现病史及相关病史的内容写在下面（时间要求 30 分钟）

评分要点

一、问诊内容（总分 100 分）

（一）现病史（80 分）

1. 起病情况 起病急缓情况（一般急性起病）
2. 患病时间 几个主要症状发生的先后顺序和续存时间如何
3. 主要症状的特点 每日排便次数，大便性状（以脓为主还是以血为主），量和气味如何
4. 病因与诱因 发病的原因或诱因有哪些（是否有进食不洁食物）
5. 病情发展与演变情况 便后腹痛是否缓解
6. 伴随症状 是否有发热、恶心与呕吐、腹痛和里急后重，有无肠外表现如关节炎、结节性红斑、虹膜睫状体炎等
7. 诊疗经过 是否诊治过；是否做过大便常规和细菌学等检查；做过哪些治疗，疗效如何
8. 一般情况 发病以来，饮食、睡眠、小便和体重变化如何

（二）其他相关病史（20 分）

1. 既往健康情况如何，曾患过哪些疾病，有无类似病史和流行病史，有无肠道肿瘤病史，有无手术史、外伤史等
2. 有无食物、药物过敏史

二、扣分要点

1. 叙述病史没有围绕病情展开，从病史中看不出疾病的诊断　　视情况减 5~20 分
2. 叙述病史条理性差，问诊不全面，不能抓住重点　　视情况减 5~15 分
3. 书写病史中医学术语使用不当　　视情况减 5~10 分
4. 书写现病史错别字多或语句错误　　视情况减 2~5 分
5. 字迹潦草，卷面不整洁　　视情况减 2~5 分
6. 时间超出规定范围　　每超 1 分钟扣 0.5 分

任务二十一　尿频、尿急、尿痛患者的问诊

简要症状与主诉　女性，25 岁，尿频、尿急、尿痛 3 天
（提供参考疾病：尿路感染）

要求　作为住院医师，请按照标准住院病历要求，围绕上述主诉，将如何询问患者现病史及相关病史的内容写在下面（时间要求 30 分钟）

评分要点

一、问诊内容（总分 100 分）

（一）现病史（80 分）

1. 起病情况　症状出现的缓急情况如何

2. 患病时间　主要症状出现的先后顺序

3. 主要症状的特点　尿频次如何，尿急、尿痛的严重程度

4. 病因与诱因　是否存在明显的病因或诱因，有否长期留置导尿管、进行尿道扩张、膀胱镜检查等操作

5. 病情发展与演变情况　是否伴有或逐渐出现颜面部水肿、腰痛、发热？是否伴有恶心、呕吐

6. 伴随症状　是否伴有小腹不适，有否伴肉眼血尿

7. 诊疗经过　是否到医院就诊；做过哪些检查（如尿常规、尿细菌培养等），结果如何；治疗用药情况，效果如何

8. 一般情况　患病以来，体重、体力状态、食欲及食量、睡眠、大便及精神状态如何

（二）其他相关病史（20 分）

1. 既往健康情况如何，有无类似发作病史或排尿异常病史，有无先天发育异常、尿路结石、肿瘤等病史，有无全身性疾病如糖尿病、贫血、慢性肝病、慢性肾病或营养不良、长期应用免疫抑制剂等情况，有无结核病史或结核病接触史

2. 有无食物、药物过敏史

3. 个人生活习惯有无饮水过少或喜憋尿情况，结婚与否及时间

二、扣分要点

1. 叙述病史没有围绕病情展开，从病史中看不出疾病的诊断　　视情况减 5～20 分

2. 叙述病史条理性差，问诊不全面，不能抓住重点　　视情况减 5～15 分

3. 书写病史中医学术语使用不当　　视情况减 5～10 分

4. 书写现病史错别字多或语句错误　　视情况减 2～5 分

5. 字迹潦草，卷面不整洁　　视情况减 2～5 分

6. 时间超出规定范围　　每超 1 分钟扣 0.5 分

任务二十二 消瘦伴多尿患者的问诊

简要症状与主诉 男性，42 岁，消瘦伴多尿 2 个月

（提供参考疾病：糖尿病）

要求 作为住院医师，请按照标准住院病历要求，围绕上述主诉，将如何询问患者现病史及相关
病史的内容写在下面（时间要求 30 分钟）

评分要点

一、问诊内容（总分 100 分）

（一）现病史（80 分）

1. 起病情况 询问发病的急缓情况
2. 患病时间 各种症状出现的先后顺序及持续时间
3. 主要症状的特点 体重下降的快慢及下降多少千克；与平时比较，有无出现如皮肤松弛、
   皮下脂肪减少，衣服变肥、腰带变松等；每日尿量及与以前的比较
4. 病因与诱因 是否有较明确的原因或诱因
5. 病情发展与演变情况 有无视物模糊、肢体麻木、感染（如疖痈、肺结核、手足或体癣、
   牙周炎、尿路感染、真菌性阴道炎等）情况
6. 伴随症状 多尿是否伴口渴多饮，饮水量多少（如喝几杯或几暖壶），是否还伴有其他改
   变（如食量增加），饮食情况与体重下降的相关性如何，有无心悸、怕热多汗
7. 诊疗经过 是否诊治过，所做检查（特别注意是否有尿糖和血糖测定）及结果
8. 一般情况 发病以来睡眠和大便情况如何？精神状态如何

（二）其他相关病史（20 分）

1. 既往健康情况如何，曾患过哪些疾病，有无结核、肝病、肿瘤病史等，有无类似疾病家族
   史，平时生活起居和饮食习惯如何
2. 有无食物、药物过敏史

二、扣分要点

1. 叙述病史没有围绕病情展开，从病史中看不出疾病的诊断　　　视情况减 5～20 分
2. 叙述病史条理性差，问诊不全面，不能抓住重点　　　　　　　视情况减 5～15 分
3. 书写病史中医学术语使用不当　　　　　　　　　　　　　　　视情况减 5～10 分
4. 书写现病史错别字多或语句错误　　　　　　　　　　　　　　视情况减 2～5 分
5. 字迹潦草，卷面不整洁　　　　　　　　　　　　　　　　　　视情况减 2～5 分
6. 时间超出规定范围　　　　　　　　　　　　　　　　　　　　每超 1 分钟扣 0.5 分

任务二十三　多食、多汗、怕热、眼球突出患者的问诊

简要症状与主诉　女性，35岁，多食、多汗、怕热2个月，眼球突出1周
（提供参考疾病：Graves病）

要求　作为住院医师，请按照标准住院病历要求，围绕上述主诉，将如何询问患者现病史及相关病史的内容写在下面（时间要求30分钟）

评分要点

一、问诊内容（总分100分）

（一）现病史（80分）

1. 起病情况　主要询问起病的急缓情况
2. 患病时间　几个主要症状先后发生的顺序和较具体时间
3. 主要症状的特点　多食如何判断（对以前和现在进食量比较），多汗及怕热程度（与正常人比较），眼球突出是单眼还是双眼，能否影响闭合
4. 病因与诱因　是否有精神刺激、感染、手术等诱发因素存在
5. 病情发展与演变情况　从几个主要症状先后发生的顺序继续问诊心悸的程度，是否出现高热（以判断是否发展为甲亢性心脏病或出现甲亢危象等的可能）
6. 伴随症状　是否伴有神经过敏、快言多语、紧张易怒、注意力不集中、失眠、手抖、多食易饥且消瘦、倦怠乏力、月经不规律等情况存在，是否伴有腹泻（次数、性质），是否伴有发热，有无视物不清、怕光流泪，有无低热咳嗽（除外结核）
7. 诊疗经过　是否到医院诊治过；曾做过哪些检查（是否进行甲状腺功能测定），结果如何
8. 一般情况　发病以来睡眠和大小便情况如何，体重变化及精神状态等如何

（二）其他相关病史（20分）

1. 既往健康情况如何，曾患过哪些疾病，有无过量碘摄入史，有无手术、外伤史等
2. 有无食物、药物过敏史，家族中有无类似病患者

二、扣分要点

1. 叙述病史没有围绕病情展开，从病史中看不出疾病的诊断　视情况减5~20分
2. 叙述病史条理性差，问诊不全面，不能抓住重点　视情况减5~15分
3. 书写病史中医学术语使用不当　视情况减5~10分
4. 书写现病史错别字多或语句错误　视情况减2~5分
5. 字迹潦草，卷面不整洁　视情况减2~5分
6. 时间超出规定范围　每超1分钟扣0.5分

任务二十四 面色苍白、乏力、头晕伴心悸患者的问诊

简要症状与主诉 女性，48岁，面色苍白、乏力、头晕6个月，加重伴心悸2周
（提供参考疾病：缺铁性贫血）

要求 作为住院医师，请按照标准住院病历要求，围绕上述主诉，将如何询问患者现病史及相关病史的内容写在下面（时间要求30分钟）

评分要点

一、问诊内容（总分100分）

（一）现病史（80分）

1. 起病情况 起病的急缓情况
2. 患病时间 几个主要症状出现的先后顺序及较具体时间，最先出现的症状是什么
3. 主要症状的特点 除面色苍白、头晕、乏力外，是否存在口炎、舌炎、皮肤干燥、毛发干枯及脱落，指甲是否薄脆易裂，有无反甲
4. 病因与诱因 有否月经过多、钩虫病、长期肛痔出血或溃疡病反复出血，有无偏食或存在胃肠道疾患（如萎缩性胃炎、胃切除术后、胃空肠吻合术、小肠黏膜病变导致的慢性腹泻等）影响进食或影响营养物质吸收等因素
5. 病情发展与演变情况 是否面色不如以前红润，是否能像以前照常上班，有无活动后心悸、气短，食欲和进食情况如何
6. 伴随症状 是否有异食癖、易兴奋、烦躁表现，是否伴有发热、黄疸、呼吸困难，有无鼻出血或齿龈出血，有无尿色异常，有无便血或黑便
7. 诊疗经过 是否到医院诊治过；曾做过哪些检查（如血常规），结果如何，哪些治疗有效
8. 一般情况 发病以来睡眠和大小便情况如何，体重变化及精神状态等如何

（二）其他相关病史（20分）

1. 既往健康情况如何，有无子宫肌瘤、功能性子宫出血等妇科疾患，有无手术、外伤史等
2. 有无食物、药物过敏史，月经量及生育次数

二、扣分要点

1. 叙述病史没有围绕病情展开，从病史中看不出疾病的诊断　　　　视情况减5~20分
2. 叙述病史条理性差，问诊不全面，不能抓住重点　　　　视情况减5~15分
3. 书写病史中医学术语使用不当　　　　视情况减5~10分
4. 书写现病史错别字多或语句错误　　　　视情况减2~5分
5. 字迹潦草，卷面不整洁　　　　视情况减2~5分
6. 时间超出规定范围　　　　每超1分钟扣0.5分

任务二十五 大便带血伴便次增加患者的问诊

简要症状与主诉 男性，66 岁，大便带血 2 个月，加重伴便次增加、便不尽感 1 周
（提供参考疾病：直肠癌）

要求 作为住院医师，请按照标准住院病历要求，围绕上述主诉，将如何询问患者现病史及相关病史的内容写在下面（时间要求 30 分钟）

评分要点

一、问诊内容（总分 100 分）

（一）现病史（80 分）

1. 起病情况 起病的急缓情况
2. 患病时间 首发症状出现的时间，几个主要症状出现的先后顺序及较具体时间
3. 主要症状的特点 大便性状和便血色泽（干或稀，鲜红或暗红，血、便相混还是血裹于便外或便后滴血）；日便次如何；便不尽感程度和时间
4. 病因与诱因 见相关病史
5. 病情发展与演变情况 在便血的基础上，是否出现了恶变质或其他部位症状表现
6. 伴随症状 是否伴有腹胀、腹痛、下坠感和里急后重，是否伴有消瘦、乏力、食欲不振等，有无其他部位出血现象
7. 诊疗经过 是否到医院诊治过；曾做过哪些检查（如直肠指诊、直肠镜等），结果如何；哪些治疗有效
8. 一般情况 发病以来饮食、睡眠、大小便、体重及精神状态等如何

（二）其他相关病史（20 分）

1. 既往健康情况如何，是否有慢性肠道炎症史，是否有肛瘘、内痔等肛肠疾病史及直肠息肉等，有无手术史、外伤史等
2. 有无食物、药物过敏史，有无应用抗凝药物（种类，量和时间）

二、扣分要点

1. 叙述病史没有围绕病情展开，从病史中看不出疾病的诊断　　视情况减 5~20 分
2. 叙述病史条理性差，问诊不全面，不能抓住重点　　视情况减 5~15 分
3. 书写病史中医学术语使用不当　　视情况减 5~10 分
4. 书写现病史错别字多或语句错误　　视情况减 2~5 分
5. 字迹潦草，卷面不整洁　　视情况减 2~5 分
6. 时间超出规定范围　　每超 1 分钟扣 0.5 分

任务二十六　高热、头痛伴呕吐患者的问诊

简要症状与主诉　男性，12岁，高热、头痛伴呕吐3天

（提供参考疾病：流行性脑脊髓膜炎）

要求　作为住院医师，请按照标准住院病历要求，围绕上述主诉，将如何询问患者现病史及相关
病史的内容写在下面（时间要求30分钟）

评分要点

一、问诊内容（总分100分）

（一）现病史（80分）

1. 起病情况　起病的急缓情况

2. 患病时间　首发症状时间，几个主要症状出现的先后顺序及较具体时间

3. 主要症状的特点　高热持续时间，是否伴有寒战，头痛的部位、性质及程度，呕吐物有哪
   些成分，呕吐方式如何（是否呈喷射样）

4. 病因与诱因　是否有较明显的病因或诱因（有无受凉、劳累、惊吓等）

5. 病情发展与演变情况　有否出现咳嗽、呼吸困难、听力下降、视物不清、畏光流泪、抽搐、
   四肢发凉及出血倾向等

6. 伴随症状　是否伴有畏冷、寒战，是否伴有上腹不适或腹痛

7. 诊疗经过　是否到医院诊治过；曾做过哪些检查，结果如何；哪些治疗有效

8. 一般情况　发病以来饮食、睡眠、大小便、体重及精神状态等如何

（二）其他相关病史（20分）

1. 既往健康情况如何，有无消化道疾病或结核病史，有无头部外伤史等

2. 有无食物、药物过敏史

3. 是否有流行病学史（学校有类似患者、发病季节）

二、扣分要点

1. 叙述病史没有围绕病情展开，从病史中看不出疾病的诊断　　　视情况减5~20分

2. 叙述病史条理性差，问诊不全面，不能抓住重点　　　　　　　视情况减5~15分

3. 书写病史中医学术语使用不当　　　　　　　　　　　　　　　视情况减5~10分

4. 书写现病史错别字多或语句错误　　　　　　　　　　　　　　视情况减2~5分

5. 字迹潦草，卷面不整洁　　　　　　　　　　　　　　　　　　视情况减2~5分

6. 时间超出规定范围　　　　　　　　　　　　　　　　　　　　每超1分钟扣0.5分

任务二十七 突然昏迷患者的问诊

简要症状与主诉 女性，65 岁，退休工人，与家人生气时突然昏迷 4 小时
（提供参考疾病：脑出血、原发性高血压 2 级）

要求 作为住院医师，请按照标准住院病历要求，围绕上述主诉，将如何询问患者现病史及相关病史的内容写在下面（时间要求 30 分钟）

评分要点

一、问诊内容（总分 100 分）

（一）现病史（80 分）

1. 起病情况　起病的急缓情况
2. 患病时间　首发症状及出现时间，几个主要症状出现的先后顺序及较具体时间
3. 主要症状的特点　昏迷的程度，昏迷前是否有剧烈头痛的表现
4. 病因与诱因　与发病有关的病因及诱因
5. 病情发展与演变情况　昏迷深度进展的速度，有否出现呼吸困难
6. 伴随症状　有哪些伴随症状（注意是否伴有喷射性呕吐、抽搐、咬破舌头、大小便失禁）
7. 诊疗经过　是否到医院诊治过；曾做过哪些检查（如血压测量、头颅 CT 等），结果如何；哪些治疗有效
8. 一般情况　发病以来大小便等情况如何

（二）其他相关病史（20 分）

1. 既往健康情况如何，有无类似病史，有无高血压病史，有无心、脑、肝和肾疾病及糖尿病病史，有无脑部外伤史等
2. 有无食物、药物过敏史，有无烟酒嗜好，家族中有无相似病史

二、扣分要点

1. 叙述病史没有围绕病情展开，从病史中看不出疾病的诊断　视情况减 5～20 分
2. 叙述病史条理性差，问诊不全面，不能抓住重点　视情况减 5～15 分
3. 书写病史中医学术语使用不当　视情况减 5～10 分
4. 书写现病史错别字多或语句错误　视情况减 2～5 分
5. 字迹潦草，卷面不整洁　视情况减 2～5 分
6. 时间超出规定范围　每超 1 分钟扣 0.5 分

任务二十八 腰痛伴血尿患者的问诊

简要症状与主诉 男性，57 岁，右侧腰痛伴血尿 1 个月
（提供参考疾病：输尿管结石）

要求 作为住院医师，请按照标准住院病历要求，围绕上述主诉，将如何询问患者现病史及相关
病史的内容写在下面（时间要求 30 分钟）

评分要点

一、问诊内容（总分 100 分）

（一）现病史（80 分）

1. 起病情况　起病的急缓情况
2. 患病时间　首发症状及出现时间，几个主要症状出现的先后顺序及较具体时间
3. 主要症状的特点　腰痛的部位（是否是肾区），性质（是钝痛还是绞痛），是否向他处放射
（向外阴部放射），血尿何时出现（如活动后），血尿为尿道滴血、终末血尿还是全程血尿，
血尿尿色是否均匀，尿液颜色如何（较鲜红、暗红色或酱油色），是否可见条形血块
4. 病因与诱因　是否有剧烈活动或外伤等因素
5. 病情发展与演变情况　腰痛有无加重或缓解，尿量及尿颜色有无变化，有无新症状出现
6. 伴随症状　是否伴有排尿困难，尿频、尿急、尿痛等膀胱刺激症状；是否伴有寒战、高热、
水肿、皮肤黏膜出血或排尿时尿流突然中断等；是否伴有阴道出血或痔疮出血
7. 诊疗经过　是否到医院诊治过；曾做过哪些检查，结果如何；哪些治疗有效
8. 一般情况　发病以来饮食、睡眠、大便、体重、精神状态等情况如何

（二）其他相关病史（20 分）

1. 既往健康情况如何，是否患有泌尿系结石、钩端螺旋体病、流行性出血热等，有无高血压
肾病、慢性心力衰竭、肾动脉硬化、糖尿病、痛风及风湿病等，有无腰部外伤史等，有无
肝炎、结核病史
2. 有无食物、药物过敏史，有无应用磺胺类药物、利福平、环磷酰胺及抗凝药等

二、扣分要点

1. 叙述病史没有围绕病情展开，从病史中看不出疾病的诊断　　视情况减 5～20 分
2. 叙述病史条理性差，问诊不全面，不能抓住重点　　视情况减 5～15 分
3. 书写病史中医学术语使用不当　　视情况减 5～10 分
4. 书写现病史错别字多或语句错误　　视情况减 2～5 分
5. 字迹潦草，卷面不整洁　　视情况减 2～5 分
6. 时间超出规定范围　　每超 1 分钟扣 0.5 分

任务二十九　阴道出血、下腹剧痛伴头晕、恶心患者的问诊

简要症状与主诉　女性，28岁，阴道出血10天，下腹剧痛伴头晕恶心2小时
（提供参考疾病：异位妊娠破裂出血）

要求　作为住院医师，请按照标准住院病历要求，围绕上述主诉，将如何询问患者现病史及相关
病史的内容写在下面（时间要求30分钟）

评分要点

一、问诊内容（总分100分）

（一）现病史（80分）

1. 起病情况　重点询问起病的急缓
2. 患病时间　首发症状及出现时间，几个主要症状出现的先后顺序及较具体时间
3. 主要症状的特点　阴道出血持续的时间、量、色泽以及是否符合规则月经周期和经期特点，腹痛的部位（如下腹），性质及程度（难以忍受）
4. 病因与诱因　是否有剧烈活动或外伤等因素
5. 病情发展与演变情况　腹痛伴头晕是否发展为晕倒
6. 伴随症状　下腹痛的伴随症状有哪些（如伴有肛门下坠），是否伴有发热、恶心、呕吐、腹泻、血尿、尿频、尿急、尿痛等膀胱刺激症状
7. 诊疗经过　发病以来是否到医院诊治过；曾做过哪些检查，疗效如何
8. 一般情况　发病以来，饮食、睡眠、大小便、体重变化和精神状态等如何

（二）其他相关病史（20分）

1. 既往健康情况如何，曾患过哪些疾病，有无心、肝、肾等疾患史
2. 有无食物、药物过敏史以及月经史（初潮年龄、平素月经周期、经期和末次月经）如何

二、扣分要点

1. 叙述病史没有围绕病情展开，从病史中看不出疾病的诊断　　　　视情况减5~20分
2. 叙述病史条理性差，问诊不全面，不能抓住重点　　　　　　　视情况减5~15分
3. 书写病史中医学术语使用不当　　　　　　　　　　　　　　　视情况减5~10分
4. 书写现病史错别字多或语句错误　　　　　　　　　　　　　　视情况减2~5分
5. 字迹潦草，卷面不整洁　　　　　　　　　　　　　　　　　　视情况减2~5分
6. 时间超出规定范围　　　　　　　　　　　　　　　　　　　　每超1分钟扣0.5分

任务三十 昏迷患者的问诊

简要症状与主诉 女性，30 岁，昏迷 2 小时
（提供参考疾病：急性有机磷农药中毒）

要求 作为住院医师，请按照标准住院病历要求，围绕上述主诉，将如何询问患者现病史及相关病史的内容写在下面（时间要求 30 分钟）

评分要点

一、问诊内容（总分 100 分）

（一）现病史（80 分）

1. 起病情况 重点询问起病的急缓
2. 患病时间 几个主要症状出现的先后顺序及较具体时间，昏迷出现的时间
3. 主要症状的特点 昏迷前有何表现（是否有头痛、头晕、疲乏、烦躁不安、腹痛、恶心、呕吐、流涎、多汗、全身紧束感、尿频或大小便失禁、共济失调、谵妄等）
4. 病因与诱因 患者发病前的精神状态如何，是否因一些外伤或感染性疾病诱发，是否有有机磷农药接触史，如昏迷时身旁有无农药瓶，是否进行农药喷洒活动
5. 病情发展与演变情况 昏迷发生的快慢以及程度深浅，有否抽搐或严重呼吸困难
6. 伴随症状 是否伴有发热、皮肤苍白或湿冷、呼吸急促，呼吸气味如何
7. 诊疗经过 发病以来是否到医院诊治过；曾做过哪些检查和治疗，疗效如何
8. 一般情况 发病以来，饮食、大小便情况如何

（二）其他相关病史（20 分）

1. 既往健康情况如何，有无心、肝、肾等重要脏器病变及糖尿病等病史
2. 有无食物、药物过敏史，月经史、个人史和家族史有何特殊情况

二、扣分要点

1. 叙述病史没有围绕病情展开，从病史中看不出疾病的诊断　　视情况减 5 ~ 20 分
2. 叙述病史条理性差，问诊不全面，不能抓住重点　　视情况减 5 ~ 15 分
3. 书写病史中医学术语使用不当　　视情况减 5 ~ 10 分
4. 书写现病史错别字多或语句错误　　视情况减 2 ~ 5 分
5. 字迹潦草，卷面不整洁　　视情况减 2 ~ 5 分
6. 时间超出规定范围　　每超 1 分钟扣 0.5 分

（孟羽俊　王利勇）

病例分析

训练目的：仔细分析以下病例，提出初步诊断及诊断依据、鉴别诊断、进一步检查和治疗原则。

任务一　慢性支气管炎病例的分析

时间要求：15 分钟。

一、病历摘要

女性，74 岁，咳嗽、咳痰、喘息 30 年，心悸、气短、下肢水肿 1 周。

患者于 30 年前始，每年冬季出现咳嗽、咳痰、喘息，持续 3～4 个月，经抗感染及平喘治疗症状可缓解。近 10 年，在上诉症状加重同时又出现活动后心悸、气促。7 天前因感冒症状再次加重，并出现少尿、下肢水肿，再予以抗感染治疗效果不佳。自患病以来食欲差，时有夜间呼吸困难症状，被迫坐起后症状可减轻，体重无明显变化。既往否认高血压、心脏病、结核病、糖尿病、肝病等病史，有吸烟史 30 余年，约每日 20 支。

体格检查：体温 37.5℃，脉搏 110 次/分，呼吸 25 次/分，血压 135/70mmHg。神志清，浅表淋巴结不大，巩膜无黄染，口唇略发绀，颈静脉怒张，桶状胸，剑突下可见心尖搏动，双肺叩诊过清音，叩心界缩小，双肺呼吸音弱，呼气延长，双肺散在哮鸣音，双肺底部可闻及少许湿啰音。肝肋下 2cm，触痛阳性，肝颈静脉回流征阳性，脾肋下未及，移动性浊音可疑阳性。双下肢水肿。

辅助检查：血白细胞 5×10^9/L，中性粒细胞 92%。

二、评分要点（总分 100 分）

（一）诊断及诊断依据（40 分）

1. 诊断

（1）慢性喘息性支气管炎急性发作期。

（2）阻塞性肺气肿。

（3）慢性肺源性心脏病。

（4）心功能失代偿期。

2. 诊断依据

（1）慢性喘息性支气管炎急性发作　①慢性咳、痰、喘病史，咳嗽、咳痰症状加重，伴发热，长期大量吸烟史。②双肺干湿性啰音。③中性粒细胞比例升高。

（2）阻塞性肺气肿　①活动后气促 10 年。②桶状胸，双肺叩诊过清音，双肺呼吸音弱，呼气延长。

(3) 慢性肺源性心脏病、心功能失代偿期　①右心扩大体征。②右心功能衰竭的临床表现（颈静脉怒张、肝大、肝颈静脉回流征阳性、下肢水肿）。

(二) 鉴别诊断（25分）

(1) 支气管哮喘。

(2) 冠心病。

(3) 心肌病。

(4) 心包积液。

(三) 进一步检查（20分）

(1) 血气分析。

(2) 胸片。

(3) 电解质、肝肾功能。

(4) 痰培养＋药敏。

(5) 超声心动图。

(6) 心电图。

(四) 治疗原则（15分）

(1) 持续低流量吸氧、休息。

(2) 抗感染治疗（联合使用抗生素或广谱抗生素）。

(3) 化痰、平喘（支气管舒张剂）。

(4) 控制右心衰竭（间断利尿）。

(5) 康复治疗。

任务二　支气管哮喘病例的分析

> 时间要求：15分钟。

一、病历摘要

男性，41岁，反复咳喘发作30余年，气喘加重2小时。

患者30余年前受凉感冒，咳嗽，痰不多，为白色泡沫状痰，自服药物好转（具体不详），未引起注意。以后每年在气候改变、劳累时即发作咳喘，服药后可以缓解，每年发作2～3次，曾于家中闻到装修油漆味后再发咳嗽、气喘，持续约半个月，住院治疗，诊断为"慢性支气管炎"，病程持续约1个月后好转。近2天来胸闷、气喘加重，咳嗽，痰不易咳出，夜间不能平卧，睡眠差，发病以来食欲减退、出汗多、大小便正常。既往体健，否认高血压、冠心病病史，无结核、肝炎病史。少量吸烟、饮酒。无药物、食物过敏史。无外伤手术史。

体格检查：体温38.6℃，脉搏120次/分，呼吸27次/分，血压130/80mmHg。神志清，口唇轻度发绀，端坐体位，大汗淋漓。头颈部无异常，浅表淋巴结无增大。桶状胸，两肺满布哮鸣音，呼气延长。心率 120 次/分，规则，各瓣膜听诊区未闻及杂音。腹软，肝脾未及。生理反射存在，病理反射未引出。

辅助检查：血常规示白细胞 $8.2 \times 10^9/L$，中性粒细胞 80%，淋巴细胞 20%，红细胞 $3.7 \times 10^{12}/L$，血红蛋白 109g/L，血沉 20mm/h。便常规示大小便无异常；X 线胸片示两肺透亮度增加，呈过度充气状态；呼吸功能检查患者不能配合；血气分析示 PaO_2 56mmHg，$PaCO_2$ 40mmHg。

二、评分要点（总分 100 分）

（一）诊断及诊断依据（40 分）

1. 诊断

（1）支气管哮喘（重度）。

（2）Ⅰ型呼吸衰竭。

2. 诊断依据

（1）咳喘病史 30 余年，反复发作。

（2）口唇发绀，端坐体位，大汗淋漓，桶状胸，肺部有散在性哮鸣音，呼气延长。

（3）X 线胸片呈肺气肿征象。

（4）血气分析示 PaO_2 56mmHg $PaCO_2$ 40mmHg，低氧血症。

（二）鉴别诊断（25 分）

（1）心源性哮喘。

（2）慢性阻塞性肺疾病（COPD）。

（3）支气管肺癌。

（4）变态反应性肺浸润。

（三）进一步检查（15 分）

（1）ECG。

（2）IgE。

（3）过敏原皮试。

（四）治疗原则（20 分）

（1）糖皮质激素。

（2）支气管扩张药。

（3）白三烯调节剂。

（4）氧疗。

（5）及时处理并发症。

（6）脱离变应原。

（7）哮喘长期治疗。

（8）病情监测及健康教育。

任务三 肺炎病例的分析

> 时间要求：15 分钟。

一、病历摘要

男性，53 岁，发热、咳嗽 5 天。

患者于 5 天前淋雨受凉后，出现寒战、发热，体温升高，可达 40℃，伴咳嗽、咳少量白色黏痰。无痰中带血，无胸痛、咽痛，无关节痛。于当地医院就诊，予以退热止咳药物及红霉素片口服后，体温持续不退，在 38～40℃ 之间波动。自患病以来，纳差、睡眠差，大小便正常，体重无明显变化。既往体健，无药物过敏史，个人史、家族史无特殊。

体格检查：体温 38.3℃，脉搏 97 次/分，呼吸 19 次/分，血压 130/75mmHg。发育正常，急性病容，营养中等，神志清，无皮疹，浅表淋巴结不大，头部器官无异常，咽无充血，扁桃体不大，颈静脉无怒张，气管居中，胸廓无畸形，呼吸平稳，左上肺叩浊音，语颤增强，可闻及湿啰音，心界不大，心率 97 次/分，律齐，无杂音，腹软，无压痛，肝脾未触及。

辅助检查：血红蛋白 135g/L，白细胞 12.8×10^9/L，中性粒细胞 80%，嗜酸粒细胞 1%，淋巴细胞 20%，血小板 210×10^9/L，尿常规（－），便常规（－）。

二、评分要点（总分 100 分）

（一）诊断及诊断依据（45 分）

1. 诊断 左侧肺炎（肺炎球菌肺炎的可能性大）。

2. 诊断依据

（1）起病急，受凉后出现寒战、高热、咳嗽、咳白色黏痰。

（2）左上肺叩诊浊音，语颤增强，可闻及湿性啰音。

（3）白细胞计数增高，伴中性粒细胞比例增高。

（二）鉴别诊断（25 分）

（1）其他类型肺炎 干酪性肺炎、革兰阴性杆菌肺炎、葡萄球菌肺炎等。

（2）急性肺脓肿。

（3）肺癌。

（三）进一步检查（20 分）

（1）胸部 X 线片。

（2）痰培养＋药敏试验。

（四）治疗原则（10 分）

（1）抗感染 一经诊断即应给予抗菌药物治疗，不必等待细菌培养结果。首选青霉素。

（2）对症治疗。

任务四　支气管肺癌病例的分析

时间要求：15 分钟。

一、病历摘要

男性，61 岁，刺激性干咳 1 个月，咯血 1 周。

患者 1 个月前感冒后出现咳嗽，开始为剧烈的刺激性咳嗽，无痰，近 1 周来出现咯血，伴低热、胸闷不适。发病以来，食欲尚可，大小便正常，身体逐渐消瘦。曾口服抗生素，效果不佳。既往无特殊病史，无药物过敏史，有吸烟史 40 年，每天 20 支。

体格检查：体温 37.5℃，脉搏 84 次/分，呼吸 20 次/分，血压 100/60mmHg。慢性病容，无发绀，自主体位，浅表淋巴结未及肿大，颈软，无颈静脉怒张。胸廓无畸形，双肺叩诊清音，未闻及啰音。心腹未见异常。可见杵状指。

辅助检查：胸部 X 线片示右肺门见一实质阴影，边缘不清。

二、评分要点（总分 100 分）

（一）诊断及诊断依据（40 分）

1. 诊断　右肺支气管肺癌。

2. 诊断依据

（1）老年男性，刺激性干咳，持续痰中带血，有吸烟史。

（2）杵状指。

（3）胸部 X 线检查示右肺占位性病变。

（二）鉴别诊断（25 分）

（1）肺结核。

（2）支气管肺炎、肺脓肿、支气管扩张。

（3）肺部其他肿瘤　肺部良性肿瘤、支气管腺瘤。

（三）进一步检查（20 分）

（1）痰脱落细胞学检查。

（2）支气管镜检查。

（3）胸部 CT。

（四）治疗原则（15 分）

（1）外科手术切除　肺叶切除、全肺切除等。

（2）放射治疗。

（3）化疗、免疫治疗和中医中药治疗。

任务五 肺结核病例的分析

时间要求：15 分钟。

一、病历摘要

男性，33 岁，咳嗽、低热 2 周，痰中带血 10 天。

患者 2 周前无明显诱因出现发热，多出现于下午至晚上，最高体温 38℃，晨起体温可降至正常。自觉乏力，咳嗽，咳少量白色黏液痰，自服头孢拉定治疗，病情无好转。10 天前开始，发现痰中带血丝。无胸痛及呼吸困难。既往体质较弱，无烟酒嗜好。

体格检查：体温 37.6℃，脉搏 84 次/分，呼吸 20 次/分，血压 110/80mmHg。一般状况良好，略显消瘦。皮肤黏膜未见异常，浅表淋巴结无肿大。头颈部检查无异常。双肺叩诊清音，未闻及啰音，心界不大，心率 84 次/分，律齐。腹平软，无压痛及反跳痛。肝、脾均未触及。双下肢不肿。

辅助检查：胸部 X 线片示右肺上叶可见密度不均片状影。

二、评分要点（总分 100 分）

（一）诊断及诊断依据（40 分）

1. 诊断 肺结核（右上肺浸润性肺结核）。

2. 诊断依据

（1）青壮年男性。

（2）咳嗽、痰中带血，午后低热。

（3）抗生素治疗无效。

（4）X 线示右上肺密度不均片状影。

（二）鉴别诊断（20 分）

（1）右上肺炎。

（2）支气管扩张。

（3）肺肿瘤。

（三）进一步检查（25 分）

（1）血常规、血沉。

（2）PPD 试验。

（3）痰细菌学、细胞学检查。

（4）纤维支气管镜检查。

（5）肝肾功能。

（四）治疗原则（15 分）

（1）休息、营养支持。

（2）抗结核治疗（原则为早期、规律、适量、联合、全程用药）。

任务六　肺血栓栓塞症病例的分析

> 时间要求：15 分钟。

一、病历摘要

男性，26 岁，胸痛、咯血 6 天，发热 2 天。

患者 6 天前突感左侧胸痛，次日晨起咯血，为痰中带血，呈鲜红色。于结核病医院检查，痰抗结核杆菌阴性，给予先锋霉素静脉滴注（具体不详）4 天，后出现发热，体温最高 38.2℃，为进一步诊治来我院。追问病史：患者骑山地车 6 年，曾反复诉说腹股沟部疼痛，一年来共发生左侧胸痛 3 次，未予重视。患者体型肥胖，喜肉食。

体格检查：体温 37.8℃，脉搏 90 次/分，呼吸 24 次/分，血压 110/65mmHg。自动体位，神志清，体型肥胖，皮肤黏膜未见发绀、黄染。右侧腹股沟可触及数个淋巴结，质中，有压痛，余浅表淋巴结未触及。胸廓对称，两肺呼吸音清，未闻及干湿性啰音。叩心界不大，心率 90 次/分，心律齐，P_2 增强，未闻及心脏杂音。腹部无异常。右下肢肿胀，右下肢股部周径比左下肢粗 13cm，右下肢膝下 10cm 处周径比左下肢粗 6cm，肤色、皮温无明显改变，足背动脉搏动良好。

辅助检查：血常规、肝肾功能、血气分析、血液流变学无异常。血沉：44mm/h；痰结核菌阴性。D – 二聚体：1.1mg/L。胸部 X 线示左下肺后基底段大片密度增高影。胸部 CT 示左肺下叶后基底段楔状密度增高影，边界较清楚；盆腔 CT 未见明显异常。

二、评分要点（总分 100 分）

（一）诊断及诊断依据（40 分）

1. 诊断　左下肺血栓栓塞症。

2. 诊断依据

（1）胸痛、痰中带血、发热；多年骑山地车，右腹股沟部疼痛。

（2）体格检查　右侧腹股沟数个肿大淋巴结，有压痛；心脏听诊 P_2 增强；右下肢肿胀，肤色、皮温无明显改变，足背动脉搏动良好。

（3）D – 二聚体　1.1mg/L。

（4）胸部 X 线示左下肺后基底段大片密度增高影。

（5）胸部 CT 示左肺下叶后基底段楔状密度增高影，边界较清楚。

（二）鉴别诊断（28 分）

（1）肺炎。

（2）肺结核。

（3）胸膜炎。

（4）支气管扩张。

（5）冠心病。

（三）进一步检查（12 分）

（1）下肢深静脉 B 超。

（2）肺动脉造影，右下肢顺行静脉造影。

（四）治疗原则（20 分）

（1）一般治疗和监护 患者绝对卧床，保持大便通畅；监测呼吸、心率、血压、血氧饱和度等。

（2）预防感染。

（3）对症治疗。

（4）血管造影、溶栓。

（5）抗凝。

（6）抗血小板聚集。

任务七 急性前壁心肌梗死病例的分析

> 时间要求：15 分钟。

一、病历摘要

男性，61 岁，胸骨后压榨性疼痛，伴恶心、呕吐 2 小时。

患者于 2 小时前体力活动时突发胸骨后疼痛，呈压榨性，有濒死感，休息与舌下含服硝酸甘油均不能缓解，伴大汗、恶心，呕吐两次，呕吐物为胃内容物，二便正常。既往有高血压和心绞痛病史，无药物过敏史，吸烟 20 余年，每天 20 支，少量饮酒。

体格检查：体温 36.9℃，脉搏 98 次/分，呼吸 20 次/分，血压 110/65mmHg。急性病容，平卧位，无皮疹和发绀，浅表淋巴结未触及，巩膜无黄染，颈软，颈静脉无怒张，叩心界不大，心率 98 次/分，有期前收缩 5~6 次/分，心尖部可闻及 S_4，肺清无啰音，腹平软，肝脾未触及，下肢不肿。

辅助检查：心电图示 $V_1 \sim V_5$ 导联 ST 段抬高，$V_1 \sim V_5$ 导联 QRS 波群呈 Qr 型，T 波倒置和室性早搏。

二、评分要点（总分 100 分）

（一）诊断及诊断依据（40 分）

1. 诊断

（1）冠状动脉粥样硬化性心脏病

（2）急性前壁心肌梗死

（3）室性期前收缩

（4）心功能 I 级

2. 诊断依据

（1）典型胸痛于体力活动时出现，且持续 2 小时不缓解，休息与舌下含服硝酸甘油均无效，伴大汗、恶心、呕吐。

（2）有吸烟史（危险因素），有高血压、心绞痛病史。

（3）叩诊心界不大，有期前收缩，心尖部可闻及 S_4。

（4）心电图示急性前壁心肌梗死、室性期前收缩。

（二）鉴别诊断（25分）

（1）夹层动脉瘤。

（2）心绞痛。

（3）急性心包炎。

（三）进一步检查（20分）

（1）观察动态心电图，监测心梗及心律失常的变化。

（2）化验心肌酶谱。

（3）凝血功能检查，以备溶栓抗凝治疗。

（4）化验血脂、血糖、肝肾功能。

（5）恢复期行 Holter、超声心动图检查。

（6）冠状动脉造影检查确定病变血管及程度。

（四）治疗原则（15分）

（1）绝对卧床休息 3~5 天，持续心电监护，低脂半流质饮食，保持二便通畅。

（2）吸氧；解除疼痛（哌替啶或吗啡，静脉滴注硝酸甘油）。

（3）消除心律失常（利多卡因）。

（4）溶栓治疗发病 6 小时内，无出凝血障碍及溶栓禁忌证者，可用尿激酶、链激酶或 t-PA 溶栓治疗；抗凝治疗（溶栓后用肝素静脉滴注，口服阿司匹林）。

（5）有条件和必要时行冠脉介入治疗。

任务八　心脏瓣膜病病例的分析

> 时间要求：15分钟。

一、病历摘要

女性，38 岁，反复发作性心悸、气短 8 年，加重半年，再发 1 天。

患者于 8 年前"感冒"后出现心悸、气短，自服"感冒药"后好转，未就诊。此后心悸、气短症状反复出现，无明显规律，无胸痛，无头晕、头痛等不适，休息后可缓解。近半年来自觉发作时症状有所加重，时有双下肢水肿，可耐受，未正规诊治。1 天前，因"急性胃肠炎"在社区医院行静脉输液，输液 3 小时约 1000ml 时，突然出现呼吸困难、心悸伴频繁咳嗽，咳白色泡沫痰，且痰中带血，不能平卧，遂来我院门诊就诊。病程中，患者精神差，食欲差，睡眠差，大小便无明显异常，体重无明显减轻。患者 20 年前有"风湿热"病史。

体格检查：体温 37.6℃，脉搏 87 次/分，呼吸 26 次/分，血压 120/70mmHg。明显发绀，大汗，端坐呼吸，两肺满布中小水泡音及哮鸣音，心率 90 次/分，心律绝对不齐，第一心音强弱不等，心脏杂音不清，心尖部可闻及舒张期奔马律。肝脾肋下未触及。双下肢不肿。

辅助检查：血常规示白细胞 12.0×10^9/L，中性粒细胞 80%，淋巴细胞 20%；粪便常规示白细胞 10 个/HP；血清离子示 K^+ 3.5mmol/L，Na^+ 110 mmol/L，Cl^- 104 mmol/L；X 线胸片示心脏外形呈梨形增大，肺淤血；超声心动图示左心房增大，右心室增大，二尖瓣前叶呈城垛样改变。

二、评分要点（总分 100 分）

（一）诊断及诊断依据（45 分）

1. 诊断

（1）风湿性心脏病，二尖瓣狭窄。

（2）急性左心衰竭。

（3）心房纤颤。

（4）急性胃肠炎。

2. 诊断依据

（1）风湿性心脏病，二尖瓣狭窄 ①患者心悸、气短 8 年，近半年来逐渐加重，并出现双下肢水肿；②20 年前有风湿热病史；③X 线片示心脏外形呈梨形增大，肺淤血；④超声心动图示左心房增大，右心室增大，二尖瓣前叶呈城垛样改变。

（2）心房纤颤 ①第一心音强弱不等；②心律绝对不齐；③脉率＜心率。

（3）急性左心衰 ①多年心脏病病史；②快速大量输液时突然出现气短、心悸、咳嗽、咳白色泡沫痰；③明显发绀，大汗，端坐呼吸，两肺湿啰音，奔马律；④X 线提示肺淤血。

（4）急性胃肠炎 ①有急性胃肠炎病史；②粪便常规白细胞 10 个/HP；③血常规白细胞 12.0×10^9/L，中性粒细胞 80%；④体温偏高。

（二）鉴别诊断（20 分）

（1）急性风湿性心肌炎。

（2）三尖瓣狭窄。

（3）支气管哮喘。

（三）进一步检查（20 分）

（1）心电图。

（2）心肌酶谱。

（3）食管超声。

（4）心导管检查。

（四）治疗原则（15 分）

（1）立即处理急性左心衰。

（2）待病情稳定后给予原发病治疗。

（3）一般治疗 有风湿活动者应给予抗风湿治疗。预防风湿复发。预防感染性心内膜炎。避免过度劳累，适当活动，限制钠盐摄入，口服利尿剂。

（4）介入和手术治疗 当二尖瓣口有效面积＜1.5cm，伴有症状，尤其症状进行性加重时。

任务九 心力衰竭病例的分析

> 时间要求：15 分钟。

一、病历摘要

男性，68 岁，发作性胸痛 2 年，双下肢水肿伴气短半年，喘憋 1 天。

患者于 2 年前体力活动时时突发胸痛，于当地医院就诊，诊断为急性前壁心肌梗死，住院保守治疗 2 周。此后间断胸痛，多与劳累、饱餐有关，休息 5 分钟左右可自行缓解，未予药物治疗。半年前开始无明显诱因出现双下肢水肿伴乏力、气短，夜尿 2～3 次。近期气短逐渐加重，夜间时有不能平卧，1 天前夜间突发喘憋，大汗，咳粉红色泡沫痰。患病以来无发热，精神差，食欲欠佳，睡眠差，尿量少，大便正常。既往否认糖尿病、高血压病史，无外伤手术史，无药物过敏史，无家族病史。有吸烟史 50 余年，每日 20 支，不饮酒。

体格检查：体温 36.2℃，脉搏 102 次/分，呼吸 22 次/分，血压 140/75mmHg。神志清，半卧位，双眼睑水肿，球结膜水肿，颈静脉无怒张，颈动脉未闻及血管杂音，双肺呼吸音粗，双肺闻及大量干湿性啰音，心前区无隆起，叩心界向左下扩大，心率 102 次/分，律齐，心尖部可闻及舒张期奔马律，各瓣膜听诊区未闻及杂音，腹软，肝肋下 3cm，质中，有轻度压痛，脾未触及，腹部未闻及血管杂音。双下肢有可凹性水肿。

辅助检查：血常规示血红蛋白 121g/L，白细胞 7.8×10^9/L，血小板 190×10^9/L；尿常规阴性；全腹血糖 6.4mmol/L；白蛋白 35.1g/L；肌酐 177μmol/L。

二、评分要点（总分 100 分）

（一）诊断及诊断依据（40 分）

1. 诊断

（1）冠状动脉粥样硬化性心脏病

（2）心力衰竭

（3）陈旧性前壁心肌梗死

2. 诊断依据

（1）心力衰竭 ①左心衰竭：夜间阵发性呼吸困难，伴大汗；咳嗽、咳粉红色泡沫状痰；乏力、疲倦；双肺闻及大量干湿性啰音，心脏扩大，心率增快，舒张期奔马律。②右心衰竭：消化道症状，食欲不佳；眼睑、球结膜水肿，肝脏肿大，伴压痛，下肢水肿。

（2）冠心病 有长期大量吸烟史；胸痛与劳累、饱餐有关，休息 5 分钟左右可自行缓解；有心肌梗死病史。

（二）鉴别诊断（20 分）

（1）支气管哮喘。

（2）肺栓塞。

（3）慢性肝病。

（4）心绞痛。

（5）心包积液。

（三）进一步检查（25 分）

（1）超声心动图、心电图。

（2）床边血流动力学监测指导治疗。

（3）肝肾功能检查，电解质、血脂检查。

（4）胸部 X 线、放射线核素检查。

（5）腹部 B 超。

（四）治疗原则（15 分）

（1）非药物治疗（控制体力活动，避免精神刺激，控制钠盐摄入等）。

（2）药物治疗 ①肌内注射吗啡 3mg。②快速利尿：呋塞米 20mg 静脉注射。③血管扩张剂：硝普钠［起始剂量 0.3μg/（kg·min）］滴入，根据血压逐步增加剂量。④洋地黄。⑤必要时用非洋地黄类正性肌力药物多巴胺或多巴酚丁胺。⑥冠心病的Ⅱ级预防治疗。

任务十　心律失常病例的分析

时间要求：15 分钟。

一、病历摘要

男性，67 岁，反复心悸 2 年，再发 1 天伴头晕、乏力。

患者于 2 年前开始出现阵发性心悸，以活动后为主，每次持续 2～3 分钟至 2～3 小时可自行好转。无黑朦，无胸闷、胸痛，无恶心、呕吐等不适，未予重视。此后上述症状时有发作，表现和持续时间同前。1 天前患者爬山时再发心悸，伴头晕、全身乏力、胸闷、尿频，自数脉搏 89 次/分，脉律不齐，因症状持续不缓解而入院。患病以来睡眠差，无多饮、多食及消瘦，二便正常。既往有高血压病史 13 年，血压最高 175/100mmHg。自服硝苯地平缓释片 30mg，每日 1 次。血压控制在 130～140/60～70mmHg。

体格检查：神志清，未见颈动脉搏动，双肺呼吸音清，无干湿性啰音。叩心界向左扩大，心率 114 次/分，第一心音强弱不等，节律不齐，各瓣膜听诊区未闻及杂音，未闻及心包摩擦音。腹平软，无压痛及反跳痛。肝脾肋下未触及，双下肢无水肿。四肢肌力、肌张力正常。

辅助检查：心电图示 P 波消失，代之以细小而规则的 f 波，频率约 114 次/分。

二、评分要点（总分 100 分）

（一）诊断及诊断依据（40 分）

1. 诊断

（1）阵发性心房颤动。

（2）高血压（2 级，高危）。

2. 诊断依据

（1）阵发性心房颤动　①间断发作心悸，持续时间 < 48 小时，伴头晕、全身乏力。②第一心音强弱不等，节律不齐，脉短绌。③心电图示 P 波消失，代之以细小而规则的 f 波。

（2）高血压（2 级，高危）　①高血压史。②血液最高达 175/100mmHg。

（二）鉴别诊断（20 分）

（1）心力衰竭。

（2）冠心病。

（3）肺栓塞。

（三）进一步检查（20 分）

（1）动态心电图。

（2）血清心肌酶。

（3）胸部 X 线片。

（4）血气分析。

（5）血常规、电解质、血糖检查。

（6）超声心动图。

（四）治疗原则（20 分）

（1）一般治疗　休息、吸氧、监测、护理。

（2）药物复律治疗。

（3）减慢心室率。

（4）若出现急性心力衰竭或血压下降明显，宜紧急施行电复律。

（5）预防栓塞　口服阿司匹林。

（6）高血压治疗。

（7）必要时行射频消融术。

任务十一　高血压病例的分析

时间要求：15 分钟。

一、病历摘要

男，56 岁，反复头晕、头痛 5 年，加重伴恶心、呕吐 1 天。

患者约于 5 年前始，反复出现头晕、头痛，尤以情绪波动或精神紧张时为著。平素无心悸、多汗、多食。在当地卫生所检查，测量血压发现血压高（具体不详），因不影响日常生活，未系统诊治。1 天前，于情绪激动时，出现头痛、头晕加重，伴恶心、呕吐、视物模糊，急诊来院。有高血压家族史。

体格检查：体温 36.6℃，脉搏 94 次/分，呼吸 20 次/分，血压 194/118mmHg。神志清，自动体位，口唇无发绀。双肺叩诊清音，听诊未闻及啰音，叩心界向左下扩大，心率 94 次/分，律整，心尖部闻及 2/6 级收缩期吹风样杂音，A_2 亢进呈金属调，无心包摩擦音。腹平软，肝、脾肋下均未触及，四肢活动自如，双下肢未见水肿。

辅助检查：心电图示窦性心律，心电轴左偏，$R_{V_5} = 3.6mV$，$R_{V_5} + S_{V_1} = 5.2mV$；X 线胸片示心影增大呈主动脉型，主动脉纡曲延长，主动脉结突出并可见弧形钙化。

二、评分要点（总分 100 分）

（一）诊断及诊断依据（40 分）

1. 诊断 高血压病（3 级）。

2. 诊断依据

（1）反复头晕、头痛，加重伴恶心、呕吐、视物模糊 1 天。曾测血压高，有高血压家族史。

（2）血压 194/118mmHg，叩心界向左下扩大，A_2 亢进呈金属调。

（3）心电图示左心室肥厚，心电轴左偏。

（4）X 线胸片 主动脉硬化，左心室扩大。

（二）鉴别诊断（30 分）

（1）肾性高血压（慢性肾小球肾炎，肾血管性高血压）。

（2）原发性醛固酮增多症。

（3）嗜铬细胞瘤。

（三）进一步检查（10 分）

（1）肾功能。

（2）血尿酸。

（四）治疗原则（20 分）

（1）戒烟、调整血脂，纠正心血管病危险因素。

（2）降压药物。

（3）抗血小板聚集药物。

任务十二 肥厚型心肌病病例的分析

时间要求：15 分钟。

一、病历摘要

男性，40 岁，劳累后心悸、气短 2 年，加重 1 周。

患者于 2 年前无明显诱因出现劳累后心悸、气短，无胸痛，无头痛、头晕，无黑矇、意识丧失，休息后症状可缓解，未予重视，未就诊。此后每当劳累时即出现上述症状。近半年来患者自感心悸、气短加重，轻体力劳动时也可诱发上述症状。1 周前因"感冒"，心悸、气短症状明显加重，夜间不能平卧。发病来，饮食、大小便正常。既往无风湿病史。

体格检查：体温 36.1℃，脉搏 96 次/分，呼吸 24 次/分，血压 112/82mmHg。神志清楚，自动体位，呼吸急促，口唇轻度发绀，甲状腺不大，气管居中，胸廓对称，双肺底细小水泡音。叩心界不大，于胸骨左缘第 3 肋间隙可闻及 3/6 级粗糙的收缩期杂音，心律规则。腹部平坦，全腹无压痛，无反跳痛，肝脾肋下未触及，双下肢无水肿。

辅助检查：血液学检查示血清酶均正常。血常规白细胞 10×10^9/L，中性粒细胞 78%，血沉 10mm/h；心电图示窦性心律，Ⅰ、Ⅱ、aVF 可见宽而深的 Q 波。

二、评分要点（总分 100 分）

（一）诊断及诊断依据（40 分）

1. 诊断

（1）肥厚型心肌病。

（2）左心功能衰竭。

2. 诊断依据

（1）中年男性，2 年前出现劳累后心悸、气短，并逐渐加重。

（2）此次"感冒"后，心悸、气短症状加重，并出现夜间不能平卧。

（3）阳性体征有 双肺底细小水泡音。于胸骨左缘第 3 肋间隙可闻及 3/6 级粗糙的收缩期杂音，心律规则。

（4）心电图 窦性心律，Ⅰ、Ⅱ、aVF 可见宽而深的 Q 波。

（二）鉴别诊断（20 分）

（1）支气管哮喘。

（2）肺栓塞。

（三）进一步检查（20 分）

（1）X 线胸片和胸部 CT 明确肺部情况及心脏大小。

（2）电解质、凝血功能。

（3）心脏彩超 明确心脏搏动情况。

（四）治疗原则（20 分）

（1）避免剧烈运动、负重或屏气。

（2）可使用钙离子拮抗药。

（3）可使用 β 受体阻滞药。

（4）重症梗阻型患者可手术治疗，切除肥厚部分。

（5）避免使用增强心肌收缩力的药物以及降压药物。

任务十三　慢性胃炎病例的分析

时间要求：15 分钟。

一、病历摘要

男性，53 岁，上腹痛、食欲减退 10 年，加重 1 年。

患者于 10 年前开始间断出现上腹痛，伴有食欲减退，未予重视。近 1 年上述症状加重，同时出现反酸、嗳气，无恶心、呕吐，无黄疸，大小便正常，遂于门诊就诊。自患病以来，睡眠可，体重减轻。既往健康状况良好，否认"肝炎、结核、伤寒"等传染病病史。无血吸虫疫水接触史。否认家族性遗传病史。

体格检查：体温 37.0℃，脉搏 78 次/分，呼吸 16 次/分，血压 120/80mmHg。发育正常、营养良好。无肝掌、蜘蛛痣。全身淋巴结无增大。双肺呼吸音清晰，未闻及干湿性啰音及胸膜摩擦音。心率 78 次/分，心音有力，各瓣膜听诊区未闻及病理性杂音，无心包摩擦音。腹平软，全腹无压痛及反跳痛，未扪及包块，肝脾肋下未触及，Murphy 征阴性，移动性浊音阴性，肠鸣音正常。生理反射存在，病理反射未引出。

辅助检查：胃镜见黏膜有充血性红斑、水肿，有灰白色或黄白色稠性黏液，伴有出血和糜烂。

二、评分要点（总分 100 分）

（一）诊断及诊断依据（45 分）

1. 诊断　慢性胃炎。

2. 诊断依据

（1）中年男性。

（2）上腹部痛、食欲减退 10 年，加重伴反酸、嗳气 1 年。

（3）胃镜见黏膜有充血性红斑、水肿，有灰白色或黄白色稠性黏液，伴有出血和糜烂。

（二）鉴别诊断（15 分）

本例胃镜所见已确诊，无需鉴别。胃镜检查之前需与胃溃疡、胃癌鉴别。

（三）进一步检查（20 分）

（1）胃液分析。

（2）幽门螺旋杆菌检查。

（3）自身免疫性胃炎的相关检查，壁细胞抗体和内因子抗体检查。

（四）治疗原则（25 分）

（1）消除和避免引起胃炎的因素。

（2）根除幽门螺旋杆菌。

（3）对症治疗，可用抑酸或抗酸药、促胃肠动力药、胃黏膜保护药等。

任务十四　胃溃疡病例的分析

> 时间要求：15分钟。

一、病历摘要

男性，76岁，间断上腹痛10余年，加重2周，呕血、黑便6小时。

患者于10余年前始无明显诱因出现间断上腹部胀痛，餐后半小时明显，持续2~3小时可自行缓解。近2周来症状加重，纳差，服中药后无效（具体不详）。6小时前突感上腹胀、恶心、头晕，先后两次解柏油样便，共约700g，并呕吐咖啡样液1次，约200ml，此后心悸、头晕、出冷汗，发病以来无眼黄、尿黄和发热，平素二便正常，睡眠好，自觉近期体重略下降。既往30年前查体时发现肝功能异常，经保肝治疗后恢复正常，无手术、外伤和药物过敏史，无烟酒嗜好。

体格检查：体温36.8℃，脉搏107次/分，呼吸20次/分，血压90/65mmHg。神志清，面色稍苍白，四肢湿冷，无出血点和蜘蛛痣，全身浅表淋巴结不大，巩膜无黄染，心肺无异常，腹平软，未见腹壁静脉曲张，上腹中轻度压痛，无肌紧张和反跳痛，全腹未触及包块，肝脾未及，腹水征（－），肠鸣音10次/分，双下肢不肿。

辅助检查：血红蛋白82g/L，白细胞5.5×10^9/L，中性粒细胞69%，淋巴细胞28%，单核细胞3%，血小板300×10^9/L，大便隐血强阳性。

二、评分要点（总分100分）

（一）诊断及诊断依据（40分）

1. 诊断

（1）消化性溃疡（胃溃疡）并发出血。

（2）失血性贫血，休克早期。

2. 诊断依据

（1）周期性、节律性上腹痛10余年。

（2）呕血、黑便，心悸、头晕、出冷汗，大便隐血强阳性。

（3）上腹中轻度压痛，四肢湿冷，脉压变小。

（4）血红蛋白82g/L（＜120g/L）。

（二）鉴别诊断（20分）

（1）胃癌。

（2）肝硬化，食管胃底静脉曲张破裂出血。

（3）出血性胃炎。

（三）进一步检查（20分）

（1）急诊胃镜。

（2）X线钡餐检查（出血停止后）。

（3）肝肾功能。

（四）治疗原则（15分）

（1）对症治疗。

（2）抗溃疡病药物治疗。

（3）内镜止血、手术治疗。

任务十五　十二指肠溃疡病例的分析

> 时间要求：15分钟。

一、病历摘要

男性，28岁，间断上腹痛8年，复发1周。

患者于8年前始因学习紧张不能按时进食，经常出现上腹胀痛，自服"胃药"好转，此后常于秋冬、冬春交季时出现饭前及夜间上腹胀痛，伴反酸，进食后减轻。食欲好。1周前劳累后再次出现上述症状，二便正常。既往无其他病史，吸烟史10年。

体格检查：体温36.7℃，脉搏82次/分，呼吸18次/分，血压110/70mmHg。体型瘦高，无贫血貌，浅表淋巴结未触及，心肺无异常，腹软，上腹部剑突下压痛，无反跳痛，肝、脾肋下未触及，Murphy征阴性，肠鸣音4次/分，双下肢不肿。

辅助检查：血常规示血红蛋白135g/L，白细胞7.2×10^9/L，中性粒细胞70%，淋巴细胞30%，血小板200×10^9/L；腹部B超示肝、胆、胰、脾、肾未见异常。

二、评分要点（总分100分）

（一）诊断及诊断依据（40分）

1. 诊断　消化性溃疡（十二指肠溃疡）。

2. 诊断依据

（1）慢性病程，反复上腹痛8年，呈季节性发作（秋冬、冬春交季）、规律性疼痛（空腹明显，进食后减轻），有夜间痛。

（2）除剑下压痛外，无其他阳性体征。

（二）鉴别诊断（20分）

（1）胃溃疡。

（2）胃癌。

（3）慢性胃炎。

（4）功能性消化不良。

（5）慢性胆囊炎、胆石症。

（三）进一步检查（20分）

（1）粪便常规+隐血。

（2）胃镜及黏膜活检、Hp检测。

（四）治疗原则（20分）

（1）一般治疗　戒烟，避免过劳及精神紧张，避免辛辣刺激性食物等。

（2）药物治疗　①抑酸剂或碱性抗酸剂；②胃黏膜保护剂；③对Hp阳性者抗Hp治疗。

任务十六　急性胆囊炎病例的分析

> 时间要求：15分钟。

一、病历摘要

女性，49岁，右上腹疼痛3天，加重10小时。

患者于3天前，进食油腻食物后出现右上腹疼痛（持续性钝痛），伴有恶心，自服"抗生素"后病情未见好转。10小时前右上腹疼痛逐渐加重（呈绞痛），并向右肩及背部放射，同时出现寒战、发热，体温高达38.7℃，故急诊来院。既往健康，无肝病史、溃疡病史。自患病以来无咳嗽、咳痰，大小便正常，睡眠尚可，食欲欠佳。

体格检查：体温38.7℃，脉搏97次/分，呼吸19次/分，血压125/85mmHg。急性病容，皮肤巩膜无黄染。心、肝、脾未触及，于右上腹部可触及卵圆形包块，Murphy征阳性，肝区轻度叩击痛，肝上界位于右锁骨中线第5肋间，移动性浊音阴性，振水音阴性。肠鸣音正常。肛门指诊未见异常。

辅助检查：血常规示白细胞18.0×10^9/L。腹壁B超示肝脏正常大小，肝内外胆管无扩张；胆总管直径0.9cm；胆囊明显增大，13cm×7.5cm，胆囊壁增厚，胆囊颈部可见1.5cm的强回声光团伴后方声影。腹壁X线示未见膈下游离气体，无液气面。

二、评分要点（总分100分）

（一）诊断及诊断依据（40分）

1. 诊断

（1）急性胆囊炎。

（2）胆囊结石。

2. 诊断依据

（1）进食油腻食物后出现右上腹疼痛，逐渐加剧，并向右肩背部放射痛。寒战、发热。

（2）右上腹触到肿大胆囊，Murphy征阳性。

（3）B超显示胆囊明显增大，胆囊壁增厚，胆囊颈部可见1.5cm强回声光团，其后可见声影。

（二）鉴别诊断（22分）

（1）胃、十二指肠溃疡穿孔。

（2）急性胰腺炎。

（三）进一步检查（22 分）

（1）血、尿淀粉酶。

（2）腹部 CT。

（四）治疗原则（16 分）

（1）抗炎治疗，积极行术前准备。

（2）急诊行胆囊切除术。

任务十七　急性胰腺炎（水肿型）病例的分析

> 时间要求：15 分钟。

一、病历摘要

男性，40 岁，持续上腹痛，阵发性加剧 3 小时。

患者于 3 小时前会餐时出现上腹痛，呈持续性钝痛，阵发性加剧，向左腰背部放射，躬身弯腰时略减轻，伴大汗，恶心、呕吐 3 次，为胃内容物，无咖啡样物，呕吐后腹痛无缓解。无发热、意识障碍、呼吸困难，二便正常。既往高脂血症 3 年，无心脏病、消化性溃疡、胆石症病史，无手术史及药物过敏史。饮酒 10 余年，每日 1 ~ 2 两。

体格检查：体温 37.8℃，脉搏 92 次/分，呼吸 20 次/分，血压 120/80mmHg。痛苦面容，屈曲卧位，无皮疹、发绀，浅表淋巴结未触及，巩膜无黄染，心肺无异常。腹部饱满，无胃肠型、蠕动波，Cullen 征（－），Gray – Turner 征（－），腹软，中上腹压痛，无反跳痛，未扪及包块，肝脾肋下未触及，Murphy 征阴性，移动性浊音阴性，肠鸣音正常，双下肢未见水肿。

辅助检查：血常规示白细胞 13.2×10^9/L，中性粒细胞 78%，血红蛋白 142g/L，红细胞比容 40%，血淀粉酶 256IU/L，尿淀粉酶 980IU/L；心电图示心电图大致正常；腹部平片提示结肠胀气，未见膈下游离气体，未见液气平。

二、评分要点（总分 100 分）

（一）诊断及诊断依据（40 分）

1. 诊断　急性胰腺炎（水肿型）。

2. 诊断依据

（1）中年男性，高脂血症，急性起病。

（2）会餐时出现持续性上腹钝痛，向左腰背部放射，躬身弯腰可减轻，伴恶心、呕吐。

（3）中上腹压痛，无反跳痛。

（4）血白细胞升高，血、尿淀粉酶升高。

（二）鉴别诊断（24 分）

（1）消化性溃疡。

（2）急性心肌梗死。

（3）胆石症、胆囊炎。

（4）急性肠梗阻。

（三）进一步检查（21分）

（1）血常规、血尿淀粉酶变化、血脂肪酶、心电图和粪便隐血。

（2）血转氨酶、血糖、尿素氮、电解质（Ca^{2+}）、血气分析。

（3）腹部B超或CT。

（四）治疗原则（15分）

（1）监测生命体征，维持水、电解质平衡。

（2）减少胰液分泌　禁食、胃肠减压；抑酸；抑制胰液和胰酶分泌。

（3）对症及抗菌药物治疗。

任务十八　急性胰腺炎（出血坏死型）病例的分析

时间要求：15分钟。

一、病历摘要

男性，39岁，上腹部疼痛4小时，伴恶心、呕吐。

患者于4小时前聚餐时大量饮酒后，感到上腹部偏左侧疼痛不适，继而出现刀割样疼痛，并向左肩背部放射，伴恶心、呕吐，呕吐物为胃内容物，含胆汁样物，无咖啡样液。呕吐后腹痛不缓解，并逐渐扩散至全腹部，并相继出现腹胀、发热，无寒战，无手足麻木感等，急诊来院。发病后，有少量排气，尿少而黄。

体格检查：体温38.6℃，脉搏92次/分，呼吸21次/分，血压130/85mmHg。急性痛苦病容，神志清，被动体位（抬入病房）。皮肤巩膜无黄染。左腰部有青紫色斑，腹胀明显，未见胃肠型。全腹压痛、反跳痛、肌紧张，腹部移动性浊音阳性，肝区无叩痛，肝浊音界位于右锁骨中线第5肋间，听诊肠鸣音几乎消失。

辅助检查：血常规示白细胞$12.8 \times 10^9/L$；腹部X线示见小肠及结肠均积气，并可见数个小液气平面；腹部B超示肝胆未见异常，胰腺弥漫性肿大，呈弱回声，边缘轮廓不规则、不清，腹部可探及液性暗区。诊断性腹腔穿刺抽液示外观呈血性浑浊，可见脂肪小滴，穿刺液淀粉酶测定为512温氏单位。

二、评分要点（总分100分）

（一）诊断及诊断依据（40分）

1. 诊断　急性胰腺炎（出血坏死型）。

2. 诊断依据

（1）大量饮酒后感到上腹部偏左侧疼痛不适，继而出现刀割样疼痛，并向左肩背部放射。

（2）发热，腹胀，全腹压痛、反跳痛，腹部移动性浊音阳性。

（3）白细胞增高。

（4）腹部 B 超检查 胰腺增大，边缘回声不清。腹部可探及液性暗区。

（5）腹部穿刺抽出血性浑浊液，淀粉酶测定为 512 温氏单位。

（二）鉴别诊断（25 分）

（1）急性胆囊炎、胆石症、胆绞痛。

（2）胃、十二指肠急性穿孔。

（3）急性肠梗阻。

（4）急性肾绞痛。

（5）急性胃肠炎。

（6）冠心病发作。

（三）进一步检查（20 分）

（1）血尿淀粉酶。

（2）心电图。

（3）立位腹平片。

（四）治疗原则（15 分）

（1）急诊手术 清除坏死组织，灌洗引流。

（2）术后消炎、对症治疗及抗胰酶治疗。

任务十九 病毒性肝炎病例的分析

时间要求：15 分钟。

一、病历摘要

男性，42 岁，恶心、乏力伴尿色黄 3 年余。

患者于 3 年前外出旅游后开始出现恶心、食欲减退、乏力，饭后腹胀并伴尿色发黄，劳累后加重，无腹痛、肩背部痛、肢体水肿等症状，曾多次检查发现肝功能异常，HBsAg（＋），未系统诊治。自患病以来，间断出现尿色发黄，但尿量不少，大便稀，1～2 次/日，无脓血便。睡眠质量差，体重略减轻。否认胃肠疾病史。无手术及药物过敏史。有吸烟史 8 年，每天 10 支；饮酒 9 年余，每日 1～2 两。

体格检查：体温 36.5℃，脉搏 84 次/分，呼吸 18 次/分，血压 120/80mmHg。神志清，面色晦暗，浅表淋巴结未触及，巩膜轻度黄染。心肺未见异常。腹平软，未见腹壁静脉曲张，无压痛及反跳痛，肝肋下 2cm，质中等，无触痛，脾未触及，移动性浊音阴性，双下肢不肿。

辅助检查：血常规示血红蛋白 125g/L，白细胞 6.5×10^9/L，血小板 140×10^9/L；HBsAg（＋），HBcAb（＋），HBeAg（＋），丙氨酸氨基转移酶（ALT）82U/L，天门冬氨酸氨基转移酶（AST）68U/L，白蛋白/球蛋白（A/G）1.8，总胆红素 45.46μmol/

L，直接胆红素 28.36μmol/L；粪便检查示粪便隐血阳性。

二、评分要点（总分 100 分）

（一）诊断及诊断依据（40 分）

1. 诊断　慢性活动性乙型肝炎。

2. 诊断依据

（1）中年男性，有长 HBsAg（＋）史。

（2）典型的表现　间断肝功能异常和消化不良症状及尿黄。

（3）体征　面色晦暗，巩膜黄染，肝大、脾不大、移动性浊音阴性。

（4）血常规正常，肝功能异常，胆红素（直接、间接）增高，粪便隐血阳性。

（二）鉴别诊断（20 分）

（1）胆囊炎、胆石症。

（2）肝炎后肝硬化及原发性肝癌。

（3）胆道系统及胰腺肿瘤。

（三）进一步检查（25 分）

（1）病毒测定（HBV - DNA）。

（2）腹部 B 超或 CT 检查。

（3）上消化道造影。

（4）肿瘤标志物的检查如甲胎蛋白（AFP）、癌胚抗原（CEA）。

（5）必要时行肝穿检查。

（四）治疗原则（15 分）

（1）一般治疗　支持治疗。

（2）使用保肝药物。

（3）抗病毒治疗。

（4）中医药治疗。

任务二十　肝硬化病例的分析

> 时间要求：15 分钟。

一、病历摘要

男性，42 岁，乏力、食欲减退，间断呕血、黑粪 3 年，加重 1 周，突发呕血、黑粪 10 小时。

患者于 3 年前始出现乏力、食欲减退等不适，程度较轻，未予重视，未进行正规诊治。2 年前因突然大量呕血、黑粪于当地医院住院治疗，胃镜检查诊断为"食管中下段胃底静脉曲张"，乙肝病毒标记示 HBsAg（＋），HBcAb（＋），HBeAg（＋），经输血、止血、制酸、保肝等综合治疗后好转出院。1 年前曾因出现黑粪 1 次，经门诊对症处理后好转。半年前患者感全身乏力，食欲缺乏，渐加重，血常规检查提示血红蛋白、白细胞、血小板明显减少，诊断为"脾功能亢进"而行"脾切除术＋贲门周围血管离断术"，术后一般情况可。近 1 周来患者感乏力、上腹部不适加重，10 小时前突感心慌、上腹部不适，随即呕出暗红色液体 150ml，并解柏油样大便约 150g，伴头晕、出冷汗，后又有 2 次类似呕血与黑粪，量及性质与前相似，遂来我院。自患病以来精神差，睡眠、食欲欠佳，小便量少，腹胀。

既往身体状况一般，否认"结核、血吸虫病"病史，否认其他手术外伤史。有青霉素过敏史。否认其他药物、食物过敏史。

体格检查：体温 37.6℃，脉搏 105 次/分，呼吸 19 次/分，血压 96/63mmHg。神志清，平卧位，慢性肝病面容，面色晦暗，口唇无发绀，皮肤、巩膜无黄染，浅表淋巴结未触及。心率 105 次/分，律齐，心音较弱，各瓣膜区未闻及杂音。两肺呼吸音清，未闻及干湿性啰音。腹部平软，左上腹见一约 13cm 长的陈旧手术瘢痕，愈合佳。腹部无压痛及反跳痛。肝肋下 1cm，剑突下 3cm，质硬，无压痛。移动性浊音阳性，肠鸣音 8 次/分。生理反射存在，病理反射未引出。

辅助检查：血常规示白细胞 3.3×10^9/L，中性粒细胞 55%，淋巴细胞 45%，红细胞 1.55×10^{12}/L，血红蛋白 44g/L，血小板 56×10^9/L；大便常规示黑稀，潜血（＋＋＋）；小便常规示无异常；肝功能检查示总胆红素 44.90μmol/L，直接胆红素 25.20μmol/L，总蛋白（TP）89.50g/L，白蛋白（ALB）31.10g/L，丙氨酸氨基转移酶（ALT）32U/L，γ－谷氨酰转移酶（GGT）56U/L，乙肝病毒标记：HBsAg（＋），HBcAb（＋），HBeAg（＋）；肾功能检查示尿素氮（BUN）2.97mmol/L，血肌酐（Scr）73.10μmol/L；其他：血糖（GLU）7.68mmol/L，凝血酶原时间（PT）19.84s（对照为 13s）。

二、评分要点（总分 100 分）

（一）诊断及诊断依据（40 分）

1. 诊断

（1）乙型肝炎肝硬化失代偿期。

（2）食管下段、胃底静脉曲张破裂出血。

（3）失血性贫血。

2. 诊断依据

（1）有乙肝病史。

（2）有肝功能减退表现（乏力、食欲缺乏）。

（3）有肝门静脉高压表现。

（4）体格检查 肝肋下 1cm，剑突下 3cm，质硬。移动性浊音阳性。

（5）生化检查 总胆红素上升，直接胆红素上升，总蛋白上升，白蛋白下降，凝血酶原时间延长，乙肝五项有异常，红细胞 1.55×10^{12}/L，血红蛋白 44g/L，白细胞及血小板减少。

（二）鉴别诊断（25 分）

（1）与肝大的鉴别 如慢性肝炎、肝癌、血吸虫病、肝包虫病。

（2）与腹水鉴别　如结核性腹膜炎、缩窄性心包炎、慢性肾炎、肿瘤性腹水。

（3）与肝硬化并发症鉴别　上消化道出血应与消化性溃疡、糜烂性出血性胃炎、胃癌鉴别；肝性脑病应与低血糖、尿毒症、糖尿病酮症酸中毒鉴别；肝肾综合征应与慢性肾小球肾炎鉴别。（1分）

（三）进一步检查（20分）

（1）血型。

（2）上腹部 CT，腹部 B 超，腹水检查。

（3）上消化道 X 线。

（4）胃镜。

（5）肿瘤标志物。

（6）肝脏活检。

（四）治疗原则（15分）

（1）一般治疗（卧床休息，支持治疗，高热量、高蛋白）。

（2）保肝治疗。

（3）腹水治疗（限制钠水摄入，利尿剂，放腹水，输白蛋白）。

（4）肝门静脉高压治疗。

（5）食管胃底静脉曲张出血治疗。

（6）并发症治疗。

（7）肝移植。

任务二十一　急性阑尾炎病例的分析

> 时间要求：15分钟。

一、病历摘要

男性，27岁。转移性右下腹部疼痛6小时。

患者于6小时前无明显诱因突发中上腹阵发性疼痛，伴恶心、呕吐，无尿频、尿急、尿痛等症状，2小时后转移至右下腹，呈持续性疼痛，阵发性加剧。无发热。自服解痉和助消化等药物，腹痛无明显缓解。

体格检查：体温36.9℃，脉搏88次/分，呼吸19次/分，血压127/85mmHg。一般状态良好，心肺检查未见异常，腹部外形正常，右下腹部压痛明显，轻度肌紧张及反跳痛。移动性浊音阴性，肠鸣音正常。结肠充气试验阴性，腰大肌试验阳性，闭孔肌试验阴性。肛门指诊未见异常。

辅助检查：血常规示白细胞 $11.8 \times 10^9/L$，中性粒细胞79%。血淀粉酶无异常。

二、评分要点（总分100分）

（一）诊断及诊断依据（40分）

1. 诊断　急性阑尾炎。

2. 诊断依据

（1）突发转移性右下腹疼痛 6 小时，伴恶心呕吐。

（2）右下腹部压痛、肌紧张、反跳痛。

（3）血白细胞 $11.8 \times 10^9/L$，中性粒细胞 79%。

（4）腰大肌试验阳性。

（二）鉴别诊断（25 分）

（1）消化性溃疡穿孔。

（2）右侧输尿管结石。

（3）急性胃肠炎。

（三）进一步检查（20 分）

（1）尿、粪便常规检查。

（2）腹部 X 线平片。

（3）腹部 B 超。

（四）治疗原则（15 分）

（1）应用抗生素，适当输液，做好术前准备。

（2）手术治疗（行阑尾切除术）。

任务二十二　慢性胆囊炎病例的分析

> 时间要求：15 分钟。

一、病历摘要

女性，46 岁，反复发作右上腹痛 6 年。

患者于 6 年前始，无明显诱因，出现右上腹隐痛，常于进油腻饮食后加重，疼痛向右肩背部放射。于当地医院就诊，予以消炎利胆片口服，症状略有缓解。食欲尚可，二便未见异常。既往体检发现胆囊结石 4 年。

体格检查：体温 36.8℃，脉搏 88 次/分，呼吸 20 次/分，血压 110/70mmHg。自主体位，浅表淋巴结未触及，皮肤黏膜无黄染。心肺检查无异常。腹平软，Murphy 征阳性，肝、脾肋下未触及。

辅助检查：B 超提示胆囊壁增厚欠光滑，腔内有多发小强光团。

二、评分要点（总分 100 分）

（一）诊断及诊断依据（40 分）

1. 诊断　慢性胆囊炎、胆石症。

2. 诊断依据

（1）中年女性，反复发作右上腹痛，与进油腻饮食有关。

（2）Murphy 征阳性。

（3）B 超提示胆囊壁增厚欠光滑，腔内有多发小结石。

（二）鉴别诊断（30 分）

（1）胆管结石。

（2）胆囊癌。

（3）胆囊息肉。

（4）消化性溃疡。

（三）进一步检查（15 分）

（1）血清转氨酶、胆红素测定。

（2）影像学检查 腹部 CT、MRCP 或口服胆囊造影。

（四）治疗原则（15 分）

（1）保守治疗，严密观察治疗过程病情变化。

（2）胆囊切除术（开腹切除或经腹腔镜切除）。

任务二十三 溃疡性结肠炎病例的分析

> 时间要求：15 分钟。

一、病历摘要

男性，25 岁，腹泻伴黏液脓血便 1 个月。

患者 1 月前因劳累出现持续性腹泻，每日 2 ~ 3 次，为黏液脓血便，同时有腹部隐痛，便后疼痛可缓解。无反酸、嗳气、恶心、呕吐及便秘。未正规治疗，病程迁延。入院前 1 天症状变重，腹泻 10 余次，仍为黏液脓血便。自患病以来食欲稍差。既往健康状况一般。否认"肝炎、结核、伤寒"等传染病病史。无血吸虫疫水接触史。否认家族性遗传病。

体格检查：体温 36.5℃，脉搏 85 次/分，呼吸 20 次/分，血压 97/60mmHg。发育正常、营养中等，皮肤、黏膜及睑结膜色泽苍白，未见肝掌、蜘蛛痣。全身浅表淋巴结未触及肿大。两肺呼吸音清晰，未闻及干湿性啰音及胸膜摩擦音。心率 85 次/分，律齐，心音有力，各瓣膜区未闻及病理性杂音，未闻及心包摩擦音。腹平软，左下腹部压痛，无反跳痛，肝脾肋下未触及，Murphy 征阴性。肝区无叩痛，移动性浊音阴性。肠鸣音正常。生理反射存在，病理反射未引出。

辅助检查：粪常规示黏液脓血便，显微镜检见红细胞和白细胞，其余未见异常。

二、评分要点（总分 100 分）

（一）诊断及诊断依据（40 分）

1. 诊断 溃疡性结肠炎。

2. 诊断依据

（1）青年男性。

（2）腹泻伴黏液脓血便，迁延不愈。

（3）左下腹部压痛。

（4）粪常规提示黏液脓血便，显微镜检见红细胞和白细胞。

（二）鉴别诊断（28分）

（1）慢性细菌性痢疾。

（2）慢性阿米巴痢疾。

（3）结肠癌。

（4）肠易激综合征。

（三）进一步检查（16分）

（1）血常规、血生化、尿常规。

（2）结肠镜检查及黏膜活检。

（3）腹部B超检查。

（4）钡剂灌肠检查。

（四）治疗原则（16分）

（1）一般治疗 充分休息，流质饮食或富营养少渣饮食。纠正水、电解质平衡紊乱。

（2）氨基水杨酸制剂 柳氮磺胺吡啶或5-氨基水杨酸（5-ASA）。

（3）如病变不能控制可予糖皮质激素或免疫抑制药。

任务二十四 胃癌病例的分析

时间要求：15分钟。

一、病历摘要

男性，62岁，上腹部隐痛4个月。

患者于4个月前出现上腹部隐痛，进食后明显，伴饱胀感，食欲减退，无明显恶心、呕吐，无呕血及黑便，未诊治。近1个月来症状加重，疲乏无力，大便发黑，明显消瘦。来院就诊，查便隐血（++），血白细胞8.7×10^9/L，血红蛋白86g/L。现为进一步诊治收入院。既往无消化性溃疡病史，无家族遗传病史。

体格检查：体温36.6℃，脉搏98次/分，呼吸20次/分，血压115/75mmHg。皮肤巩膜无黄染，锁骨上及其他浅表淋巴结未触及。结膜苍白，心肺未见异常，腹平坦，未见胃肠型或蠕动波，上腹部轻度压痛，无反跳痛和肌紧张，腹部未触及包块，肝、脾肋下未触及，移动性浊音阴性，肠鸣音正常。直肠指诊无异常。

辅助检查：腹部B超示肝、胆、脾、胰、肾未见异常；上消化道钡餐透视示胃窦小弯侧见直径2cm壁内龛影，周围黏膜僵硬有中断。

二、评分要点（总分100分）

（一）诊断及诊断依据（40分）

1. 诊断

（1）胃癌。

（2）上消化道出血。

（3）慢性失血性贫血。

2. 诊断依据

（1）腹痛、乏力、食欲下降、体重下降，呈慢性渐进性病程。

（2）结膜苍白，上腹部轻度压痛。

（3）血红蛋白86g/L，便隐血（＋＋）。

（4）上消化道钡餐透视 胃窦小弯侧直径2cm壁内龛影，周围黏膜僵硬有中断。

（二）鉴别诊断（20分）

（1）胃溃疡。

（2）慢性胃炎。

（三）进一步检查（25分）

（1）胃镜检查，活体组织病理检查。

（2）必要时行腹部CT检查。

（3）胸片检查。

（4）血清CEA、CA19－9、CA125等肿瘤相关抗原检查。

（四）治疗原则（15分）

（1）完善术前准备后，行开腹探查，胃癌根治术。

（2）术后辅助化疗。

（3）支持对症处理，包括输液、输血等。

任务二十五 原发性肝癌病例的分析

> 时间要求：15分钟。

一、病历摘要

男性，58岁，右季肋部胀痛5个月，加重1个月。

患者于5个月前开始，感觉右季肋部胀痛，自服消炎药物疗效不明显。近1个月来，疼痛加重，偶有低热、食欲不佳，明显消瘦。否认其他病史。

体格检查：体温37.8℃，脉搏88次/分，呼吸20次/分，血压110/70mmHg。慢性病容，自主体位，浅表淋巴结未触及肿大，皮肤黏膜无黄染。心肺未见异常。颈及前胸部可见蜘蛛痣，肝肋下4cm，质硬，有结节。脾肋下2.0cm，质中，无压痛，移动性浊音阴性。

辅助检查：B超提示肝占位性病变，脾肿大。

二、评分要点（总分100分）

（一）诊断及诊断依据（40分）

1. 诊断　原发性肝癌。

2. 诊断依据

（1）老年男性，右季肋部胀痛伴低热，食欲不佳，明显消瘦。

（2）体表有蜘蛛痣，肝大质硬，有结节。

（3）B超提示肝占位性病变。

（二）鉴别诊断（25分）

（1）肝炎。

（2）肝硬化。

（3）肝血管瘤。

（4）继发性肝癌。

（5）肝脓肿。

（三）进一步检查（20分）

（1）血清甲胎蛋白测定。

（2）CT或MRI。

（3）肝血管造影。

（4）放射性核素显像肝扫描。

（四）治疗原则（15分）

（1）外科手术治疗。

（2）肝动脉结扎、栓塞治疗。

（3）化疗及放射治疗。

（4）免疫治疗和中医中药治疗。

任务二十六　直肠癌病例的分析

时间要求：15分钟。

一、病历摘要

男性，59岁，黏液血便，消瘦5个月。

患者5个月前，无任何诱因开始出现大便带血及黏液，同时伴有大便次数增多和排便不净感。经初次检查怀疑为"痔"，一般治疗无效。病后1个月左右，开始自觉全身乏力，食欲减退，逐渐消瘦，时有心悸，无腹痛，无恶心、呕吐，无发热。

体格检查：脉搏99次/分，呼吸21次/分，血压130/85mmHg。神志清，面色、睑结膜苍白，浅表淋巴结未触及肿大。心肺检查无异常。腹平软，未触及包块，肠鸣音正常。肛门指诊：距肛门 4cm，直肠左侧壁可触及菜花样质硬肿物，指套染血。

辅助检查：血常规示白细胞 $6.8 \times 10^9/L$，红细胞 $3.18 \times 10^{12}/L$，血红蛋白 88g/L。

二、评分要点（总分 100 分）

（一）诊断及诊断依据（45 分）

1. 诊断

（1）直肠癌。

（2）失血性贫血。

2. 诊断依据

（1）排便习惯改变，大便带血及黏液。

（2）乏力、近期体重明显下降。

（3）肛门指诊触及菜花样质硬肿物。

（4）血红蛋白下降。

（二）鉴别诊断（20 分）

（1）内痔。

（2）直肠息肉。

（3）慢性细菌性痢疾。

（4）溃疡性结肠炎。

（三）进一步检查（20 分）

（1）纤维结肠镜检并取病理。

（2）钡剂灌肠。

（3）腹部及盆腔 B 超或 CT。

（4）肿瘤标记物，特别是 CEA 测定。

（四）治疗原则（15 分）

（1）手术治疗　经腹会阴联合直肠癌切除术。

（2）不能切除者，行乙状结肠造瘘。

（3）放、化疗。

任务二十七　肠梗阻病例的分析

> 时间要求：15 分钟。

一、病历摘要

男性，56 岁，腹痛、腹胀、停止排便、排气 2 天。

患者于 3 天前进食大量黏食后出现阵发性腹痛（绞痛），以右下腹为重，同时伴有腹胀、恶心、呕吐，呕吐物初为胃液及部分胆汁，以后呕吐物有粪臭味。呕吐频繁，量大。发病后停止肛门排便、排气。尿量减少，于当地医院行对症治疗未见明显好转，转入我院。既往身体健康，3 年前曾作阑尾切除术。

体格检查：体温 37℃，脉搏 105 次/分，呼吸 21 次/分，血压 140/85mmHg。急性病容，神志清，双眼窝凹陷，皮肤、黏膜干燥，弹性差，无黄染。心肺未见异常，腹膨隆，右下腹可见手术瘢痕，腹部可见肠型及蠕动波，全腹轻压痛，无反跳痛，未触及明确肿块，肝、脾肋下未触及，肠鸣音高亢。肛门指诊：肠腔内空虚，未触及明确肿物，指套无血迹。

辅助检查：腹部平片示有多个液气平面；血液学检查示白细胞 11.6×10^9/L，血红蛋白 160g/L，血小板 310×10^9/L，K^+ 3.0mmol/L，Na^+ 135mmol/L，Cl^- 105mmol/L。

二、评分要点（总分 100 分）

（一）诊断及诊断依据（40 分）

1. 诊断

（1）急性肠梗阻（粘连性、完全性、单纯性、低位小肠梗阻）。

（2）电解质平衡紊乱（低钾血症）。

2. 诊断依据

（1）有腹部手术史。

（2）腹痛、腹胀、恶心、呕吐，肛门停止排便、排气。

（3）腹部膨隆，胃肠型及蠕动波，腹部手术瘢痕，肠鸣音亢进。

（4）X 线腹部平片有多个液气平面。

（5）K^+ 3.0mmol/L，Na^+ 135mmol/L，Cl^- 105mmol/L。

（二）鉴别诊断（25 分）

（1）急性胃肠炎。

（2）消化道穿孔。

（3）输尿管结石。

（4）回盲部肿瘤。

（三）进一步检查（20 分）

（1）尿常规及沉渣镜检。

（2）影像学检查（如立位腹平片、腹部 B 超，必要时可做腹部 CT 检查）。

（3）复查肝、肾功能，血清电解质和酸碱度。

（四）治疗原则（15 分）

（1）禁饮食、胃肠减压。

（2）输液和维持水电解质平衡。

（3）应用抗生素。

（4）保守治疗无效则手术治疗。

任务二十八 消化道出血病例的分析

时间要求：15 分钟。

一、病历摘要

男，29 岁，反复上腹痛 5 年，呕血、黑便 1 天。

患者于 5 年前始经常于餐后 2～3 小时出现上腹部烧灼样疼痛，有时夜间疼醒，进食后可缓解，伴反酸、胃灼热，每次发作可持续 1～2 周，自服胃药（具体不详）后可好转，未系统诊治。近一周来上述症状加重，1 天前出现呕吐，呕吐物为咖啡样胃内容物，同时伴有黑便，出现头晕、心悸而入院。发病以来无发热，食欲正常。无烟酒嗜好，无药物过敏史。

体格检查：体温 36.5℃，脉搏 96 次/分，血压 110/80mmHg。神志清，浅表淋巴结未触及。结膜轻度苍白，巩膜无黄染，双肺叩诊清音，未闻及啰音，叩心界不大，心率 96 次/分，律齐。腹软，肝脾未触及，上腹偏右轻压痛，无反跳痛，肠鸣音 7 次/分，双下肢无水肿。

辅助检查：血常规示白细胞 $1.2 \times 10^9/L$，分类正常，血红蛋白 86g/L，粪便隐血（＋）；^{14}C 尿素呼吸试验阳性（呕血前检查结果，提示 Hp 感染）。

二、评分要点（总分 100 分）

（一）诊断及诊断依据（40 分）

1. 诊断

（1）上消化道出血。

（2）十二指肠溃疡（幽门螺杆菌感染）。

（3）失血性贫血。

2. 诊断依据

（1）上消化道出血 呕血、黑便，肠鸣音活跃，便隐血（＋）。

（2）十二指肠溃疡，幽门螺杆菌感染 青年男性，病程长，反复发作；节律性上腹痛病史（饥饿痛、夜间痛，进食缓解，上腹部烧灼感）伴反酸、胃灼热。上腹偏右压痛。^{14}C 尿素呼气试验阳性。

（3）失血性贫血 有出血症状，结膜轻度苍白，血红蛋白 86g/L。结膜轻度苍白，血常规示血红蛋白下降。

（二）鉴别诊断（20 分）

（1）急性糜烂性胃炎。

（2）肝硬化门脉高压症。

（3）胃溃疡。

（4）胃炎（慢性）。

（三）进一步检查（20 分）

（1）胃镜及活组织检查。

（2）监测便隐血、血常规。

（3）肝功、肝炎病毒学检查。

（4）肝、胆、脾、胰 B 超。

（四）治疗原则（20 分）

（1）卧床休息，监测血压、脉搏等生命体征，注意呕血及便血的情况。

（2）暂禁食水，止血后进流食。

（3）输液 每天输液补钾 3g，出血不止则可以输血。

（4）根除 Hp 三联疗法 1 周。

（5）抑酸 质子泵抑制剂或 H_2 受体拮抗剂。

（6）保护黏膜药物 硫糖铝或胶体铋。

任务二十九 小儿腹泻病例的分析

时间要求：15 分钟。

一、病历摘要

男性，8 个月，发热、呕吐、腹泻 4 天，无尿、昏睡 4 小时。

患儿于 3 天前无明显诱因出现发热，体温高达 38.5℃，伴呕吐，呈非喷射性，呕吐为胃内容物，每日 5～6 次。伴腹泻，每日 8～9 次，大便呈黄色蛋花汤样，量较多。于社区医院静脉输液治疗，症状无明显好转，近 4 小时无尿，并逐渐昏睡。既往健康，无药物过敏史。

体格检查：体温 38.3℃，脉搏 163 次/分，呼吸 47 次/分，血压 60/40mmHg。患儿昏睡，皮肤发凉，弹性极差。眼窝及前囟深凹陷，眼睑不能闭合，口唇黏膜极干燥。双肺呼吸音清，心率 163 次/分，心音低钝。腹软，肠鸣音 12 次/分。四肢湿冷。Kernig 征、Brudzinski 征、Babinski 征均阴性。

辅助检查：血常规示白细胞 $9.5 \times 10^9/L$，淋巴细胞 63%，红细胞 $5.6 \times 10^{12}/L$，血红蛋白 165g/L，血小板 $310 \times 10^9/L$。

二、评分要点（总分 100 分）

（一）诊断及诊断依据（40 分）

1. 诊断

（1）小儿腹泻（急性肠炎或轮状病毒肠炎）。

（2）重度脱水。

（3）休克。

2. 诊断依据

（1）发热、呕吐、腹泻（蛋花汤样），无尿、昏睡。

（2）重度脱水貌，休克体征。

（二）鉴别诊断（25分）

（1）细菌性痢疾。

（2）坏死性肠炎。

（3）生理性腹泻。

（4）导致小肠消化吸收功能障碍的疾病。

（三）进一步检查（20分）

（1）便常规。

（2）血电解质、CO_2CP（或碳酸氢根）。

（四）治疗原则（15分）

（1）饮食治疗　合理调整饮食。

（2）纠正水、电解质紊乱及酸碱平衡失调　首先快速扩容（按20ml/kg等张含钠液，1小时内输入，第1天补液总量150～180ml/kg，2/3张含钠液，其中累计损失量8～12小时内补完，继续损失量和生理需要量12～16小时内补完）。第2天及以后补充继续损失量和生理需要量。

（3）纠正酸中毒和电解质紊乱。

（4）药物治疗　控制感染、微生态疗法、肠黏膜保护剂。

任务三十　细菌性痢疾病例的分析

> 时间要求：15分钟。

一、病历摘要

女性，25岁，腹痛、腹泻2天，伴发热1天。

患者于2天前，在路边小摊进食后出现腹痛，以左下腹及脐周痛为主，伴有腹泻，每日排便6～8次。次日开始发热，体温波动在38～39℃之间，伴畏寒、寒战，左下腹痛、腹泻加剧，共10余次，初为黄稀便，后为黏液脓血便，量不多，伴里急后重。既往体健，无结核病史、药敏史。

体格检查：体温38.8℃，脉搏106次/分，呼吸20次/分，血压110/70mmHg，急性病容，神志清，精神萎靡，无皮疹、发绀，浅表淋巴结不大，口唇干，眼窝凹陷。双肺无异常，心率106次/分，心音有力，未闻及杂音，腹平软，左下腹压痛，无反跳痛，其余部位无压痛，肝、脾未触及，肠鸣音8次/分，双下肢无水肿。

辅助检查：血常规示白细胞16.5×10^9/L，中性粒细胞89%；粪便常规示白细胞满视野，红细胞20～30/HP。

二、评分要点（总分100分）

（一）诊断及诊断依据（40分）
1. 诊断　急性细菌性痢疾。
2. 诊断依据
(1) 青年女性，急性起病。
(2) 饮食不当后出现腹痛、腹泻，黏液脓血便，便次多，量少，伴发热及里急后重。
(3) 体温高，左下腹压痛。
(4) 末梢血白细胞升高，便中可见大量红细胞。

（二）鉴别诊断（20分）
(1) 溃疡性结肠炎。
(2) 急性出血坏死性肠炎。
(3) 其他感染性肠炎。
(4) 急性阿米巴痢疾。

（三）进一步检查（20分）
(1) 便培养。
(2) 便找虫卵及阿米巴原虫。
(3) 肝、肾功能及电解质，必要时行血气分析检查。
(4) 必要时行肠镜检查。

（四）治疗原则（20分）
(1) 注意生命体征变化，适当隔离，处理呕吐物及排泄物。
(2) 病原治疗，抗菌治疗。
(3) 支持疗法及对症处理。

任务三十一　肠结核病例的分析

时间要求：15分钟。

一、病历摘要

男性，32岁，腹痛3个月。

患者于3个月前劳累后出现脐周痉挛性阵痛，于进餐后加重，排便或肛门排气后缓解。自服PPI、小檗碱疗效不佳，反复腹泻，每日2~4次，粪便呈糊状，不含脓血，不伴里急后重，伴午后低热、盗汗、乏力、消瘦，体重下降约8kg，为求进一步诊治入院。自患病以来饮食、睡眠差，小便正常。既往无结核、肝炎、糖尿病、冠心病、高血压、肿瘤病史，无传染病接触史，无药物和食物过敏史，无外伤手术史。

体格检查：体温37.8℃，脉搏86次/分，呼吸19次/分，血压100/70mmHg，一般情况差，贫血貌，心率 86 次/分，患者腹肌紧张，右下腹中度压痛，反跳痛。肠鸣音略亢进，移动性浊音阴性。

辅助检查：血常规示血红蛋白 93g/L，血沉 60mm/h；粪便常规示镜下可见少量脓细胞与红细胞，隐血试验阳性；结核菌素试验示强阳性；全消化道钡餐检查示升结肠近回盲部呈激惹征象，排空很快，充盈不佳；结肠镜检查示升结肠近回盲部黏膜充血、水肿、溃疡形成；结肠镜下取活组织病理检查示结肠黏膜呈慢性炎症，以淋巴细胞浸润为主；X 钡餐检查示升结肠近回盲部有跳跃征。

二、评分要点（总分 100 分）

（一）诊断及诊断依据（40 分）

1. 诊断　肠结核。

2. 诊断依据

（1）临床表现有腹泻、腹痛、右下腹压痛，伴有发热、盗汗、乏力、消瘦等结核毒血症状。

（2）X 线钡餐检查发现升结肠近回盲部有跳跃征。

（3）结肠镜检发现升结肠近回盲部黏膜充血、水肿、溃疡形成，镜下取活组织病理检查示结肠黏膜呈慢性炎症，以淋巴细胞浸润为主。

（4）PPD（结核菌素）试验强阳性。

（二）鉴别诊断（20 分）

（1）克罗恩病。

（2）阿米巴病或血吸虫病性肉芽肿。

（3）右侧结肠癌。

（4）其他肠道疾病。

（三）进一步检查（20 分）

（1）应短期复查结肠镜。

（2）必要时可行抗结核治疗。

（3）如诊断仍有困难，可行剖腹探查确诊。

（四）治疗原则（20 分）

（1）休息与营养　可增强患者的抵抗力，是治疗的基础。

（2）抗结核化学药物治疗　是本病治疗的关键。强调早期、联合、适量、规律和全程用药的用药原则。

（3）对症治疗　腹痛患者可用阿托品或山莨菪碱（654-2）肌内注射；摄入不足或腹泻严重患者应防治电解质与酸碱平衡紊乱；对不完全肠梗阻患者，除按上述对症治疗外，需进行胃肠减压，以缓解梗阻近段肠曲的膨胀与潴留。

（4）手术治疗。

任务三十二 急性肾小球肾炎病例的分析

> 时间要求：15 分钟。

一、病历摘要

男性，22 岁，咽部不适 3 周，水肿、尿少 1 周。

患者于 3 周前咽部不适，轻咳，无发热，自服氟哌酸无好转，近 1 周自感双腿发胀、双眼睑水肿，晨起时明显，同时尿量减少，200～500ml/d，尿色较红。于外院查尿蛋白（＋＋），红细胞、白细胞不详，血压增高，口服"阿莫西林"、"保肾康"症状无好转来诊。发病以来精神食欲可，轻度腰酸、乏力，无尿频、尿急、尿痛、关节痛、皮疹、脱发及口腔溃疡，体重 3 周来增加 6kg。既往体健，青霉素过敏，个人史、家族史无特殊。

体格检查：体温 36.6℃，脉搏 80 次/分，呼吸 19 次/分，血压 160/94mmHg，无皮疹，浅表淋巴结未触及，眼睑水肿，巩膜无黄染，咽红，扁桃体不大，心肺无异常，腹软，肝脾不大，移动性浊音（－），双肾区无叩击痛，双下肢可凹性水肿。

辅助检查：血常规示血红蛋白 140g/L，白细胞 7.8×10^9/L，血小板 210×10^9/L；尿常规示尿蛋白（＋＋），定量 3g/24h，尿白细胞 0～1/高倍镜，红细胞 20～30/高倍镜，偶见颗粒管型；生化检查示肝功能正常，白蛋白（ALB）35.5g/L，尿素氮（BUN）8.6mmol/L，血肌酐（Scr）140μmol/L，血 IgG、IgM、IgA 正常，血清 C_3 0.5g/L，抗链球菌溶血素 O（ASO）800IU/ml，乙肝五项（－）。

二、评分要点（总分 100 分）

（一）诊断及诊断依据（40 分）

1. 诊断 急性肾小球肾炎（链球菌感染后）。

2. 诊断依据

（1）咽部感染后 2 周出现少尿，水肿（眼睑、下肢），尿色红，血压高（160/94mmHg）。

（2）化验尿蛋白（＋＋）、有镜下血尿（红细胞 20～30/高倍镜），化验血有氮质血症、C_3 低。

（3）链球菌感染史和 ASO 高。

（二）鉴别诊断（25 分）

（1）其他病原体感染后急性肾炎，如病毒性肾炎。

（2）膜增生性肾小球肾炎。

（3）IgA 肾病。

（4）急进性肾小球肾炎。

（5）全身系统性疾病肾脏受累，如系统性红斑狼疮肾炎。

（三）进一步检查（20 分）

（1）腹部 B 超双肾大小。

（2）ANA 谱。

（3）必要时肾活检。

（四）治疗原则（15 分）

（1）一般治疗　卧床休息，低盐饮食、限制液体入量等。

（2）抗感染治疗。

（3）对症治疗　利尿消肿、降压、预防心脑合并症等。

（4）中医药治疗。

（5）若病情进展发生急性肾衰竭可透析治疗。

任务三十三　慢性肾小球肾炎病例的分析

> 时间要求：15 分钟。

一、病历摘要

男性，46 岁，间断双下肢水肿 4 年，头晕、乏力 5 个月。

患者 4 年来，自觉无明显诱因间断出现双下肢水肿，活动后及傍晚明显，夜尿 2 ~ 3 次。患病后自测血压，一般波动在 130 ~ 155/95 ~ 105mmHg 之间，就地诊治，病情时轻时重。5 个月前开始出现乏力、头晕、恶心、食欲减退。尿量正常，睡眠尚可，体重无明显变化。

既往史：幼时曾患"慢性肾炎"。无高血压病和高血压病家族史，无药物过敏史。

体格检查：体温 36.8℃，脉搏 96 次/分，呼吸 20 次/分，血压 155/105mmHg。神志清楚、贫血容貌，浅表淋巴结未触及肿大、巩膜无黄染，心肺未见异常。腹平软，肝、脾肋下未触及，腹部未闻及血管杂音。双踝部轻度可凹性水肿。

辅助检查：血常规示血红蛋白 86g/L，白细胞 6.8×10^9/L，血小板 180×10^9/L；尿常规示蛋白（＋＋），糖（－），红细胞 6 ~ 8/HP；血生化检查示血肌酐（Scr）330.4μmol/L，尿素氮（BUN）18.0mmol/L，血钾 5.6mmol/L，空腹血糖 6.4mmol/L，总胆固醇 5.2mmol/L。

二、评分要点（总分 100 分）

（一）诊断及诊断依据（40 分）

1. 诊断

（1）慢性肾小球肾炎。

（2）慢性肾功能不全失代偿期。

（3）肾性高血压。

（4）高钾血症。

（5）肾性贫血。

2. 诊断依据

（1）慢性病程，有肾炎病史。

（2）间断水肿、乏力、食欲减退、夜尿增多。

（3）血压增高、贫血容貌、双踝部可凹性水肿。

（4）实验室检查 血红蛋白87g/L，尿蛋白（＋＋），红细胞6～8/HP，血肌酐（S_{Cr}）330.4μmol/L，尿素氮（BUN）18.0mmol/L，血钾5.6mmol/L。

（二）鉴别诊断（25分）

（1）高血压肾损害。

（2）继发性肾炎。

（3）巨幼细胞贫血。

（4）缺铁性贫血。

（三）进一步检查（20分）

（1）内生肌酐清除率（C_{Cr}）、尿比重（或尿渗透压）。

（2）血电解质检查 K^+、Na^+、Cl^-、Ca^{2+}、血气分析。

（3）免疫学检查 抗核抗体谱，补体，免疫球蛋白。

（4）肾B超。

（5）必要时肾穿刺活检。

（四）治疗原则（15分）

（1）一般治疗 注意休息，避免劳累、感染及肾毒性药物的使用。

（2）饮食治疗 低盐、高热量、低蛋白饮食。

（3）纠正水、电解质、酸碱失衡。

（4）对症治疗。

（5）必要时透析治疗。

任务三十四 尿路感染病例的分析

时间要求：15分钟。

一、病历摘要

女性，27岁，发热伴尿频、尿急、尿痛1天。

患者10天前结婚，于1天前外出时受凉，其后出现尿频、尿急、尿痛。同时出现发热，体温38.8℃。无咳嗽、咳痰，无恶心、呕吐，无肉眼血尿、无腹痛、腹泻及腰痛。既往无结核病史，药物过敏史。

体格检查：体温38.8℃，脉搏100次/分，呼吸20次/分，血压120/84mmHg，一般状况良好，自主体位。浅表淋巴结未触及肿大，扁桃体不大，无口唇疱疹，颈软无抵抗；双肺呼吸音清晰；心率100次/分，律齐；腹软，下腹正中耻骨上区有轻度压痛，无肌紧张及反跳痛，肝脾肋下未触及，肝、肾区无叩击痛，双下肢无水肿。

辅助检查：血常规示白细胞 12×10^9/L，中性粒细胞 81%；尿常规示尿蛋白阴性，白细胞 20～25/HP，红细胞 1～5/HP。

二、评分要点（总分100分）

（一）诊断及诊断依据（45分）

1. 诊断　尿道感染（急性泌尿系感染）。

2. 诊断依据

（1）新婚女性，急性起病。

（2）发热伴尿频、尿急、尿痛。

（3）体温38.8℃，除下腹中部耻骨上区有轻度压痛外无其他阳性体征。

（4）血白细胞总数和中性粒细胞比例均升高，尿中红、白细胞均高，以白细胞为主，尿蛋白阴性。

（二）鉴别诊断（20分）

（1）急性肾盂肾炎。

（2）慢性肾盂肾炎急性发作。

（3）泌尿系结核。

（三）进一步检查（20分）

（1）尿细菌培养＋药敏、尿涂片找细菌。

（2）肾脏B超。

（3）妇科检查。

（四）治疗原则（15分）

（1）多饮水，注意个人卫生。

（2）抗生素治疗　根据尿培养结果选择抗生素。

任务三十五　尿路结石病例的分析

时间要求：15分钟。

一、病历摘要

男性，46岁，右侧腰疼痛伴血尿1月余。

患者于1月前某日晨起时突然感到右腰痛并向右下腹、会阴部放射，呈持续性绞痛，活动后出现血尿并伴有尿急、尿频、尿痛，右腰痛稍缓解。但多次复查尿常规均有镜下血尿，抗感染治疗效果欠佳。半月前行B超检查发现右肾盂积水，腹部X线平片未见异常。发病以来大便正常，否认肝炎、结核病史。

体格检查：体温37℃，脉搏70次/分，呼吸20次/分，血压120/80mmHg。一般情况可，皮肤无黄染，浅表淋巴结无明显肿大，心肺未见异常。右肾区未触及明确肿物，右肾区叩击痛，右下腹深压痛，无反跳痛。

辅助检查：血常规示正常；尿常规示白细胞 2 ~ 4/HP；肾功能检查示尿素氮 7.9mmol/L。

二、评分要点（总分 100 分）

（一）诊断及诊断依据（40 分）

1. 诊断 尿路结石（右侧）。

2. 诊断依据

（1）右腰痛向会阴部放射伴血尿。

（2）尿镜检反复有红细胞。

（3）右腰有叩击痛，右输尿管走形区有深压痛。

（4）B 超右肾盂积水。

（二）鉴别诊断（25 分）

（1）输尿管肿瘤。

（2）阑尾炎。

（3）尿路感染。

（三）进一步检查（20 分）

（1）复查双肾 B 超。

（2）静脉尿路造影、KUB（肾、输尿管、膀胱照片）。

（3）膀胱镜检查，输尿管镜检查。

（四）治疗原则（15 分）

（1）插管造影显示充盈缺损，可行碎石治疗。

（2）手术治疗（输尿管切开取石或输尿管镜取石）。

任务三十六 缺铁性贫血病例的分析

时间要求：15 分钟。

一、病历摘要

女性，50 岁，乏力、心悸 2 个月。

患者于 2 个月前始出现心悸，乏力，尤以活动时明显，自己观察发现面色不如以前，认为与更年期有关，未到医院诊治。进食正常，无偏食。大便正常，每日 1 次，小便正常，睡眠可，体重减轻（未量体重）。因上述病情一直不见好转，来院就医。

既往健康，尚未绝经，无胃肠病史。

体格检查：体温 36.6℃，脉搏 94 次/分，呼吸 18 次/分，血压 125/75mmHg。贫血貌，皮肤无出血点，浅表淋巴结未触及肿大，巩膜无黄染，舌乳头正常，甲状腺不大，双肺检查未见异常，叩心浊音界正常，心率 94 次/分，律整，心尖部 2/6 级收缩期吹风样杂音，腹平软，无压痛，肝、脾肋下未触及，双下肢未见水肿。

辅助检查：血常规示血红蛋白74g/L，红细胞3.08×10^{12}/L，MCV72fl，MCH24pg，MCHC25%，网织红细胞1.2%，白细胞7.8×10^9/L，分类：中性粒细胞69%；嗜酸粒细胞3%，淋巴细胞25%，单核细胞3%，血小板140×10^9/L；粪便常规示粪便隐血（+）；尿常规未见异常；其他检查示血清铁蛋白6μg/L，血清铁7.82μmolL，总铁结合力72.65μmol/L。

二、评分要点（总分100分）

（一）诊断及诊断依据（40分）
1. 诊断　缺铁性贫血（原因待查不能除外消化道肿瘤）。
2. 诊断依据
(1) 临床表现　心悸、乏力，贫血貌。
(2) 实验室检查　小细胞低色素性贫血；缺铁的化验指标阳性结果。

（二）鉴别诊断（20分）
(1) 铁粒幼细胞性贫血。
(2) 慢性病贫血。
(3) 海洋性贫血。

（三）进一步检查（20分）
(1) 骨髓检查和铁染色。
(2) 腹部B超。
(3) 血清癌胚抗原（CEA）。
(4) 消化道内镜或造影检查。

（四）治疗原则（20分）
(1) 去除病因。
(2) 补充铁剂。

任务三十七　再生障碍性贫血病例的分析

时间要求：15分钟。

一、病历摘要

女性，26岁，疲乏无力3个月，高热、咳嗽、牙龈出血3天。

患者于3个月前开始，自觉全身疲乏无力，自认为工作过劳所致，未予重视，一直坚持。近3天因出现高热（体温39℃），伴牙龈出血，来院就医。自患病以来二便正常。既往有长期苯接触史。近2个月月经量增多。无药物过敏史。

体格检查：体温39℃，脉搏110次/分，呼吸22次/分，血压110/55mmHg。皮肤苍白，四肢可见散在出血点、瘀斑。浅表淋巴结未触及。口腔黏膜有血泡，咽充血。

胸骨无压痛，双肺叩诊清音，右侧肺底可闻及湿啰音。心率 110 次/分，律齐。腹平软，肝、脾未触及。

辅助检查：血常规示白细胞 $1.1 \times 10^9/L$，中性粒细胞 35%，淋巴细胞 65%，血红蛋白 56g/L，网织红细胞 0.1%，血小板计数 $12 \times 10^9/L$。

二、评分要点（总分100分）

（一）诊断及诊断依据（40分）

1. 诊断

（1）再生障碍性贫血（重型）。

（2）右下肺炎（?）。

2. 诊断依据

（1）长期苯接触史。

（2）贫血、发热（感染）、出血表现。

（3）贫血貌，四肢可见散在出血点、瘀斑，浅表淋巴结、肝脾无肿大。

（4）血常规　全血细胞减少（中性粒细胞 $<0.5 \times 10^9/L$，血小板 $<20 \times 10^9/L$）网织红细胞减低，淋巴细胞比值高。

（5）咳嗽、右下肺底可闻及湿啰音。

（二）鉴别诊断（20分）

（1）急性白血病。

（2）阵发性睡眠性血红蛋白尿。

（3）骨髓增生异常综合征。

（4）恶性组织细胞病。

（三）进一步检查（20分）

（1）骨髓穿刺，骨髓活检。

（2）血培养，痰培养等。

（3）溶血象、肝、肾功能检查。

（4）胸部正侧位片、腹部彩色B超。

（5）T细胞亚群检测。

（四）治疗原则（20分）

（1）支持及对症治疗。

（2）抗感染治疗。

（3）雄性激素，细胞刺激因子。

（4）免疫抑制剂。

（5）骨髓移植。

任务三十八 特发性血小板减少性紫癜病例的分析

> 时间要求：15 分钟。

一、病历摘要

女性，22 岁，月经过多近 1 年，皮肤、齿龈出血半月。

患者近一年来月经血量较前有明显增多，到妇产科检查未见异常，未予诊治。近半月来发现皮肤散在出血点，并在刷牙时齿龈出血。为进一步诊治来院。自发病以来无鼻出血及便血。无发热、咽痛、咳嗽。进食、睡眠和二便正常。既往身体健康，无结核病史，无毒物接触史，无药物过敏史，无偏食和烟酒嗜好，家族中无类似患者。

体格检查：体温 36.4℃，脉搏 100 次/分，呼吸 20 次/分，血压 114/72mmHg。贫血貌，四肢及躯干可见散在出血点，齿龈留有少许血迹。全身浅表淋巴结未触及，巩膜无黄染，心肺未见异常，腹平软，肝、脾肋下未触及，双下肢无水肿。

辅助检查：血常规示血红蛋白 118g/L，白细胞 6.4×10^9/L，中性粒细胞 72%，淋巴细胞 24%，单核细胞 4%，血小板 24×10^9/L；尿液检查示尿常规（－），尿胆红素（－），尿隐血（－）；粪便常规示大便常规（－）；骨髓穿刺示增生活跃，粒、红两系正常，全片查到巨核细胞 128 个，以颗粒巨核为主。

二、评分要点（总分 100 分）

（一）诊断及诊断依据（40 分）

1. 诊断 慢性特发性血小板减少性紫癜。

2. 诊断依据

（1）青年女性，月经过多近 1 年，皮肤、齿龈出血半月。

（2）皮肤可见散在的出血点，齿龈有少许血迹。

（3）血常规 血小板减少。

（4）骨髓巨核细胞增多伴成熟障碍。

（二）鉴别诊断（28 分）

（1）再生障碍性贫血。

（2）脾功能亢进。

（3）过敏性紫癜。

（4）系统性红斑狼疮。

（三）进一步检查（16 分）

（1）血小板相关抗体。

（2）抗核抗体系列。

（3）血小板生存时间。

（4）血小板形态。

（四）治疗原则（16分）

（1）对症治疗。

（2）肾上腺皮质激素。

（3）免疫抑制剂。

（4）脾切除。

任务三十九 急性白血病病例的分析

时间要求：15分钟。

一、病历摘要

男性，24岁，发热伴全身酸痛半月，齿龈出血4天。

患者于半月前自觉由于学习劳累，出现全身酸痛无力，伴低热，自以为感冒、过劳，适当休息并服用抗感冒药治疗无效，近4天来上述症状加重，体温达38.5℃，并发现牙龈出血，特来就医。自患病以来进食减少，睡眠差。既往身体健康，无药物过敏史。

体格检查：体温38.6℃，脉搏102次/分，呼吸22次/分，血压124/72mmHg。前胸和下肢皮肤有散在出血点，浅表淋巴结不大，巩膜无黄染，咽部充血，扁桃体不大，胸骨轻压痛，肺叩诊清音，右下肺少许湿啰音，心率102次/分，律整；腹平软，无压痛。肝、脾肋下未触及，双下肢无水肿。

辅助检查：血常规示血红蛋白84g/L，网织红细胞0.5%，白细胞5.6×10^9/L，原幼细胞占45%，血小板28×10^9/L，尿、便常规示未见异常。

二、评分要点（总分100分）

（一）诊断及诊断依据（40分）

1. 诊断

（1）急性白血病。

（2）右下肺炎（？）。

2. 诊断依据

（1）急性白血病 ①急性发病，有发热和出血，贫血表现。②皮肤出血点，胸骨压痛（＋）。③血红蛋白和血小板减少，外周血片见到45%的原幼细胞。

（2）右下肺炎 发热38.6℃；右下肺湿啰音。

（二）鉴别诊断（18分）

（1）白血病类型鉴别。

（2）再生障碍性贫血。

（3）骨髓增生异常综合征。

（三）进一步检查（24分）

（1）骨髓穿刺检查。

(2) 细胞组织化学染色检查。

(3) 胸 X 线片。

(4) 腹部 B 超。

(5) 痰培养 + 药敏试验。

(6) 肝肾功能检查。

（四）治疗原则（18 分）

(1) 支持对症治疗　包括抗生素控制感染；成分输血等。

(2) 化疗　根据细胞类型选择适当的化疗方案。

(3) 有条件者完全缓解后可行骨髓移植。

任务四十　慢性粒细胞白血病病例的分析

> 时间要求：15 分钟。

一、病历摘要

男性，47 岁，低热，乏力 3 个月，左上腹部坠胀感 1 周。

患者于 3 个月前始，自觉无明显诱因出现全身疲乏、无力、盗汗、低热（自测体温波动在 37～37.5℃）。自服消炎药物，病情始终未见好转。近 1 周上述症状加重，出现左上腹部坠胀感，进食后显著。发病以来消瘦明显，体重下降约 4 千克。为明确诊断来院。病后无咽痛、咳嗽。睡眠、二便正常。既往身体健康，无毒物接触史，无药物过敏史，无家族史。

体格检查：体温 37.6℃，脉搏 88 次/分，呼吸 20 次/分，血压 118/75mmHg。无贫血貌，皮肤无出血点。浅表淋巴结未触及肿大。心、肺检查无异常。腹平软，未触及包块，肝肋下未触及，脾大平脐，质中等，无触痛。移动性浊音阴性。

辅助检查：血常规示血红蛋白 148g/L，白细胞 156×10^9/L，中性分叶核粒细胞 17%，中性中幼粒细胞 30%，中性晚幼粒细胞 38%，中性杆状核粒细胞 10%，淋巴细胞 4%，单核细胞 1%，血小板 324×10^9/L；尿、便常规示无异常。

二、评分要点（总分 100 分）

（一）诊断及诊断依据（40 分）

1. 诊断　慢性粒细胞白血病。

2. 诊断依据

(1) 中年男性，疲乏、无力、盗汗、低热 3 个月，左上腹部坠胀感 1 周。

(2) 脾大平脐，质中等，无触痛。

(3) 血象白细胞明显增高，以中、晚幼粒细胞为主。

（二）鉴别诊断（20 分）

(1) 脾大的鉴别。

（2）白细胞明显增高的鉴别。

（三）进一步检查（25 分）

（1）骨髓象。

（2）中性粒细胞碱性磷酸酶积分（NAP）。

（3）细胞遗传学（检测 Ph 染色体）。

（4）分子生物学（检测 BCR – ABL 融合基因）。

（四）治疗原则（15 分）

（1）化学治疗。

（2）干扰素治疗。

（3）异基因造血干细胞移植。

任务四十一　淋巴瘤病例的分析

> 时间要求：15 分钟。

一、病历摘要

男性，27 岁，左颈部无痛性肿块 4 周。

患者于 4 周前无意中发现左颈部有一蚕豆大肿物，不痛，未予重视。其后，肿物逐渐增大，同时在该肿物四周又出现数个性质相同的肿物。为明确诊断来院。自发现颈部肿物以来，无发热、盗汗，无鼻塞、咽痛、咳嗽等症状。进食、睡眠和二便如常，无明显消瘦。既往身体健康，无毒物接触史，无药物过敏史，无偏食和烟酒嗜好，家族中无类似患者。

体格检查：体温 36.6℃，脉搏 88 次/分，呼吸 20 次/分，血压 118/78mmHg。左颈部胸锁乳突肌前后可触及 6 个肿大的淋巴结，最大者约为 4.0cm×4.5cm，小者约为 1.0cm×1.5cm，质地较硬，互相无粘连，无触痛，表面皮肤无红肿、破溃。其他浅表淋巴结区未触及肿大淋巴结。心、肺听诊无异常。腹平软，未触及包块，肝、脾肋下未触及，双下肢无水肿。

辅助检查：血常规示血红蛋白 118g/L，白细胞 6.5×10^9/L，中性粒细胞 72%，淋巴细胞 24%，单核细胞 4%，血小板 122×10^9/L；尿便常规示尿常规（－），大便常规（－）。肿大淋巴结病理检查结果：正常淋巴结结构破坏，可见到多个典型的"镜影"细胞。

二、评分要点（总分 100 分）

（一）诊断及诊断依据（40 分）

1. **诊断**　霍奇金淋巴瘤。

2. **诊断依据**

（1）青年男性，左颈部淋巴结无痛性进行性肿大 4 周。

（2）左颈部可触及6个肿大的淋巴结，质较硬，无触痛。

（3）淋巴结病理：正常淋巴结结构破坏，可见到多个典型的"镜影"细胞。

（二）鉴别诊断（24分）

（1）恶性肿瘤淋巴结转移。

（2）淋巴结结核。

（3）慢性淋巴结炎。

（三）进一步检查（24分）

（1）胸、腹部、盆腔CT。

（2）腹部彩超。

（3）骨髓穿刺活检。

（4）淋巴造影。

（5）血沉、血清乳酸脱氢酸活力测定。

（四）治疗原则（12分）

（1）根据临床分期选择放疗或化疗。

（2）生物治疗。

（3）干细胞移植。

任务四十二　甲状腺功能亢进症病例的分析

时间要求：15分钟。

一、病历摘要

女性，56岁，多食、多汗、心悸、消瘦6年，发热、恶心、呕吐、嗜睡10天，昏迷1小时。

患者于6年前夏季始逐渐出现多食善饥、怕热多汗、体力下降、心悸、烦躁等表现，伴体重下降、大便次数增多，于当地医院就诊做甲状腺功能等检查后诊断为"甲状腺功能亢进症"，经"甲巯咪唑（他巴唑）"等药物治疗1年后症状消失停药。1年前症状再发。因合并白细胞减少，甲巯咪唑治疗不规则，10天前出现发热烦躁、恶心、呕吐，并逐渐出现嗜睡、昏睡，入院前晚出现昏迷，由当地医院急转我院。无结核病史。

体格检查：体温39.6℃，脉搏113次/分，呼吸44次/分，血压146/60mmHg。发育正常，大汗，轻度昏迷，躁动不安，体形消瘦，双侧轻度突眼，瞳孔等大，对光反射存在，甲状腺不大，双肺呼吸音粗，未闻及啰音，心界向左侧扩大，心率160次/分，心音强弱不等，律不齐，腹软，肝脾未触及，四肢肌肉萎缩，双侧膝反射活跃，病理反射未引出。

辅助检查：血常规示血常规 白细胞1.33×10^9/L，中性粒细胞88%，淋巴细胞11%，单核细胞1%，红细胞3.1×10^{12}/L，血红蛋白105g/L；尿常规示尿常规（－）；

血生化检查示血钾、血钠、血氯、血 TCO_2（总二氧化碳）、尿素氮、肌酐正常，丙氨酸氨基转移酶（ALT）160U/L，天门冬氨酸氨基转移酶（AST）93U/L，γ-谷氨酰转移酶（γ-GT）74U/L，TT_3 8.5nmol/L，TT_4 241nmol/L，促甲状腺激素（TSH）0.01mU/L；心电图示快速房颤伴部分导联 ST-T 改变。

二、评分要点（总分100分）

（一）诊断及诊断依据（40分）

1. 诊断

（1）甲状腺功能亢进。

（2）甲状腺危象。

（3）甲状腺功能亢进性心脏病。

2. 诊断依据

（1）中老年女性，多食、多汗、心悸、消瘦6年。

（2）抗甲状腺药物治疗不规则。

（3）发热、烦躁、恶心、呕吐，嗜睡10天，昏迷1天。

（4）体温39.6℃，大汗、消瘦，轻度昏迷，心率160次/分，双侧轻度突眼。

（5）心界扩大，心房纤颤，ECG示ST-T改变，符合甲状腺功能亢进性心脏病。

（6）TT_3、TT_4增高，TSH降低，肝功能受损。

（二）鉴别诊断（25分）

（1）结核性脑膜炎。

（2）急性脑血管病。

（3）感染性休克。

（三）进一步检查（20分）

（1）血游离甲状腺激素测定。

（2）甲状腺刺激抗体TSAb测定。

（3）甲状腺B超。

（四）治疗原则（15分）

（1）抑制甲状腺激素合成 首选丙硫氧嘧啶（PTU）。

（2）抑制甲状腺激素释放 碘剂。

（3）抑制外周组织T_4向T_3转化 PTU、β受体阻滞剂、糖皮质激素等。

（4）阻断儿茶酚胺对心脏的作用 β受体阻滞剂。

（5）支持疗法 糖皮质激素可增强机体应激能力。

（6）降低血甲状腺激素浓度 可采用透析、血液灌流、血浆置换等。

（7）积极治疗并祛除诱因，注意抗感染。

（8）制定甲状腺功能亢进长期治疗计划，防危象复发。

任务四十三 糖尿病病例的分析

> 时间要求：15 分钟。

一、病历摘要

男性，57 岁，口干、多饮、多尿、消瘦 1 个月，乏力 3 天。

患者于 1 个月前无明显诱因出现口干、多饮、多尿，伴进行性消瘦，体重下降 3kg，伴视物模糊。3 天前起食量明显增加，上腹部闷胀不适，伴头晕、乏力。既往无胃病等特殊病史。

体格检查：体温 37.3℃，脉搏 90 次/分，呼吸 18 次/分，血压 124/70mmHg。发育正常，精神差，少言语，消瘦，颜面部皮肤暗淡，口唇无发绀，全身皮肤干燥，弹性差，全身浅表淋巴结未触及，甲状腺无肿大，胸廓对称，双肺呼吸音清，未闻及干湿性啰音，心率 90 次/分，律齐，各瓣膜区未闻及心脏杂音，腹软，无压痛、反跳痛，肝脾未触及，四肢肌张力正常，病理征阴性。

辅助检查：血常规示 白细胞 8.3×10^9/L，中性粒细胞 65%，红细胞 5.8×10^{12}/L，血红蛋白 146g/L；血气分析示 pH7.36，尿糖 ≥110mmol/L，尿酮体 1.0mmol/L，血钾 4.3mmol/L，血钠 156mmol/L，血氯 116mmol/L，TCO_2（总二氧化碳）20mmol/L，血糖 36.2mmol/L。

二、评分要点（总分 100 分）

（一）诊断及诊断依据（40 分）

1. 诊断 2 型糖尿病。

2. 诊断依据

（1）中老年，原无糖尿病病史。

（2）口干、多饮、多尿，进行性消瘦。

（3）食量明显增加，上腹部闷胀不适，伴头晕、乏力。

（4）体检 精神差，少言语，消瘦，全身浅表淋巴结未触及，甲状腺无肿大，腹软，无压痛、反跳痛。

（5）实验室检查 血气分析 pH 7.36，尿糖 ≥110mmol/L，尿酮体 1.0mmol/L，血糖 36.2mmol/L。

（二）鉴别诊断（15 分）

（1）Ⅰ型糖尿病。

（2）特殊类型糖尿病。

（三）进一步检查（20 分）

（1）血脂、血清总蛋白和白蛋白及肝肾功能，空腹和餐后 2 小时血糖监测，糖化血红蛋白测定，胰岛素相关抗体检查。

（2）空腹及餐后 2 小时血清胰岛素及 C 肽测定。

（3）24 小时尿蛋白和 24 小时尿微量白蛋白检查。

（4）眼科检查包括眼底检查。

（5）肝胆胰脾 B 超检查，上腹部 CT 检查。

（四）治疗原则（25 分）

（1）饮食运动治疗。

（2）监测空腹及餐后血糖，给予胰岛素强化治疗，根据患者血糖控制情况，可坚持胰岛素治疗，也可考虑加用或改为口服药物治疗。

（3）病情监测，定期监测血糖，每 3~6 个月检测糖化血红蛋白 1 次，每年 1~2 次体检。

（4）血脂、血清总蛋白和白蛋白及肝肾功能检查，酌情给予降脂、降尿蛋白及扩血管改善微循环等药物治疗。

任务四十四 系统性红斑狼疮病例的分析

时间要求：15 分钟。

一、病历摘要

女性，23 岁，全身红斑、多关节疼痛近 1 年，加重半月。

患者于 1 年前无明显诱因出现发热、全身红斑，以双手伸侧为甚，无脱皮、脱屑，逐渐加重，同时伴有双手指间关节、双膝关节疼痛、僵硬，不能屈曲，行走受限，活动后无缓解。于当地医院检查，予相关治疗后稍缓解。半月前，患者上诉症状加重，为求进一步治疗，收入我院。病程中，患者精神、饮食、睡眠尚可，无腹痛、腹泻、咳嗽、咳痰等不适，大小便正常。

体格检查：体温 36.5℃，脉搏 65 次/分，呼吸 17 次/分，血压 90/60mmHg。全身皮肤散在红斑，全身浅表淋巴结未触及肿大。胸廓对称无畸形，双肺呼吸音清，未闻及干湿性啰音。心率 65 次/分，律齐，未闻及病理性杂音。腹平软，未触及包块，无压痛、反跳痛，肝脾肋下未触及，墨菲征阳性，移动性浊音阴性，肠鸣音 5 次/分。

辅助检查：血常规示白细胞计数 $3.6 \times 10^9/L$，中性粒细胞计数 $2.33 \times 10^9/L$，红细胞 $3.64 \times 10^{12}/L$，血红蛋白 102g/L，血小板 $265 \times 10^9/L$；尿常规示管型计数 $0.90/\mu l$、上皮细胞计数 $14.50/\mu l$、蛋白质 0.1/L、红细胞计数 $47.0/\mu l$；其他检查示自身抗体抗核抗体（ANA）（+），抗 RNP 抗体（+），抗 Sm 抗体（+），抗 SSA 抗体（+），抗 dsDNA 抗体（+），C - 反应蛋白（CRP）10.90mg/L，补体 C_3 0.71g/L，C_4 0.13 g/L，类风湿因子（RF）60.1 IU/ml，抗链球菌溶血素 O（抗 "O"）118.0 IU/ml，血沉 85mm/h。

二、评分要点（总分 100 分）

（一）诊断及诊断依据（40 分）

1. 诊断　系统性红斑狼疮。

2. 诊断依据

（1）青年女性，有发热、多关节肿痛，僵硬；皮肤损害；血液系统损害（血红蛋白、白细胞计数减低）。

（2）自身抗体　ANA（＋），抗 RNP 抗体（＋），抗 Sm 抗体（＋），抗 SSA 抗体（＋），抗 dsDNA 抗体（＋）；肾功能损害（管型计数 0.90/μl、上皮细胞计数 14.50/μl、蛋白质 0.1/L）；补体低；按 SLE 诊断标准，本例"系统性红斑狼疮"诊断成立。

（二）鉴别诊断（20 分）

（1）原发性干燥综合征。

（2）原发性肾小球肾炎。

（3）感染性疾病。

（三）进一步检查（20 分）

（1）X 线胸片。

（2）超声心动图。

（3）抗心脂抗体、狼疮抗凝物以除外抗磷脂抗体综合征。

（4）24 小时尿蛋白　肾功能检查。

（5）骨髓穿刺　以除外血液系统疾病。

（四）治疗原则（20 分）

（1）治疗的目的是控制病情发展，保护重要脏器功能。

（2）患者有血液系统和肾脏的损害，应早期使用糖皮质激素和免疫抑制药联合治疗以控制疾病的活动性。

（3）用药要规律，及时预防药物不良反应。

任务四十五　类风湿关节炎病例的分析

时间要求：15 分钟。

一、病历摘要

女性，45 岁，双手指间关节肿胀、疼痛 2 年余，全身多关节疼痛 1 年。

患者于 2 年前无明显诱因下出现双手指间关节、腕关节、肘关节、肩关节、膝关节肿胀、疼痛，伴晨僵，无雷诺现象，遂送当地医院就诊，未予特殊治疗，1 年前患者出现牙龈出血、口苦、口干，且全身多关节疼痛加重，为求进一步诊治，收入我院。自患病以来精神、饮食、睡眠尚可，大小便正常，体重无明显变化。

体格检查：体温 37.2℃，脉搏 78 次/分，呼吸 19 次/分，血压 130/90mmHg。发育正常，营养良好，神志清楚，皮肤无黄染、皮疹及皮下出血。胸廓对称无畸形，胸壁和肋骨无压痛，胸骨无叩痛，双肺呼吸运动正常，语颤和语音传导正常，无胸膜摩擦感，双肺叩诊清音，听诊呼吸音清晰，未闻及干湿性啰音和胸膜摩擦音。心率 78 次/分，律齐，各瓣膜区未闻及杂音。腹平软，无压痛及反跳痛，未触及包块。肝脾肋下未触及，肝区无叩痛，肠鸣音 4 次/分。脊柱无畸形，双侧腕膝肘肩关节有压痛，双手指间关节畸形，活动未受限。双下肢无水肿。四肢肌力、肌张力未见异常，腱反射存在，Hoffmann 征、Babinski 征及 Kernig 征阴性。

辅助检查：血液学检查示 C - 反应蛋白 18.3mg/L、血红蛋白 98g/L；丙氨酸氨基转移酶（ALT）18U/L，天门冬氨酸氨基转移酶（AST）24U/L，总蛋白 62g/L，白蛋白 38g/L，球蛋白 31.4g/L，血沉 69mm/h；体液免疫示补体 C_4 0.10g/L，IgE 248.0IU/ml，类风湿因子 329IU/ml。

二、评分要点（总分 100 分）

（一）诊断及诊断依据（40 分）

1. 诊断　类风湿关节炎。

2. 诊断依据

（1）中年女性，有双手指间关节、腕关节、肘关节、肩关节、膝关节肿胀、疼痛，伴晨僵，病程持续 6 周以上。

（2）全身多关节有压痛，双手指间关节畸形。

（3）C - 反应蛋白 18.3mg/L，血沉 69mm/h，类风湿因子 329U/ml。

（二）鉴别诊断（24 分）

（1）强直性脊柱炎。

（2）骨关节炎。

（3）系统性红斑狼疮。

（4）风湿性关节炎。

（三）进一步检查（20 分）

（1）抗环瓜氨酸肽（CCP）抗体。

（2）免疫复合物和补体。

（3）关节 X 线检查。

（4）胸部 X 线及心电图。

（四）治疗原则（16 分）

（1）以改善症状，控制病情进展，保护关节功能为目的。

（2）一般性治疗　休息，急性期关节制动，恢复期关节功能锻炼，物理疗法等。

（3）药物治疗　①非甾体类抗炎药。②改变病情抗风湿药。③糖皮质激素。④植物药。

任务四十六　化脓性脑膜炎病例的分析

> 时间要求：15 分钟。

一、病历摘要

女性，9 岁，发热、头痛、呕吐 3 天，抽搐 1 次。

患者于 3 天前，无明显诱因出现发热，体温在 38.5℃ 左右，头痛，枕部为著，呈持续性，伴呕吐，呕吐物为胃内容物，呕吐后头痛症状可稍缓解。自行口服"红霉素、病毒灵及扑热息痛"治疗，症状无明显缓解，来院前半小时，患儿突然出现抽搐，四肢强直抖动，头后仰，双眼上翻，口吐白沫，神志不清，持续约 5~6 分钟自行缓解，其后昏迷不醒，紧急收入院。

体格检查：体温 38.8℃，脉搏 110 次/分，呼吸 25 次/分，血压 125/70mmHg。精神不振，无皮疹，颈强，瞳孔等大正圆，光反射迟钝，球结膜水肿，双肺呼吸音清，心音有力，律整，心率 110 次/分，腹软，肝脾未触及。Kernig 征（±），Brudzinski 征（＋），Babinski 征（－）。

辅助检查：血常规示白细胞 21.2×10^9/L，中性粒细胞 89%，淋巴细胞 11%，红细胞 5.12×10^{12}/L，血红蛋白 149g/L，血小板 313×10^9/L。脑脊液检查示压力 200mmH$_2$O，外观浑浊。

二、评分要点（总分 100 分）

（一）诊断及诊断依据（40 分）

1. 诊断　化脓性脑膜炎。

2. 诊断依据

（1）发热、头痛、呕吐并出现抽搐。

（2）脑膜刺激征阳性。

（3）脑脊液压力高，外观浑浊。

（4）白细胞升高。

（二）鉴别诊断（25 分）

（1）病毒性脑膜炎。

（2）结核性脑膜炎。

（3）癫痫。

（三）进一步检查（20 分）

（1）脑脊液常规。

（2）脑脊液生化。

（四）治疗原则（15 分）

（1）早期静脉应用敏感的易于透过血脑屏障的抗菌药物。

（2）甘露醇降颅内压。

（3）对症镇静治疗。

（4）应用激素。

任务四十七　脑血管疾病病例的分析

时间要求：15分钟。

一、病历摘要

男性，74 岁，突发神志不清，左侧肢体瘫痪 2 小时。

患者于 2 小时前在娱乐活动中突然喊头痛，继而倒地，神志不清，左侧肢体瘫痪。急送医院途中发生尿便失禁，伴呕吐 1 次，呕吐物为胃内容物，无抽搐发作。既往高血压病史 15 年，一直服药治疗（具体不详）。

体格检查：体温 36.9℃，脉搏 79 次/分，呼吸 19 次/分，血压 210/115mmHg。面色红，皮肤黏膜无出血点。意识不清，压眶有反应，两眼球向右凝视，左侧鼻唇沟浅，口角下垂；双肺呼吸音清，心率 79 次/分，律整，腹平软，肝脾肋下未触及。左上、下肢肌力 0 级；左 Babinski 征（+），Brudzinski 征（+），颈项强直（+）。

二、评分要点（总分100分）

（一）诊断及诊断依据（40分）

1. 诊断

（1）急性脑血管病（脑出血可能性大）。

（2）高血压 3 级（极高危）。

2. 诊断依据

（1）老年男性、急性起病、既往高血压病史。

（2）意识障碍。

（3）定位体征伴脑膜刺激征阳性。

（二）鉴别诊断（20分）

（1）脑梗死。

（2）蛛网膜下隙出血。

（3）高血压脑病。

（三）进一步检查（25分）

（1）头颅 CT。

（2）血尿便常规，便隐血。

（3）血糖、血脂、肝、肾功能、血电解质。

（四）治疗原则（15分）

（1）吸氧。

（2）降低颅内压（静点甘露醇、甘油果糖等）。

（3）控制血压。

（4）必要时开颅清除血肿。

任务四十八 急性一氧化碳中毒病例的分析

> 时间要求：15 分钟。

一、病历摘要

男性，65 岁，神志不清 8 小时。

患者于发病前晚，因天冷生煤炉取暖，上床入睡。次日晨，家人发现其神志不清，立即送医院。

体格检查：体温 37.2℃，脉搏 120 次/分，呼吸 24 次/分，血压 108/60mmHg。神志不清，口唇鲜红，双瞳孔等大正圆，对光反应迟钝。双肺可闻及密集水泡音及散在干鸣音，心率 120 次/分，律齐，各瓣膜听诊区未闻及杂音。腹软、肝、脾未触及。追问家属，现场未发现服药迹象。立即予以吸氧及对症治疗，2 小时后神志逐渐恢复。

二、评分要点（总分 100 分）

（一）诊断及诊断依据（40 分）

1. 诊断 急性一氧化碳中度中毒。

2. 诊断依据

（1）患者神志不清，经吸氧及对症治疗 2 小时后神志逐渐恢复。

（2）患者居住环境有一氧化碳中毒的机会。

（二）鉴别诊断（20 分）

（1）有机磷农药中毒。

（2）脑血管意外。

（三）进一步检查（20 分）

（1）动态检查碳氧血红蛋白。

（2）肝、肾功能。

（四）治疗原则（20 分）

（1）吸氧，有条件可行高压氧疗法。

（2）对症支持治疗。

任务四十九　有机磷杀虫药中毒病例的分析

> 时间要求：15 分钟。

一、病历摘要

男性，36 岁，神志不清，伴阵发性抽搐 2 小时。

患者于发病当天上午于田间喷洒农药，回家后自觉出冷汗，头痛，头晕，呕吐，午饭未吃。下午自诉视物不清。于来院前 2 小时家人发现问话不能回答，神志不清，伴阵发性抽搐、口吐白沫。速来就诊。既往身体健康，否认其他疾病。连续 1 周喷洒农药。

体格检查：体温 36.7℃，脉搏 120 次/分，呼吸 24 次/分，血压 118/74mmHg。神志不清，呼之不应，强刺激有反应。双侧瞳孔针尖样大小，巩膜无黄染，皮肤湿冷，无出血点，口角留有少量分泌物。颈无抵抗，颈静脉无怒张。双肺满布密集湿啰音，叩心界不大，心音不清。腹软，肝、脾未触及，肠鸣音正常。双下肢无水肿。腱反射减弱，Kernig 征（－），Babinski 征（－）。

辅助检查：血液学检查示白细胞 5.6×10^9/L，中性粒细胞 76%，血小板 187×10^9/L，血糖 5.8mmol/L，肝、肾功能正常。

二、评分要点（总分 100 分）

（一）诊断及诊断依据（40 分）

1. 诊断　急性有机磷杀虫药中毒（重度）。

2. 诊断依据

（1）喷洒农药史，急性起病。

（2）毒蕈样症状　恶心、呕吐、出汗、瞳孔缩小，急性肺水肿表现。

（3）烟碱样症状　阵发性抽搐。

（4）中枢神经系统表现　头晕、头痛、抽搐和昏迷。

（二）鉴别诊断（20 分）

（1）脑血管病。

（2）癫痫。

（3）其他药物中毒。

（三）进一步检查（20 分）

（1）心电图检查。

（2）胸 X 线检查。

（3）胆碱酯酶活力测定。

（4）电解质及肝、肾功能。

（5）动态观察胆碱酯酶活力变化。

（四）治疗原则（20 分）

（1）应脱掉污染的衣服，用温水擦洗周身皮肤和洗头。

（2）阿托品　早期、足量、反复使用，达到阿托品化。

（3）应用解毒剂　解磷定或氯磷定。

任务五十　异位妊娠破裂出血病例的分析

> 时间要求：15 分钟。

一、病历摘要

女性，35 岁，突发右下腹痛 4 小时。

患者于 4 小时前，无明显诱因，突然出现腹痛，以右下腹为著，疼痛呈撕裂样，伴肛门坠胀感，恶心、呕吐两次，呕吐物均为胃内容物。发病后，自觉心悸、口渴、乏力，全身出虚汗，体温不高。平素体健，月经规律，5/28 天。妊 4 产 1，上环 5 年。1 周前因停经 45 天在院外行人工流产术，据说未见绒毛，术后一直有少量阴道出血。

体格检查：体温 36.9℃，脉搏 120 次/分，呼吸 21 次/分，血压 80/50mmHg。体质虚弱，面色苍白，屈曲体位，心肺检查未见异常。腹部触诊肌紧张，有压痛及反跳痛，以右下腹为著，移动性浊音阳性。

辅助检查：妇科检查示外阴经产型，阴道黏膜苍白，有少量暗红色血块，宫颈轻度糜烂，着色，举痛（+），子宫前位，正常大小，质软，光滑，活动好，有压痛，后穹窿饱满，有子宫漂浮感，左侧附件触诊不满意，右附件区压痛明显。

实验室检查：尿妊娠免疫试验（+），血白细胞 15×10^9/L，中性粒细胞 80%，淋巴细胞 20%，血红蛋白 101g/L。

二、评分要点（总分 100 分）

（一）诊断及诊断依据（40 分）

1. 诊断

（1）异位妊娠破裂出血。

（2）失血性休克。

（3）贫血。

2. 诊断依据

（1）生育期女性，有停经史，人工流产时未见到绒毛组织。

（2）突发腹痛伴肛门坠胀感及恶心、呕吐。

（3）下腹压痛、反跳痛、肌紧张、移动性浊音阳性，后穹窿饱满，子宫漂浮感，宫颈举痛（+），尿妊娠免疫试验（+）。

（4）血压 80/50mmHg，脉搏 120 次/分。

（5）贫血容貌，血红蛋白 101g/L。

（二）鉴别诊断（25 分）

（1）急性阑尾炎。

（2）急性盆腔炎。

（3）吸宫不全。

（4）卵巢囊肿蒂扭转。

（三）进一步检查（20 分）

（1）腹部 B 超检查。

（2）后穹窿穿刺（吸出不凝血液可协助诊断）。

（3）血 HCG（绒毛膜促性腺激素）测定。

（四）治疗原则（15 分）

（1）输液。

（2）配血、输血。

（3）剖腹探查或腹腔镜手术。

任务五十一　颅脑损伤病例的分析

> 时间要求：15 分钟。

一、病历摘要

男性，25 岁，车祸致头部外伤、昏迷 3 小时。

患者于 3 小时前，驾驶车辆时与另一车相撞，患者由车上摔下，头部着地，他人呼唤不能答应。2～3 分钟后，能诉头痛、头晕。四肢可活动，送往医院途中呕吐 3 次，1 小时前到本院急诊。

体格检查：脉搏 90 次/分，血压 126/84mmHg。呼唤不能睁眼。心肺腹未见异常。左顶部头皮血肿，瞳孔检查示左侧直径 5mm，右侧直径 3mm，对光反射迟钝，右侧肢体活动受限，肌张力增高，腱反射亢进。

二、评分要点（总分 100 分）

（一）诊断及诊断依据（40 分）

1. 诊断

（1）闭合性颅脑损伤。

（2）硬膜外血肿。

（3）脑疝。

2. 诊断依据

（1）外伤史。

（2）神志不清 – 清醒 – 昏迷。

（3）瞳孔变化（两侧不等，左侧即血肿侧瞳孔散大）。

（4）肢体运动障碍（限于一侧）。

（二）鉴别诊断（25 分）

（1）硬膜下出血（伤后昏迷程度逐渐加深）。

（2）脑内出血（与伴有脑挫裂伤的复合性硬膜下血肿的症状相似）。

（3）枕骨大孔疝（颅脑损伤，血肿使颅压升高，可发生脑疝）。

（4）其他部位损伤。

（三）进一步检查（20 分）

（1）腹部 B 超（除外腹部损伤）。

（2）CT（对诊断有决定意义）。

（3）血常规、血型（为进一步诊断和治疗做准备）。

（四）治疗原则（15 分）

（1）血肿小可穿刺；血肿大则手术。

（2）有脑疝需行减压手术。

（3）脱水降颅压。

（4）抗生素。

任务五十二　髋关节后脱位病例的分析

> 时间要求：15 分钟。

一、病历摘要

男性，42 岁，右髋外伤后疼痛，不能活动 4 小时

患者 4 小时前患者乘坐公共汽车时，左下肢搭于右下肢上，突然紧急刹车，右膝顶撞于前座椅背上，即感右髋部剧痛，不能活动，遂来院诊治，患者身体素健无特殊疾病，无特殊嗜好。

体格检查：全身情况良好，心、肺、腹未见异常。

专科检查：骨科检查示仰卧位，右下肢较左下肢短缩 5cm，右髋呈屈曲、内收、内旋畸形，各项活动均受限。右臀部可触及突出的骨性肿物，右大粗隆上移，右髋关节呈强迫体位，主动及被动活动完全受限。右膝踝及足部关节主动被动活动均可，右下肢感觉正常。

二、评分要点（总分 100 分）

（一）诊断及诊断依据（40 分）

1. 诊断　右髋关节后脱位。

2. 诊断依据

（1）典型的受伤机制。

（2）右臀部可触及突出的骨性肿物，大粗隆上移。

（3）典型的右下肢畸形表现。

（4）右下肢其他关节功能正常，感觉正常，说明未合并坐骨神经损伤。

（二）鉴别诊断（20分）

股骨颈骨折和转子间骨折（骨折机制：走路滑倒时，身体扭转倒地所致患肢缩短，患髋呈屈曲内收外旋畸形）。

（三）进一步检查（20分）

右髋正侧位 X 线片可证实脱位，并了解脱位情况及有无合并骨折。

（四）治疗原则（20分）

（1）无骨折或只有小片骨折的单纯性后脱位，应手法复位，皮牵引固定。

（2）如髋臼后缘有大块骨折或粉碎骨折或股骨头骨折，属复杂性后脱位，目前主张早期手术治疗，切开复位与内固定。

任务五十三 股骨干骨折病例的分析

时间要求：15分钟。

一、病历摘要

女性，25 岁，右大腿伤后剧烈疼痛、肿胀、畸形 3 小时。

患者于 3 小时前，在地震中被倒塌的房屋将右大腿砸伤，当即右大腿剧烈疼痛，被人从残垣中救出后，发现右下肢完全不能活动。

体格检查：体温 36.9℃，脉搏 97 次/分，呼吸 23 次/分，血压 120/80mmHg。神志清，表情痛苦，呻吟不止。心、肺检查未见异常。

专科检查：骨科检查示右大腿中下段肿胀明显，伴有皮下瘀斑。右下肢向内侧成角，右下肢有缩短、外旋畸形。局部压痛明显，有反常活动并有骨擦感，右侧髋关节及膝关节活动完全受限。

二、评分要点（总分100分）

（一）诊断及诊断依据（40分）

1. 诊断　右股骨干骨折。

2. 诊断依据

（1）右大腿外伤史。

（2）右大腿中下段剧烈疼痛、肿胀、大面积皮下淤血。

（3）右下肢有成角、缩短、外旋畸形。

（4）右大腿中下段有反常活动及骨擦感。

（二）鉴别诊断（15分）

右大腿软组织挫伤。

（三）进一步检查（20分）

（1）右股骨干包括髋及膝关节正侧位 X 线片。

（2）进一步检查伤肢远端的感觉及运动功能情况，以明确有无神经血管损伤。

（四）治疗原则（25分）

1. 非手术治疗

（1）根据X线片骨折情况，对比较稳定的股骨干骨折，可在麻醉下行股骨结节或股骨髁上骨牵引。

（2）一般需要持续牵引8~10周，X线片证实有牢固的骨愈合后才能拆除牵引。

2. 手术治疗，适用于以下情况

（1）非手术疗法失败。

（2）根据X线片骨折情况，不稳定的股骨干骨折。

（3）合并神经血管损伤者。

（4）手术切开复位，加压内固定。

任务五十四　股骨颈骨折病例的分析

时间要求：15分钟。

一、病历摘要

女性，63岁，右髋部外伤后3小时。

患者于3小时前，走路时不慎跌倒，右髋着地，当即感右髋疼痛，不能站立，不敢活动。平素体健，生活自理，家人陪送来急诊。

体格检查：体温36.5℃，脉搏89次/分，呼吸19次/分，血压150/95mmHg。痛苦病容，心、肺、腹部检查未见异常。

专科检查：骨科检查示右下肢缩短外旋畸形，右足跟叩击痛（+），右腹股沟韧带中点压痛，局部水肿不明显。

二、评分要点（总分100分）

（一）诊断及诊断依据（40分）

1. 诊断　右侧股骨颈骨折。

2. 诊断依据

（1）老年女性，有右髋部外伤史。

（2）伤侧下肢缩短外旋畸形，右足跟叩击痛（+）及腹股沟韧带中点有压痛。

（二）鉴别诊断（20分）

（1）髋关节脱位。

（2）股骨粗隆间骨折。

（3）股骨头坏死。

（三）进一步检查。（15分）

右髋X线片。

（四）治疗原则（25分）

（1）首选内固定治疗，防止骨折并发症。

（2）如不适宜手术，可行牵引治疗。

（3）晚期出现股骨头坏死，可行全髋置换。

任务五十五 腹部损伤病例的分析

> 时间要求：15分钟。

一、病历摘要

男性，33岁，左胸、腹部受伤后持续性疼痛6小时。

患者于6小时前，因车祸致左胸部、腹部受挤压，伤后局部疼痛剧烈，不敢喘大气，同时伴有头晕、心悸、口渴。立即来院。

体格检查：体温37.6℃，脉搏120次/分，呼吸21次/分，血压80/50mmHg。神志清，表情痛苦。头部未发现伤痕，左下胸部可见皮下瘀斑，呼吸运动受限，同侧胸部挤压疼痛试验（＋），局部触及骨擦感（＋）。腹壁无伤痕，腹部对称，略膨隆，全腹压痛（尤以左腹部为重）、反跳痛，轻度肌紧张。移动性浊音阳性，肠鸣音减弱。

辅助检查：诊断性腹腔穿刺，抽出不凝固血液。

二、评分要点（总分100分）

（一）诊断及诊断依据（40分）

1. 诊断

（1）腹部闭合性损伤。

（2）脾破裂。

（3）失血性休克。

（4）闭合性胸部损伤。

（5）肋骨骨折。

2. 诊断依据

（1）因车祸致伤后左胸部、腹部持续性疼痛。

（2）体格检查 血压下降，心率增快；左下胸部可见皮下瘀斑；左胸部挤压疼痛试验（＋），局部触及骨擦感（＋）；全腹压痛（尤以左上腹部为重）、反跳痛，轻度肌紧张。移动性浊音阳性，肠鸣音减弱。

诊断性穿刺抽出不凝固血液。

（二）鉴别诊断（25分）

（1）肝破裂。

（2）肠系膜血管破裂。

（3）空腔脏器穿孔。

（4）肾损伤。

（三）进一步检查（20分）

（1）胸腹部 X 线检查。

（2）血尿常规检查。

（3）腹腔穿刺液常规和淀粉酶检查。

（4）腹部 B 超检查。

（四）治疗原则（15分）

1. 非手术治疗

（1）抗休克。

（2）全身应用抗生素。

（3）胸带包扎固定胸部。

2. 手术治疗　开腹探查：脾修补或脾切除。

任务五十六　肋骨骨折病例的分析

> 时间要求：15分钟。

一、病历摘要

男性，38 岁，自二楼坠落后胸痛、呼吸困难 1 小时。

患者于 1 小时前在二楼施工时不慎坠地，着地时右胸背部撞击地面砖块，伤后剧烈胸痛，随呼吸、咳嗽及变换体位而加重，同时自觉心慌、气短、呼吸困难，未吐血痰。既往体健。

体格检查：体温 37.3℃，脉搏 100 次/分，呼吸 32 次/分，血压 110/80mmHg。神志清，左侧卧位。痛苦面容，面色苍白。气管居中，胸廓无畸形，呼吸运动浅快，右胸腋后线第 6~8 肋皮肤瘀斑、压痛，叩诊右胸呈鼓音；右肺呼吸音明显减弱，腋后线 6~8 肋处可闻及骨擦音，左肺无异常。心率 100 次/分，律齐，各瓣膜区未闻及病理性杂音。腹平坦，无压痛、肌紧张及反跳痛，肝脾肋下未触及。右上肢、下肢多处皮肤挫伤。四肢无畸形，脊柱无压痛，活动无受限，生理反射存在，病理反射未引出。

辅助检查：X 线胸片示右第 6~8 肋骨骨折，轻度移位；气管轻度左偏，右侧气胸，右肺压缩30%，右侧肋膈角变钝，纵隔心脏未见异常。

二、评分要点（总分100分）

（一）诊断及诊断依据（40分）

1. 诊断

（1）右 6~8 肋骨骨折。

（2）右侧闭合性血气胸。

2. 诊断依据

（1）右 6~8 肋骨骨折　①有明确外伤史，伤处曾受暴力冲击。②伤后胸痛，右胸腋后线 6~8 肋处压痛，可闻及骨擦音。③X 线胸片示右第 6~8 肋骨骨折，轻度移位。

（2）右侧闭合性血气胸　①患者外伤后心慌、气短、呼吸困难。②右胸叩诊呈鼓音，右肺呼吸音明显减弱。③X 线胸片示气管轻度左偏，右肺压缩 30％，右侧肋膈角变钝。

（二）鉴别诊断（15 分）

（1）开放性气胸。

（2）张力性气胸。

（3）心脏压塞。

（三）进一步检查（20 分）

（1）血常规　评估失血情况。

（2）影像学检查　颅脑 CT、腹部超声或 CT 排除其他部位损伤。

（四）治疗原则（25 分）

1. 肋骨骨折

（1）闭合性骨折　单处骨折多能自行愈合，治疗重点是止痛、固定和防治并发症。多处骨折者除单处骨折治疗重点外，对反常呼吸者要保持呼吸道通畅，必要时试以辅助呼吸。

（2）开放性骨折　须伤口彻底清创、固定包扎、防止感染。

2. 血气胸

（1）闭合性血气胸　小量气胸（＜30％）或非进行性少量血胸（＜500ml）多可自行吸收，不需穿刺抽吸。大量气胸需行胸膜腔穿刺或引流术，使肺及早膨胀；进行性血胸需输入足量血液防止休克并及时开胸探查。

（2）开放性气胸　使开放性气胸转变为闭合性，纠正休克、清创并做闭式引流。

（3）张力性气胸　应立即排气，降低胸腔内压力，多用闭式引流。停止漏气 24 小时后 X 线证实肺已膨胀可拔管；长期漏气（＞7 天）应行剖胸修补术。

任务五十七　梅毒病例的分析

时间要求：15 分钟。

一、病历摘要

男性，52 岁，躯干、手足红斑 2 周。

患者于 2 周前始，自己发现躯干、手足出现红斑，无痛痒，曾到当地卫生所就医，按湿疹治疗未见好转。至今病情略有加重。为明确诊断，特来院就诊。

既往无药物过敏史，大约在 4 周前生殖器曾出现溃疡，不治自愈。1 年前患淋病已治愈。有冶游史。

体格检查：躯干、手足散在的豆粒大红斑，手足铜红色斑片，伴领围状脱屑。

二、评分要点（总分 100 分）

（一）诊断及诊断依据（40 分）

1. 诊断　二期梅毒。

2. 诊断依据

（1）有不洁性接触史。

（2）有硬下疳的病史。

（3）躯干、手足红斑，无痛痒；手足铜红色斑片，伴领围状脱屑。

（二）鉴别诊断（25 分）

（1）银屑病。

（2）多形性红斑。

（3）玫瑰糠疹。

（三）进一步检查（20 分）

（1）TPHA（梅毒螺旋体血球凝集试验）。

（2）RPR 滴度（快速血浆反应素环状卡片试验）。

（3）暗视野显微镜检查。

（四）治疗原则（15 分）

（1）青霉素不过敏者，予苄星青霉素治疗。

（2）青霉素过敏者，予红霉素（四环素）治疗。

任务五十八　艾滋病病例的分析

时间要求：15 分钟。

一、病历摘要

男性，30 岁，发热、乏力、消瘦半年。

患者于半年前无明显诱因出现发热，多呈低热，一般不超过 38℃，伴乏力、全身不适和厌食，大便每天 2～3 次，正常稀便，无便血，无腹痛和恶心、呕吐，逐渐消瘦，不咳嗽。病初曾到医院就诊，摄胸片及检查血、尿、粪便常规未见异常，遂服中药治疗，不见好转。半年来体重下降约 8kg，睡眠尚可。5 年前因阑尾炎化脓穿孔，行手术并输过血，无肝肾疾病和结核病史，无药物过敏史。吸烟 10 年，每天 1 盒，不饮酒。有冶游史。

体格检查：体温 37.5℃，脉搏 84 次/分，呼吸 18 次/分，血压 120/80mmHg。略消瘦，皮肤未见皮疹和出血点，右颈部和左腋窝各触及 1 个 2cm×2cm 大小淋巴结，活动无压痛。巩膜无黄染，咽（－），甲状腺不大。双肺叩诊呈清音，未闻及啰音，叩心界不大，心率 84 次/分，律齐，无杂音。腹软无压痛，肝肋下 2cm，质软，无压痛，侧位脾肋下刚触及，移动性浊音阴性，肠鸣音 4 次/分。下肢无水肿。

辅助检查：血液学检查示血红蛋白 120g/L，白细胞 3.5×10^9/L，中性粒细胞 70%，淋巴细胞 30%，血小板 78×10^9/L；血清抗 HIV（＋）。

二、评分要点（总分100分）

（一）诊断及诊断依据（40分）

1. 诊断　艾滋病，Kaposi 肉瘤待除外。

2. 诊断依据

（1）缓慢起病，有非特异性全身症状，如发热、乏力、厌食和消瘦等。5 年前曾输过血，有冶游史。

（2）查体见颈部和腋窝淋巴结肿大。无压痛，肝脾肿大。

（3）血白细胞和血小板偏低，血清抗 HIV 阳性。

（二）鉴别诊断（18分）

（1）病毒性肝炎。

（2）结核病。

（3）恶性淋巴瘤。

（三）进一步检查（24分）

（1）淋巴结活检以确定 Kaposi 肉瘤或其他病变。

（2）X 线胸片观察肺和纵隔情况，并可除外肺结核。

（3）肝功能和肝炎病毒学指标检查。

（4）血 T 淋巴细胞（CD4$^+$和 CD8$^+$）检查。

（5）必要时做骨髓检查。

（四）治疗原则（18分）

（1）对症治疗。

（2）抗 HIV 治疗。

（3）并发症（Kaposi 肉瘤）化疗。

（吴晓华　王利勇）

第二站 体格检查、基本操作技能

体格检查

项目一　测量血压

时间要求：10 分钟。

一、准备工作

1. 准备血压计、听诊器、纸和笔（图 2 - 1）。

2. 与受检者做好解释工作，以便使受检者配合检查。

3. 受检者在安静环境中休息 10 分钟后进行测量。

二、操作程序

1. 受检者充分暴露右上臂，取坐位或仰卧位。

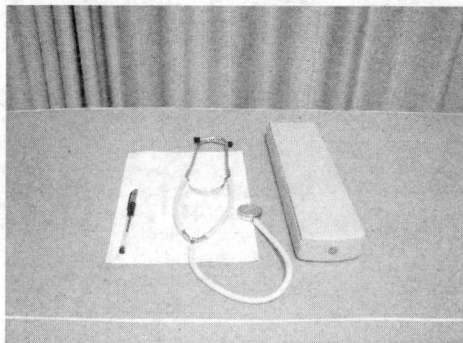

图 2 - 1　测量血压所用物品

2. 医生与受检者相对而坐或坐于其右侧。

3. 打开血压计及水银槽开关，调整血压计及手臂的位置使血压计零点、肱动脉及右心房在同一水平，同时使受检者上臂自然伸直、轻度外展，且掌面向上（图 2 - 2）。

4. 排空袖带内的残气，将袖带绑于右上臂上（图 2 - 3）。

位置：袖带下缘距肘横纹约 2 ~ 3cm。

松紧度：可插入一指（需测试袖带的松紧度）。

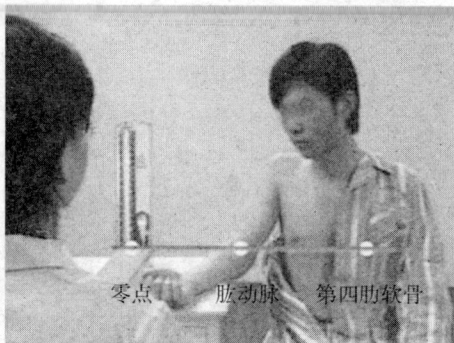

零点　　肱动脉　第四肋软骨

图 2 - 2　三点一线

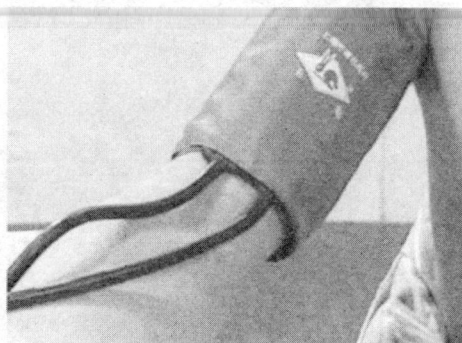

图 2 - 3　袖带位置

5. 正确佩戴听诊器　观察并调整耳件方向，使夹角略向前，并沿下颌向上戴到耳朵上。

6. 医生左手示指和中指在肘窝尺侧触诊肱动脉搏动，右手持气囊，用拇、示指关闭阀门并向袖带内充气，使水银柱匀速上升。

7. 待肱动脉搏动消失后，继续向袖带内充气，使水银柱再上升 20～30mmHg。

8. 将听诊器胸件置于肘部肱动脉处，缓慢放气，使汞柱以 2mm/s 速度缓慢匀速下降，同时仔细听诊肱动脉搏动声，第一声"咚"音处为收缩压值，"咚"音变调或突然消失处为舒张压值。

9. 排空袖带内残气，使水银柱降至零刻度。重试袖带的松紧度，若松紧度合适可直接进行第二次测量，若袖带变松则应重新绑缚袖带。

10. 用同样的方法进行第二次测量。

11. 测量完毕解下袖带，整理好血压计。袖带折好，气囊放于右下角，阀门向下；血压计右倾 45°关闭水银槽开关（图 2-4）。

12. 以第二次测量值为准进行记录。

记录格式如下。BP：收缩压值/舒张压值 mmHg（BP：120/80mmHg）。

13. 检查完毕，协助受检者整理好衣物，并整理好所用物品。

三、检查结果

受检者血压正常（受检者为高血压/低血压）。

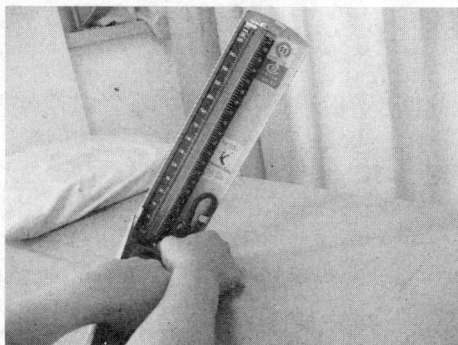

图 2-4　右倾 45°关闭水银槽开关

四、正常成人（18 岁及以上）血压判断标准

1. 正常血压值　收缩压 90～139mmHg，舒张压 60～89mmHg。
2. 高血压　血压达到或超过 140/90mmHg 或其中一项者。
3. 低血压　血压低于 90/60mmHg。
4. 正常脉压　30～40mmHg。

五、血压变动的临床意义

1. 高血压　血压值受多种因素的影响，如情绪激动、紧张、运动等。若在安静、清醒的条件下采用标准测量方法，至少 3 次非同日血压值达到或超过收缩压 140mmHg 和（或）舒张压 90mmHg，即可认为有高血压，如果仅收缩压达到标准则称为单纯收缩期高血压。

2. 低血压　持续低血压状态多见于严重病症，如休克、急性心肌梗死、心力衰竭、心包填塞、肾上腺皮质功能减退症等，亦可见于极度衰弱者。低血压也有体质的原因，患者自诉一贯血压偏低，一般无症状。

3. 四肢血压差异常　正常双侧上肢血压差别达 5～10mmHg，下肢血压高于上肢血压 20～40mmHg，两上肢或上下肢血压的差异超过其正常差异范围，或某一肢体血压测不出，则提示有血管狭窄或闭塞病变。见于主动脉缩窄、大动脉炎、闭塞性动脉硬化、动脉血栓栓塞、主动脉夹层等。

4. 脉压增大或减小 脉压明显增大，结合病史，可考虑主动脉瓣关闭不全、动脉导管未闭、甲状腺功能亢进症、严重贫血、老年主动脉硬化等；脉压减小见于主动脉瓣狭窄、休克、心包填塞、心力衰竭等。

项目二 浅表淋巴结检查

时间要求：15分钟。

一、准备工作

与受检者做好解释工作，以便使受检者配合检查。

二、操作程序

1. 受检者取坐位或仰卧位接受检查。

2. 浅表淋巴结触诊顺序 一般顺序为耳前、耳后、乳突区、枕骨下区、颈后三角、颈前三角、锁骨上窝、腋窝、滑车上、腹股沟及腘窝等。

3. 颈部淋巴结触诊方法 医生站于受检者身后，将示、中、环三手指并拢紧贴于检查部位，由浅入深进行滑动触诊。触诊时嘱受检者稍低头，或将头偏向检查侧，使局部松弛，利于触诊（图2-5、2-6）。

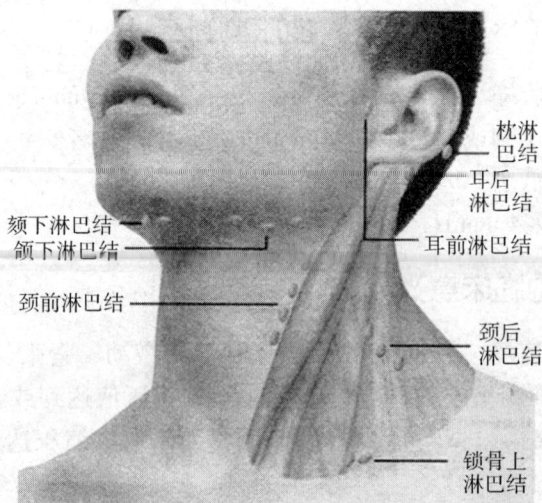

图2-5 颈部淋巴结

4. 锁骨上窝淋巴结触诊方法 嘱受检者头部稍向前屈，医生用左手触诊患者右侧，右手触其左侧，由浅入深进行滑动触诊（图2-7）。

5. 腋窝淋巴结触诊方法 嘱受检者前臂稍向外展，医生以右手检查左侧，以左手检查右侧，由浅入深触诊，直至腋窝顶部（图2-8、2-9）。

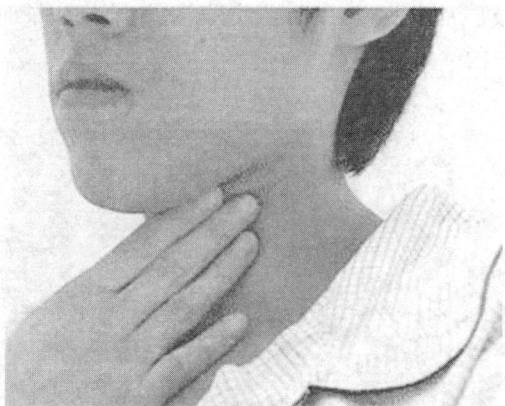

图2-6　颈部淋巴结触诊

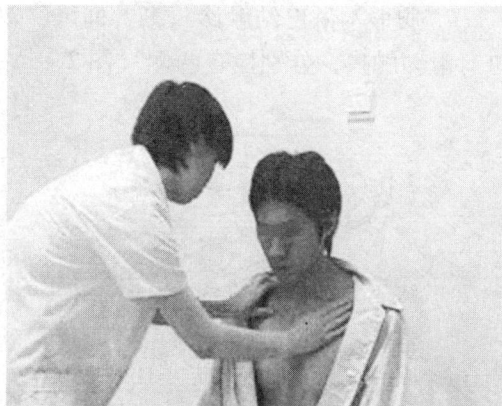

图2-7　锁骨上窝淋巴结触诊

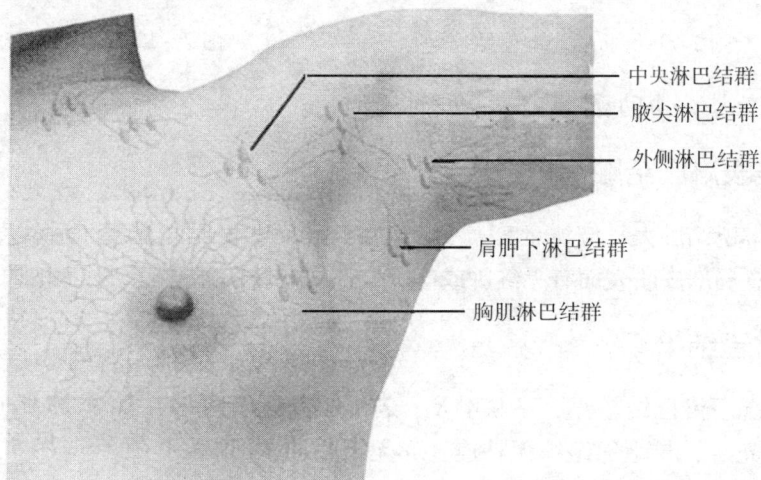

中央淋巴结群
腋尖淋巴结群
外侧淋巴结群
肩胛下淋巴结群
胸肌淋巴结群

图2-8　腋窝淋巴结

6. 滑车上淋巴结触诊方法　医生以左（右）手托受检者的左（右）上臂，用右（左）手指在肱骨内上方2～3cm，上臂内侧肌沟内自上而下由浅入深地进行滑动触摸，分别检查两侧（图2-10）。

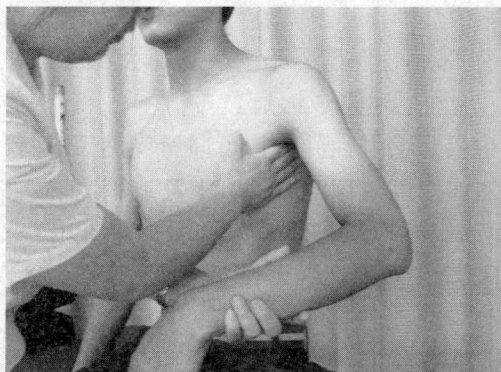

图2-9　腋窝淋巴结触诊

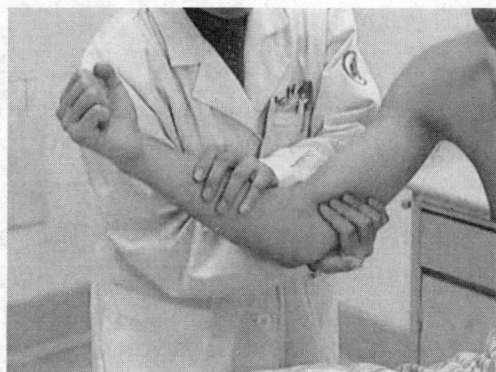

图2-10　滑车上淋巴结触诊

7. 腹股沟淋巴结触诊　患者仰卧，双下肢屈曲，医生右手在腹股沟处由浅入深地进行滑动触摸，分别检查两侧（图2－11、2－12）。

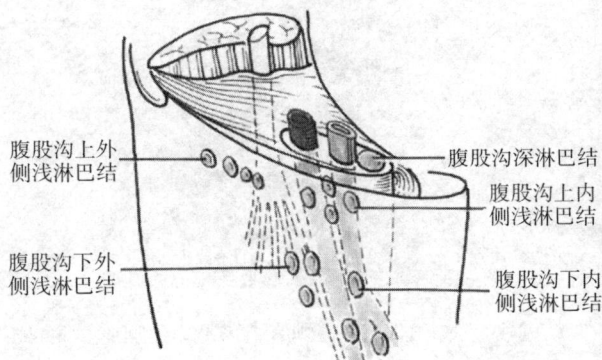

腹股沟上外侧浅淋巴结
腹股沟深淋巴结
腹股沟上内侧浅淋巴结
腹股沟下外侧浅淋巴结
腹股沟下内侧浅淋巴结

图2－11　腹股沟淋巴结　　　　　图2－12　腹股沟淋巴结触诊

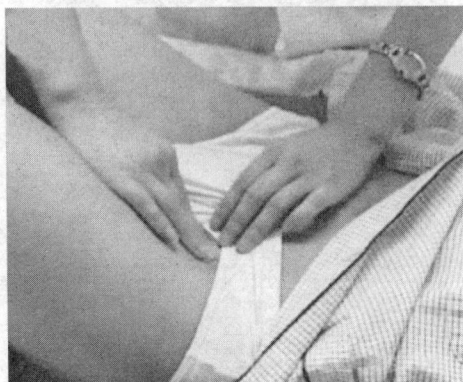

8. 检查完毕，协助受检者整理好衣物。

三、浅表淋巴结触诊检查内容

若触及淋巴结肿大，应注意其大小、数目、硬度、表面光滑度、活动度及有无压痛、粘连，并注意局部皮肤表面有无红肿或瘘管，还要寻找引起淋巴结肿大的原发病灶。

四、检查结果

正常情况下淋巴结较小，不易触及，若能触及则直径多在 $0.2 \sim 0.5cm$ 之间，质地柔软，表面光滑，与毗邻组织无粘连，亦无压痛。

五、临床意义

淋巴结肿大可分为局限性与全身性。

1. 局限性淋巴结肿大的原因

（1）非特异性淋巴结炎　由于引流区域的急、慢性炎症引起，急性淋巴结炎质地柔软、有压痛、表面光滑、无粘连；慢性炎症时，则质地较硬、疼痛轻微，最终淋巴结可缩小或消退。

（2）淋巴结结核　淋巴结结核常发生于颈部血管周围，呈多发性，大小不等，质地稍硬，可相互粘连，晚期破溃后形成瘘管，愈合后可形成瘢痕。

（3）恶性肿瘤的淋巴结转移　身体各部位器官的恶性肿瘤均可向所属淋巴结转移，如胃癌转移至左锁骨上窝淋巴结，胸部癌肿如肺癌可转移至右锁骨上窝或腋窝淋巴结。恶性肿瘤转移所致的淋巴结肿大多质地坚硬，或有橡皮样感，表面可光滑或有突起，与周围组织粘连而固定，不易推动，一般无压痛。

2. 全身性淋巴结肿大的原因

（1）感染性疾病　①病毒感染，如传染性单核细胞增多症、艾滋病；②细菌感染，如布氏杆菌病、血行播散型肺结核；③螺旋体感染，原虫与寄生虫感染等。

（2）非感染性疾病 ①结缔组织病，如系统性红斑狼疮；②血液系统疾病，如急慢性白血病、淋巴瘤等。

项目三 咽、扁桃体检查

时间要求：10分钟。

一、准备工作

1. 准备压舌板、手电筒。
2. 与受检者做好解释工作，以便使受检者配合检查。

二、操作程序

1. 受检者取坐位，面对光源，头放端正。
2. 医生与受检者相对而坐，嘱受检者头略向后仰，口张大并发"啊－－"音，这时医生用压舌板在舌前2/3与后1/3交界处迅速下压，软腭上抬，在手电筒照射下可见软腭、腭垂、软腭弓、扁桃体、咽后壁等。
3. 观察咽部有无充血、红肿、黏膜腺分泌物；扁桃体有无红肿、增大、分泌物及假膜；腭垂有无偏斜。
4. 检查完毕，整理好所用物品。

三、扁桃体肿大分为三度（图2－13）

1. 超过舌腭弓但不超过咽腭弓者为Ⅰ度。
2. 超过咽腭弓未达到咽后壁正中线者为Ⅱ度。
3. 达到或超过咽后壁中线者为Ⅲ度。

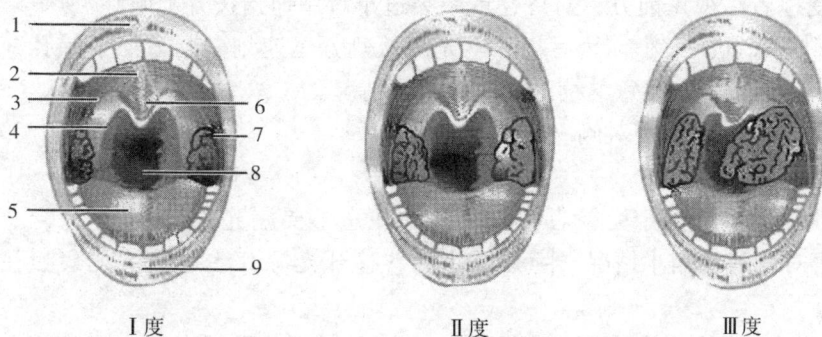

Ⅰ度　　　　　Ⅱ度　　　　　Ⅲ度

1.上唇；2.软腭；3.舌腭弓；4.咽腭弓；5.舌；6腭垂；7.扁桃体；8.咽后壁；9.下唇

图2－13 扁桃体肿大分度

四、检查结果

正常人咽部黏膜呈粉红色，光滑，无充血、红肿、渗出，扁桃体无肿大，腭垂无偏斜。

五、临床意义

1. 咽部黏膜充血、红肿、黏膜腺分泌增多，多见于急性咽炎。
2. 咽部黏膜充血、表面粗糙，淋巴滤泡呈簇状增殖，见于慢性咽炎。
3. 扁桃体红肿、增大，扁桃体隐窝内有黄白色分泌物，或渗出物形成苔片状假膜，易剥离，见于扁桃体炎；若假膜不易剥离，强行剥离易引起出血，见于白喉。

项目四　检查瞳孔对光反射

时间要求：10 分钟。

一、准备工作

1. 准备手电筒。
2. 与受检者做好解释工作，以便使受检者配合检查。

二、操作程序

受检者取坐位或仰卧位（不能面对强光源）接受检查。

瞳孔对光反射包括直接对光反射和间接对光反射。

（一）直接对光反射

1. 医生与受检者相对而坐或站于受检者右侧。
2. 嘱受检者注视正前方，对昏迷或眼裂过小者用拇指拨开上眼睑。
3. 先观察瞳孔的大小，然后将手电光源从侧方迅速划向前方照射瞳孔，观察到瞳孔缩小后，移开光源，注意继续观察瞳孔复原情况。
4. 用同样的方法检查对侧。

（二）间接对光反射

1. 医生用一手隔挡于受检者两眼之间（注意不要漏光），用手电筒光源照射一侧瞳孔，观察对侧瞳孔缩小情况，瞳孔缩小后，移开光源，注意继续观察瞳孔复原情况（图 2 - 14）。
2. 检查时用余光观察光照是否准确，光线照射到瞳孔时，目光应注视着光照对侧的瞳孔，以便观察其动态变化。
3. 用同样的方法检查对侧。
4. 检查完毕，整理好所用物品。

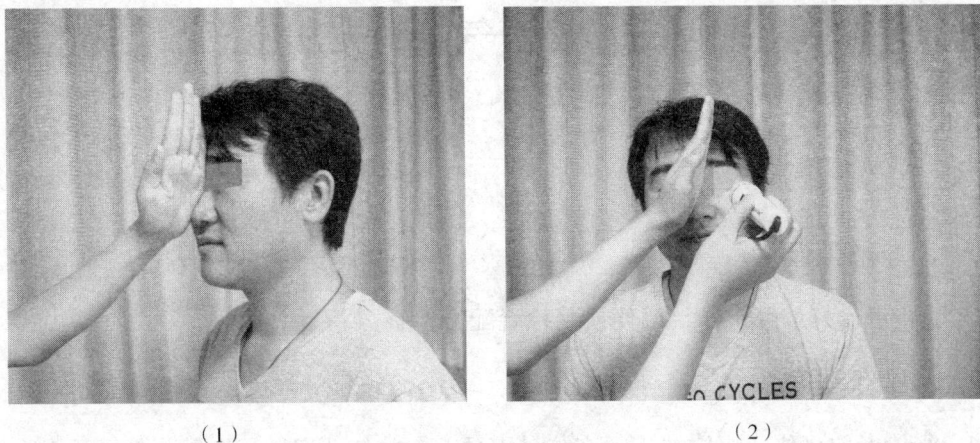

（1）　　　　　　　　　　　（2）

图 2 - 14　间接对光反射

三、检查结果

正常情况下直接与间接对光反射均灵敏，若反应较缓慢或光照后瞳孔不缩小则为对光反射迟钝或消失。

四、判断依据

1. 直接对光反射　遇光照后，瞳孔立即缩小，移开光源后，瞳孔迅速复原。
2. 间接对光反射　一侧眼遇光照后，对侧眼瞳孔立即缩小。

五、临床意义

瞳孔对光反射迟钝或消失见于：①昏迷患者；②直接对光反射消失见于：视网膜感光障碍，视神经（传入）障碍或动眼神经损伤；③间接对光反射消失见于：光照侧视网膜病损，光感传入障碍或对侧动眼神经功能损伤（图 2 - 15）。

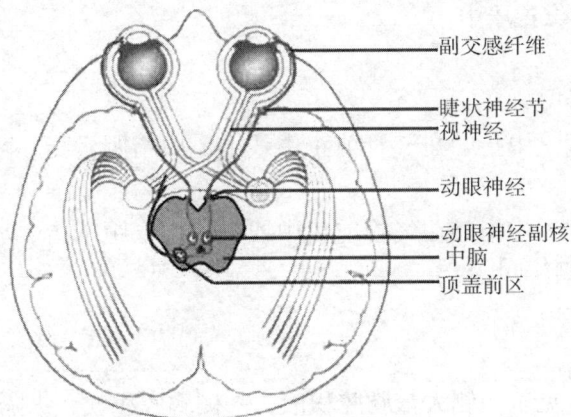

图 2 - 15　瞳孔对光反射弧

项目五　检查气管有无移位

一、准备工作

与受检者做好解释工作，以便使受检者配合检查。

二、操作程序

1. 受检者取坐位，头放端正，充分暴露颈部，放松两肩，双上肢自然下垂。

2. 医生与受检者相对而坐，协助患者将头放端正，并使两肩处于同一水平。

3. 医生将示指和环指分别固定于两侧胸锁关节（位于锁骨小头下方凹陷处）对称位置上，手掌与受检者胸骨相平行。

4. 中指远端在胸骨上窝处上下滑动触摸气管，之后，将中指移向两侧触探两侧气管旁间隙（位于气管与胸锁乳突肌之间），感觉两侧间隙大小是否相等。

5. 辨认气管的前正中线，并将中指指端固定于气管前正中线上，手掌贴在胸壁上。

6. 仔细观察中指与示指、环指指端之间的距离是否相等（图2-16）。

7. 检查完毕，协助受检者整理好衣物，并整理好所用物品。

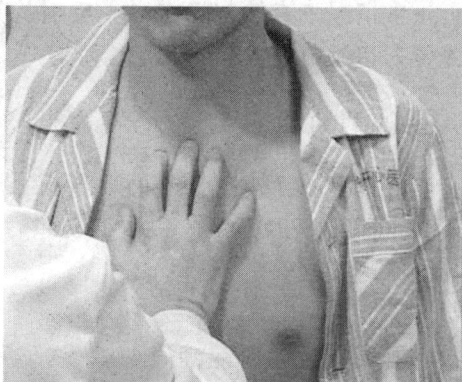

图2-16　观察中指与示指、环指指端距离

三、检查结果

正常时受检者气管位置居中。

四、判断依据

1. 气管居中的依据　中指触在气管前正中线上，中指距示指、环指指端之间的距离相等。

2. 气管移位的依据　中指触在气管前正中线上，中指距示指、环指指端之间的距离不相等，气管移位侧距离小。

五、临床意义

1. 气管移向健侧　见于一侧大量胸腔积液，一侧胸腔积气，纵隔肿瘤。

2. 气管移向患侧　见于阻塞性肺不张，广泛胸膜粘连、肥厚。

项目六 甲状腺检查

一、准备工作

1. 准备钟形听诊器。

2. 与受检者做好解释工作，以便使受检者配合检查。

二、操作程序

（一）视诊检查

1. 受检者坐在检查椅上，充分暴露颈部。

2. 医生与受检者相对而坐。

3. 仔细观察位于甲状软骨下方和两侧的甲状腺（图2-17）。

4. 检查时嘱受检者做吞咽动作，可见甲状腺随吞咽动作而向上移动。

5. 如不易辨认时，再嘱受检者两手放于枕后，头向后仰，再进行观察。

6. 注意观察甲状腺的大小和对称性。正常人甲状腺外观不突出。

（二）触诊检查

医生与受检者相对而坐，或站于其后方，分别触诊甲状腺的峡部和侧叶。

1. 从前面触诊甲状腺

（1）触诊甲状腺峡部 ①医生用拇指从胸骨上切迹向上触摸，触诊甲状腺峡部（位于环状软骨下方第二至第四气管软骨环前面的软组织）；②嘱受检者做吞咽动作，如所触软组织为甲状腺，在受检者作吞咽动作时，可感知其在手指下滑动；③判断甲状腺峡部有无增厚，注意其大小、硬度、表面是否光滑，有无结节，压痛，两侧是否对称，有无细震颤等。

（2）触诊甲状腺侧叶 ①医生一手拇指施压于一侧甲状软骨，将气管推向对侧，另一手示、中指在对侧胸锁乳突肌后缘向前推挤甲状腺侧叶，拇指在胸锁乳突肌前缘触诊；②嘱受检者做吞咽动作，重复检查；③触及甲状腺，注意其大小、硬度、表面是否光滑，有无结节，压痛，两侧是否对称，有无细震颤等；④用同样的方法检查对侧（图2-18）。

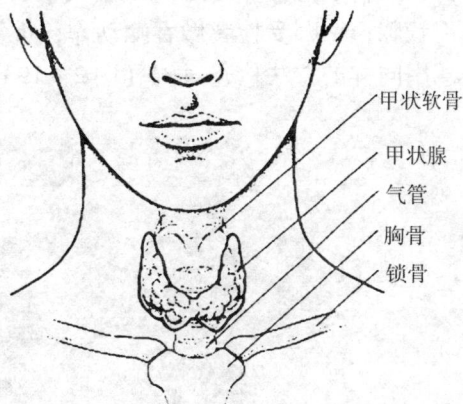

图2-17 甲状腺位置

甲状软骨
甲状腺
气管
胸骨
锁骨

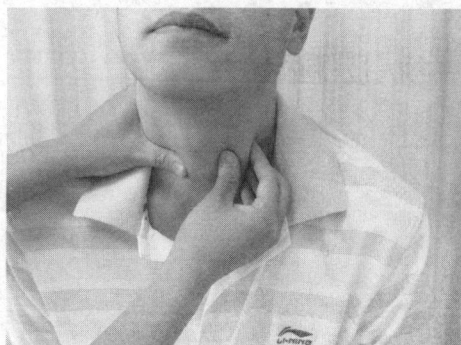
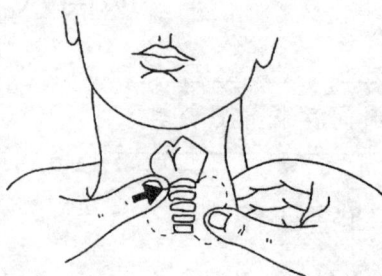

（1） （2）

图 2-18　从前面触诊甲状腺

2. 从后面触诊甲状腺

（1）触诊甲状腺峡部　①医生用示指从胸骨上切迹向上触摸，触诊甲状腺峡部；②嘱受检者做吞咽动作，感觉所触软组织有无在手指下滑动；③触诊内容与从前面触诊甲状腺时相同。

（2）触诊甲状腺侧叶　①医生一手示、中指施压于一侧甲状软骨，将气管推向对侧，另一手拇指在对侧胸锁乳突肌后缘向前推挤甲状腺侧叶，示、中指在其前缘触诊甲状腺；②嘱受检者做吞咽动作，重复检查；③触诊内容与从前面触诊甲状腺时相同；④用同样的方法检查对侧（图 2-19）。

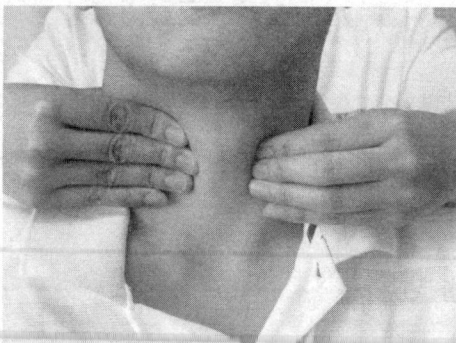
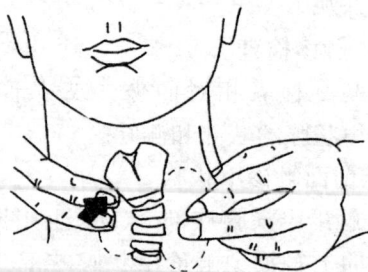

（1） （2）

图 2-19　从后面触诊甲状腺

（三）听诊检查

1. 当触到甲状腺肿大时可进行听诊检查。

2. 医生与受检者相对而坐，将钟形听诊器直接放在肿大的甲状腺上进行听诊。

3. 检查完毕，协助受检者整理好衣物，并整理好所用物品。

三、检查结果

正常人甲状腺位于甲状软骨下方和两侧，外观不突出，表面光滑、质地柔软，不易触及。

若触及甲状腺后应注意其大小、硬度、表面是否光滑，有无结节，压痛，两侧是否对称，有无细震颤，有无血管杂音等。

四、甲状腺肿大分度

甲状腺肿大可分为三度：Ⅰ度，不能看到肿大但能触及；Ⅱ度，能看到肿大又能触及，但在胸锁乳突肌以内；Ⅲ度，超过胸锁乳突肌外缘。

五、临床意义

1. 若触及肿大的甲状腺质地较柔软，可触及细震颤或能听到嗡鸣样血管杂音则考虑甲状腺功能亢进。

2. 若腺体肿大很突出，为弥漫性或结节性，不伴甲状腺功能亢进体征则考虑单纯性甲状腺肿。

3. 若为甲状腺癌，则包块可呈结节状，不规则，质硬。

项目七　乳房检查

> 时间要求：10分钟。

一、准备工作

1. 准备记号笔、测量尺。
2. 与受检者做好解释工作，以便使受检者配合检查。
3. 男医生检查女患者时，要有第三人在场。

二、操作程序

受检者取坐位或卧位，头放端正，两肩等高，脱去上衣充分暴露颈部、前胸和两上臂。

（一）视诊检查

1. 乳房视诊检查内容包括两乳房的对称性、表观情况（如有无红肿、皮肤浅表血管是否充盈明显、有无淋巴水肿导致的"橘皮"或"猪皮"样改变等）；两乳头是否对称，有无回缩、有无异常的分泌物、色素沉着；两乳房皮肤有无回缩；腋窝和锁骨上窝有无红肿、包块、溃疡、瘘管、瘢痕等。

2. 医生与受检者相对而坐或站于受检者右侧。对上述内容逐项进行观察。

（二）触诊检查

1. 乳房划线与分区　先将乳房以乳头为中心作一条水平线和一条垂直线，将乳房分为四个象限，便于记录病变部位（图2-20）。

2. 触诊顺序　一般按照外上象限（同时检查乳房尾部）→外下象限→内下象限→内上象限→乳头的顺序进行触诊。先健侧后患侧逐项进行检查。

3. 触诊时医生的手指和手掌平放在乳房上，按顺序由浅入深地进行滑动触诊。

4. 触诊内容　乳房的硬度和弹性、有无压痛和包块，以及包块的部位、大小、外形、硬度、压痛、活动度等。

5. 检查完毕，协助受检者整理好衣物，并整理好所用物品。

三、检查结果

正常时可描述为受检者乳房检查未见明显异常。

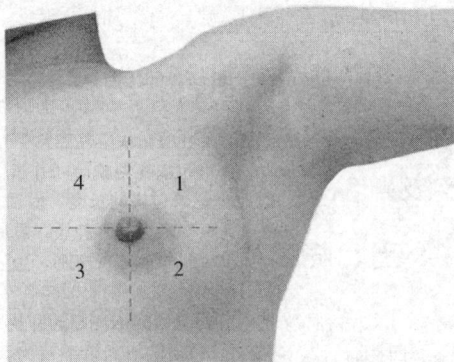

图2-20 乳房划线与分区

四、判断依据

正常时两乳房左右基本对称，呈半球形，表面无红肿、浅表血管不明显，两乳头无回缩、渗出、色素沉着等，触诊时呈模糊的颗粒感和柔韧感，青年人乳房柔软，质地均匀一致，有一定弹性，无压痛。中老年妇女乳房多下垂或呈袋状，孕妇及哺乳期妇女乳房增大、前突或下垂，乳晕扩大，色素加深。

五、临床意义

1. 急性乳腺炎 乳房有红、肿、热、痛，常局限于一侧乳房的某一象限。触诊有硬结、包块，伴寒战、发热及出汗等全身中毒症状，常见于哺乳期妇女。

2. 良性肿瘤 多质地较软，边缘光滑，形态规则并有一定的活动度，常见于乳腺囊性增生、乳腺纤维瘤。

3. 乳腺癌 多为单发，并与皮下组织粘连，可摸到肿块，质地硬，乳房局部下陷或隆起，皮肤水肿呈深红色，毛囊下陷使皮肤呈橘皮状，乳头内陷、有血性分泌物。多见于中年以上的妇女，晚期伴有腋窝淋巴结转移。

4. 男子一侧或两侧乳房女性化 主要是由于雌激素过多，以及乳腺组织对雌激素特别敏感所致。多见于内分泌紊乱，如使用雌激素、睾丸功能不全、肾上腺皮质激素分泌过多或肝硬化等。

项目八 肺和胸膜触诊检查

时间要求：20分钟。

一、准备工作

与受检者做好解释工作，以便使受检者配合检查。

二、操作程序

受检者取坐位，暴露胸背部接受检查，医生与受检者相对而坐。

肺和胸膜触诊检查包括三项内容：胸廓扩张度、语音震颤、胸膜摩擦感。

（一）胸廓扩张度

1. 医生面向受检者将两手掌平放在受检者两侧胸廓的对称部位上或在其深呼气末，展开两手轻贴于前下胸壁对称部位，两拇指分别沿两侧肋缘指向剑突，指端对位于前正中线处。

2. 嘱受检者深呼吸，仔细感觉和观察两手掌或拇指动度是否相等（图2-21）。

3. 检查结果　正常时受检者两侧胸廓扩张度相等，无增强或减弱。

（二）语音震颤

1. 将两手掌或手掌尺侧缘，轻轻平放在胸廓两侧的对称部位上，嘱受检者拉长音重复说"一"，仔细感觉手下颤动是否相等，有无增强或减弱，并在原部位双手交叉对比。

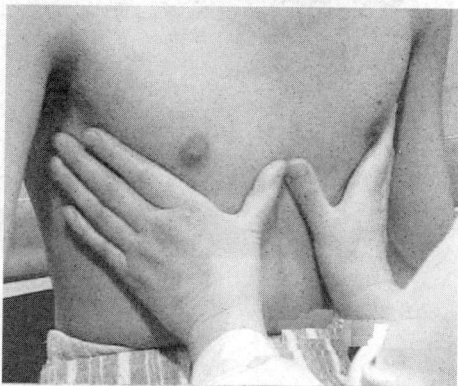

图2-21 胸廓扩张度

2. 检查部位应至少包括以下部位：前胸锁骨上窝处，前胸上部，前胸下部，侧胸部，背部肩胛上区，肩胛间区，肩胛下区（图2-22、2-23、2-24、2-25、2-26、2-27）。

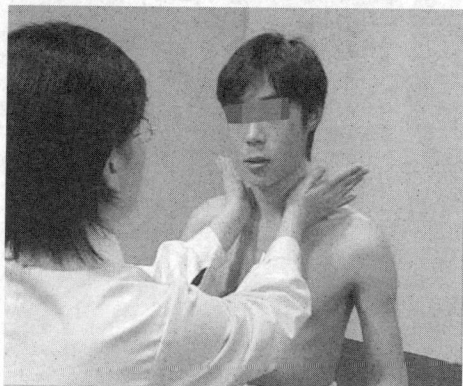

（1）

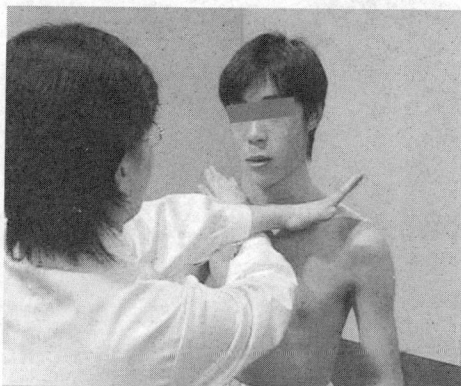

（2）

图2-22 锁骨上窝处语音震颤检查

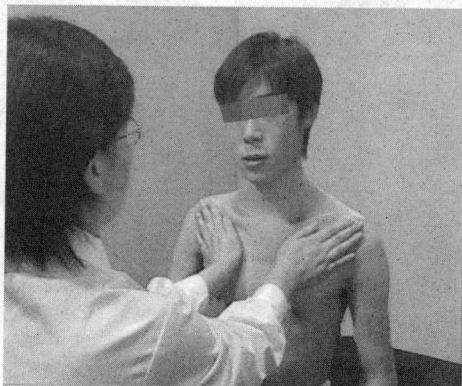

（1）

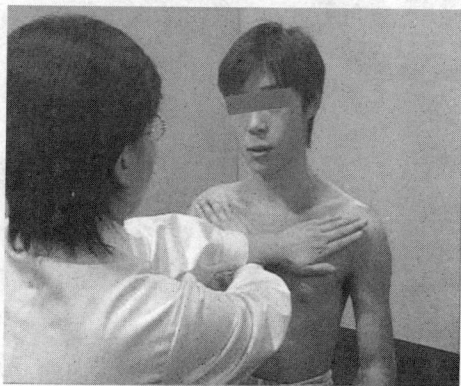

（2）

图2-23 前胸上部语音震颤检查

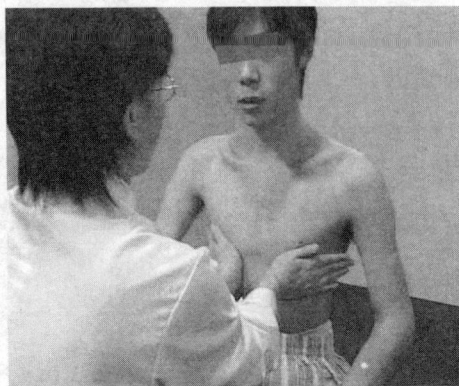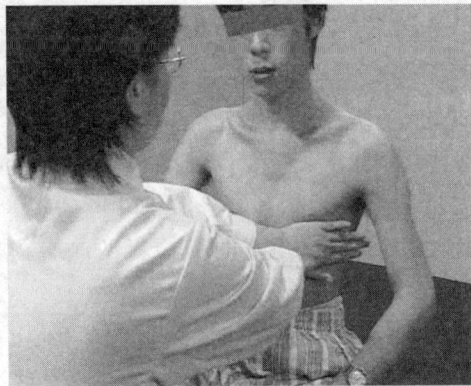

（1）　　　　　　　　　　（2）

图 2 - 24　前胸下部语音震颤检查

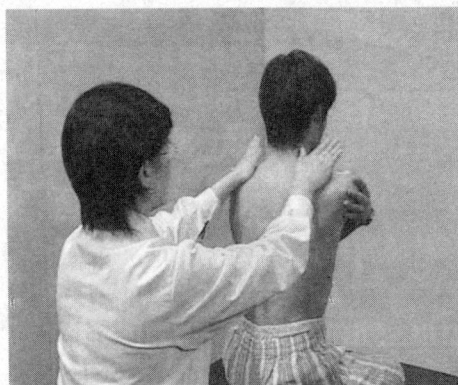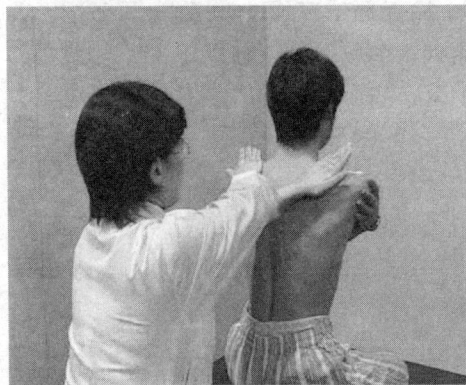

（1）　　　　　　　　　　（2）

图 2 - 25　肩胛上区语音震颤检查

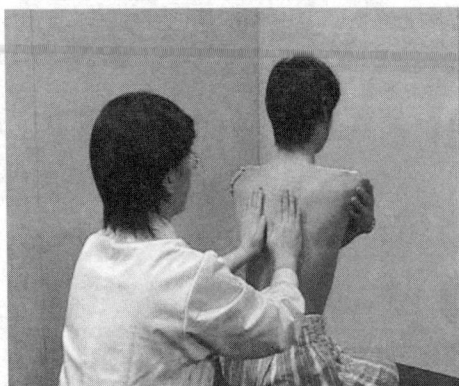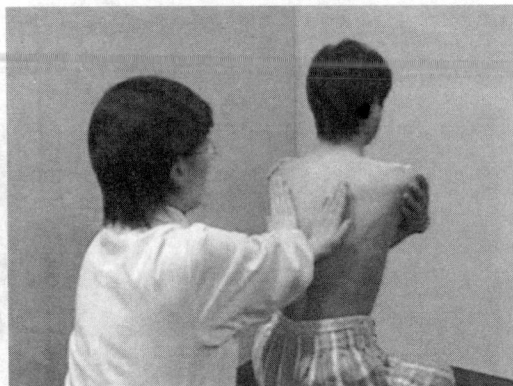

（1）　　　　　　　　　　（2）

图 2 - 26　肩胛间区语音震颤检查

（1）   （2）

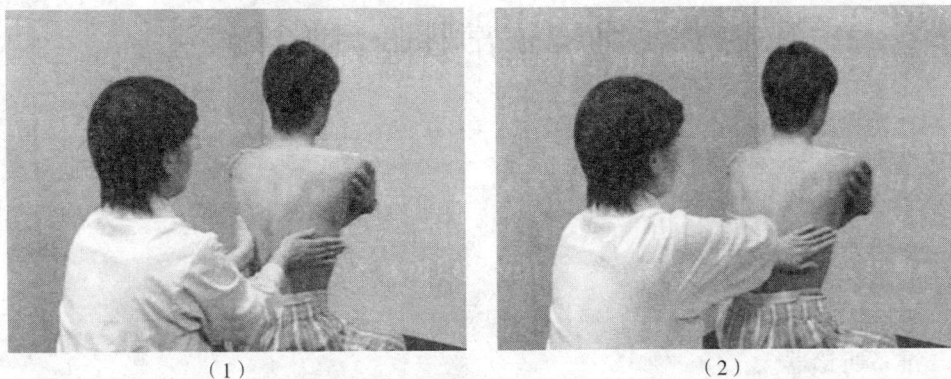

图 2 - 27   肩胛下区语音震颤检查

3. 医生检查时注意双手五指并拢，且手掌紧贴受检者胸壁，放于受检者两侧胸廓的对称部位上。

4. 医生示范发音应规范。

5. 检查结果   正常时可描述为受检者两肺语音震颤正常，无增强或减弱。

（三）胸膜摩擦感

1. 将两手掌平放在胸廓上，嘱受检者深呼吸，仔细感觉有无似皮革摩擦样感觉。

2. 检查部位按照前胸、侧胸、背部顺序检查，着重检查侧胸 5～7 肋间（图 2 - 28、2 - 29）。

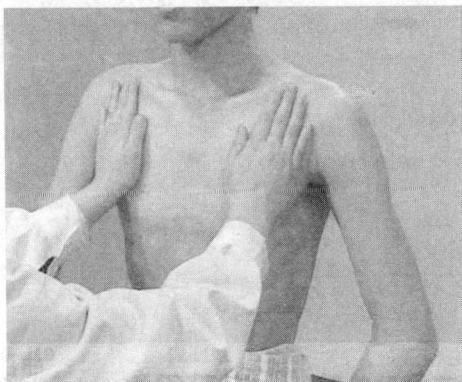

图 2 - 28   前胸部胸膜摩擦感检查   图 2 - 29   侧胸部胸膜摩擦感检查（5～7 肋间）

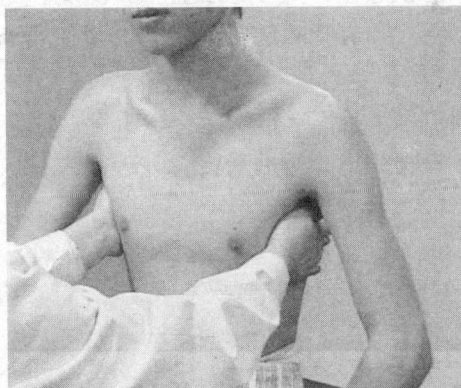

3. 检查结果   正常时不能触及胸膜摩擦感（或不能触及似皮革摩擦样感觉）。

4. 检查完毕，协助受检者整理好衣物，并整理好所用物品。

项目九　肺部正常呼吸音听诊检查

> 时间要求：20分钟。

一、准备工作

1. 听诊环境安静，室温适宜。
2. 准备听诊器。
3. 与受检者做好解释工作，以便使受检者配合检查。

二、操作程序

1. 受检者取坐位，暴露胸背部接受检查，医生与受检者相对而坐。
2. 正确佩戴及使用听诊器。
3. 听诊顺序　由肺尖开始，自上而下，按先前胸、侧胸、后背部的顺序进行听诊。
4. 听诊要求
（1）听诊时嘱受检者稍张口做均匀呼吸，听诊肺尖肺底时应嘱受检者作深呼吸。
（2）听诊应沿肋间进行，并注意在左右对称部位对比听诊。
（3）听诊应密度均匀、适当。①前胸：锁骨上窝（肺尖）每侧听一处即可，每个前肋间隙每侧至少听两处以上。②侧胸：每个肋间隙每侧可听一处。③背部：肩胛上区（肺尖）及肩胛间区每个肋间隙每侧可听诊一处，肩胛下区每个肋间隙每侧至少听两处以上。
（4）每个听诊部位均应至少听一个完整的呼吸周期。
5. 检查完毕，协助受检者整理好衣物，并整理好所用物品。

三、检查结果

正常时受检者两肺呼吸音清晰，能够听到三种呼吸音，分别是：支气管呼吸音、支气管肺泡呼吸音和肺泡呼吸音。

四、三种呼吸音的分布部位、听诊特点

1. 三种呼吸音的分布部位
（1）支气管呼吸音分布在喉部、胸骨上窝、背部第6、7颈椎及第1、2胸椎附近（图2-30）。
（2）支气管肺泡呼吸音分布在胸骨角附近及肩胛间区3、4胸椎水平（图2-31）。
（3）肺泡呼吸音分布在除支气管呼吸音和支气管肺泡呼吸音以外的肺泡部位（图2-32）。

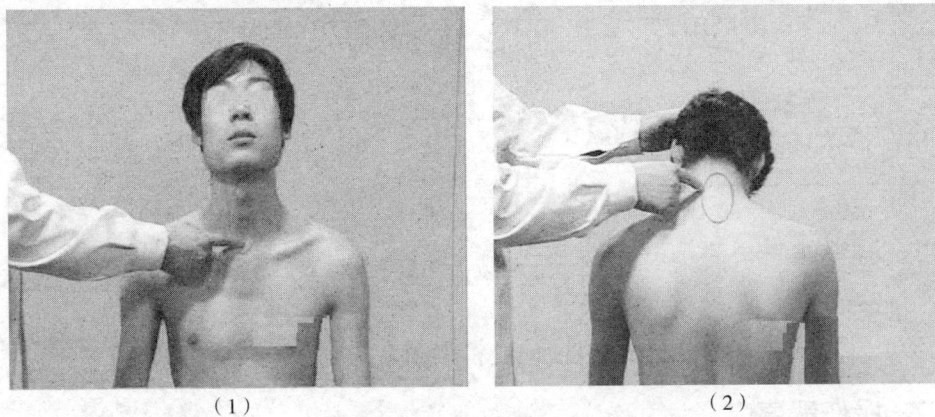

（1）　　　　　　　　　　（2）

图 2 - 30　支气管呼吸音分布部位

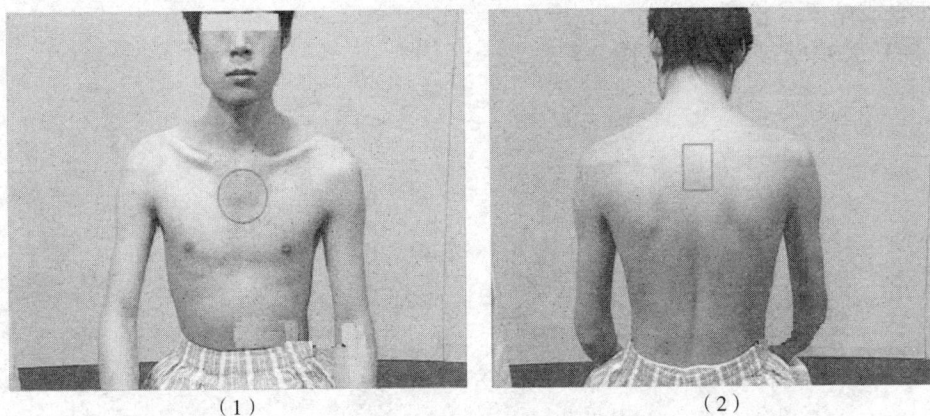

（1）　　　　　　　　　　（2）

图 2 - 31　支气管肺泡呼吸音分布部位

2. 三种呼吸音的听诊特点

（1）支气管呼吸音的特点　呼气时间长、音强、调高，声音似将舌抬高，张口呼气时发出的"哈－－"音。

（2）肺泡呼吸音的特点　吸气时间长、音强、调高，声音似上齿咬下唇，吸气时发出的"呋－－"音。

（3）支气管肺泡呼吸音的特点　吸气音似肺泡呼吸音的吸气音，音略强，调略高；呼气音似支气管呼吸音的呼气音，但音略弱，调略低；吸气和呼气时间、响度、音调大致相等。

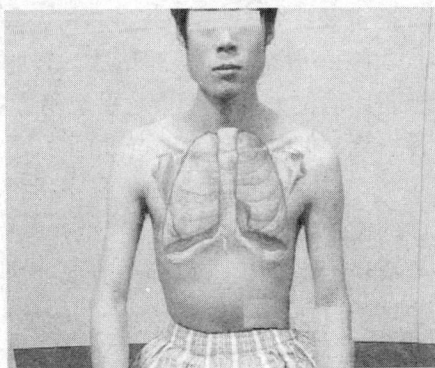

图 2 - 32　肺泡呼吸音分布部位

项目十　叩诊检查心浊音界

一、准备工作

1. 准备记号笔 1 支、测量尺 2 把。
2. 与受检者做好解释工作，以便使受检者配合检查。

二、操作程序

受检者取坐位或仰卧位，暴露心前区，双上肢自然放于身体两侧。医生与受检者相对而坐或站于受检者右侧。

（一）采用间接叩诊法（图 2 - 33）

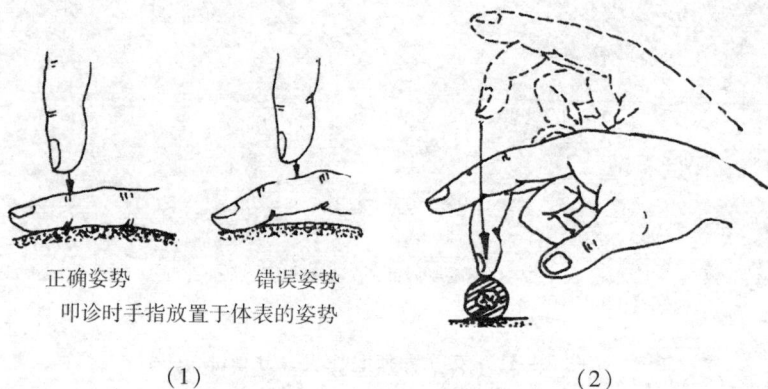

正确姿势　　　　错误姿势
叩诊时手指放置于体表的姿势

（1）　　　　　　　　　（2）

图 2 - 33　间接叩诊

1. 一般采用间接叩诊法，轻叩心浊音界。医生将左手中指（板指）第二指节紧贴于叩诊部位，其他手指及手掌稍微抬起，勿与体表接触。板指方向：坐位检查时与肋骨垂直，仰卧位检查时与肋间平行。板指移动距离不宜过大，移动时需稍抬离体表。

2. 右手指自然弯曲，以中指指端叩击左手中指第二指骨的前端。叩击方向应与叩诊部位的体表垂直。

3. 叩诊时，应以腕关节或（和）掌指关节的活动为主，避免肩关节及肘关节参与运动。

4. 叩击动作要灵活、短促、富有弹性。

5. 叩击后右手应立即抬起，以免影响叩诊音。

6. 一个叩诊部位，每次只须连续叩击 2～3 下，如未能获得明确的印象，可再连续叩击 2～3 下，不间断的连续叩击，反而不利于叩诊音的分辨。

7. 叩击力量要均匀一致，才能正确判断叩诊音的变化。

（二）心右界叩诊

1. 正确辨认胸骨角，并找到第 2 肋间。

2. 沿右锁骨中线，自第 2 肋间从上向下叩出肺肝相对浊音界（代表肝上界，匀称体型者位于右锁骨中线第 5 肋间）。

3. 从肺肝相对浊音界上一肋间开始，自右锁骨中线外侧，由外向内叩诊心右界。仔细辨别叩诊音的变化，当清音变浊音时，用笔做标记。

4. 以同样的方法依次向上叩诊，直至第 2 肋间。

（三）心左界叩诊

1. 从第 2 肋间开始，自左锁骨中线外侧，由外向内叩诊心左界，在清音变浊音处做标记。

2. 依次向下叩至第 5、6 肋间。

（四）画线并测量

1. 画出前正中线与左锁骨中线　画前正中线时取受检者胸骨上窝中点与腹上角中点连线；画左锁骨中线时可通过锁骨中点（锁骨的胸骨端与肩峰端直线距离的中点）向下做垂线（男性和儿童也可通过乳头做前正中线的平行线）。

2. 用测量尺按顺序准确测量每一肋间所做标记到前正中线的垂直距离（图 2 - 34）。

3. 测量左锁骨中线至前正中线的垂直距离。

4. 检查完毕，协助受检者整理好衣物，并整理好所用物品。

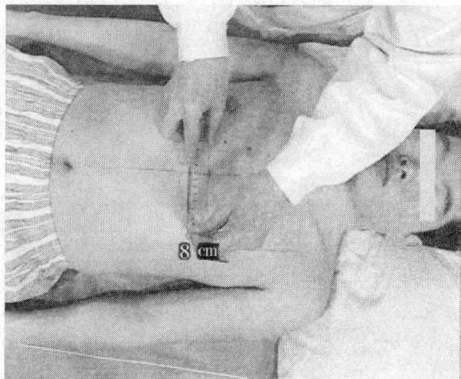

图 2 - 34　心脏相对浊音界测量方法

三、检查结果

正常时可描述为受检者心脏相对浊音界大小正常，所叩心界超过正常范围可描述为心脏相对浊音界增大，若所叩心界小于正常则描述为心脏相对浊音界缩小。

四、判断依据

正常心脏相对浊音界距前正中线的距离依次为：心右界第 2 肋间 2 ~ 3cm，第 3 肋间 2 ~ 3cm，第 4 肋间 3 ~ 4cm；心左界第 2 肋间 2 ~ 3cm，第 3 肋间 3.5 ~ 4.5cm，第 4 肋间 5 ~ 6cm，第 5 肋间 7 ~ 9cm；左锁骨中线距前正中线的距离为 8 ~ 10cm。

五、心浊音界的改变及其临床意义

心浊音界的大小、形态、位置可受多种因素的影响而改变。除由于心脏各房室肥厚或扩大而出现不同部位的心浊音界增大外，附近脏器、组织如肺脏、纵隔、胸腔等病变也可引起心浊音界的改变。

1. 心浊音界增大

（1）心浊音界向左下增大　左心室增大时，心左界常向左下增大，使心浊音界呈靴形，称为主动脉型，可见于主动脉瓣狭窄或关闭不全、高血压病等。

（2）心浊音界向左增大　右心室增大时，除心右界可增大外，由于心脏沿长轴作顺钟向转动，故左侧心浊音界增大更为显著。

（3）心腰部浊音界向左增大　左心房显著扩大时，胸骨左缘第3肋间心浊音界增大，可见于较重的二尖瓣狭窄。本病除左心房扩大外，常伴有肺动脉扩张及右心室肥厚，心浊音界外形呈梨形，称二尖瓣型心。

（4）心底部浊音界增大　主动脉扩张、主动脉瘤、纵隔肿瘤及心包大量积液时心底部浊音界增宽。

（5）双侧心浊音界增大　常见于全心衰竭、心肌炎、心肌病及心包积液等。心包积液时，相对浊音界与绝对浊音界等同；心浊音界随体位改变而变化，坐位时，心浊音区呈三角烧瓶形；仰卧时，心底部浊音区明显增宽。

2. 心浊音界缩小或消失　左侧气胸、肺气肿等可使心浊音界显著缩小或消失。

3. 心浊音界位置的改变

（1）心浊音界向病侧移位　见于肺不张、肺组织纤维化及胸膜粘连增厚等。

（2）心浊音界向健侧移位　见于一侧胸腔积液、气胸。

（3）心浊音界向左上移位　当腹内压力升高时，因横膈位置抬高可将心脏推向左上方，如腹水、腹内巨大肿瘤、妊娠等。

项目十一　正常心脏瓣膜听诊区听诊检查

时间要求：15分钟。

一、准备工作

1. 准备听诊器。
2. 与受检者做好解释工作，以便使受检者配合检查。

二、操作程序

1. 受检者取坐位或仰卧位，暴露前胸，医生与受检者相对而坐或站于其右侧。
2. 确认左锁骨中线位置，辨认胸骨角及第2、3、4、5肋间等体表标志。
3. 辨认各瓣膜听诊区位置　①二尖瓣听诊区：位于心尖部，即左锁骨中线内侧第5肋间（图2-35）。②主动脉瓣听诊区：位于胸骨右缘第2肋间（图2-36）。③主动脉瓣第二听诊区：位于胸骨左缘第3、4肋间（图2-37）。④肺动脉瓣听诊区：位于胸骨左缘第2肋间（图2-38）。⑤三尖瓣听诊区：位于胸骨体下端近剑突处，稍偏左或稍偏右（图2-39）。

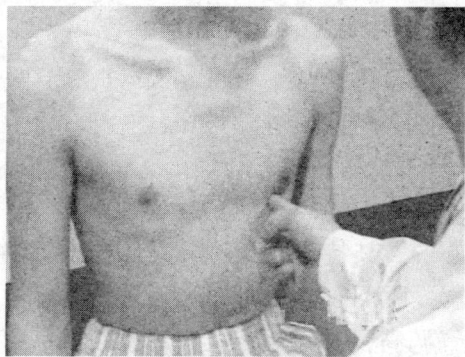

图 2 – 35 二尖瓣听诊区

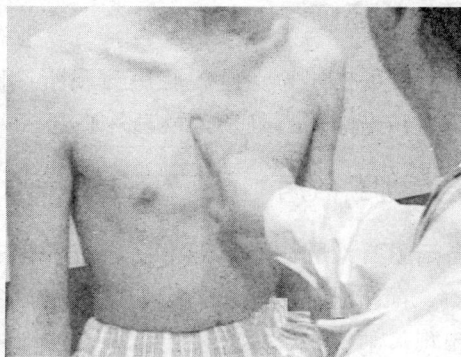

图 2 – 36 主动脉瓣听诊区

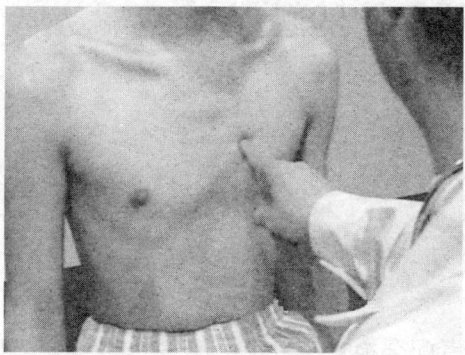

图 2 – 37 主动脉瓣第二听诊区

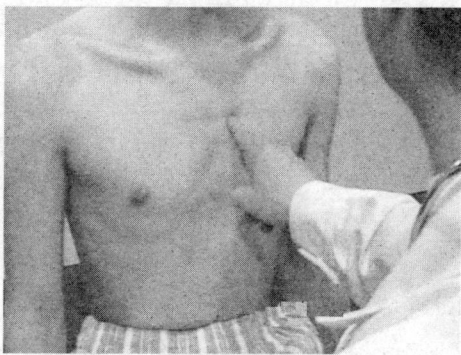

图 2 – 38 肺动脉瓣听诊区

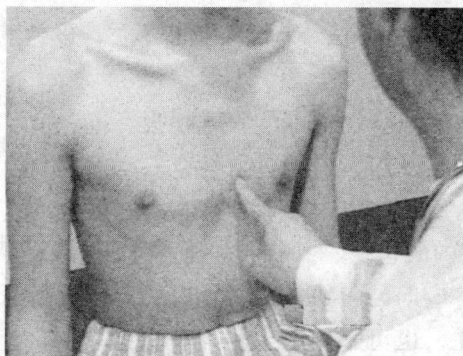

图 2 – 39 三尖瓣听诊区

4. 听诊顺序 可按照二尖瓣听诊区→主动脉瓣听诊区→主动脉瓣第二听诊区→肺动脉瓣听诊区→三尖瓣听诊区的顺序听诊（或按照二尖瓣听诊区→肺动脉瓣听诊区→主动脉瓣听诊区→主动脉瓣第二听诊区→三尖瓣听诊区的顺序听诊）。

5. 正确佩戴听诊器，并按顺序进行听诊，二尖瓣听诊区听诊应不少于 1 分钟，其他瓣膜听诊区不少于半分钟。

6. 检查完毕，协助受检者整理好衣物，并整理好所用物品。

三、检查结果

正常时可描述为受检者心脏瓣膜听诊区听诊检查正常，心率＊次/分，心律规整，心音有力，未闻及心脏杂音及额外心音，无心包摩擦音。

四、判断依据

各瓣膜听诊区均能听到第一心音和第二心音。其特点为：第一心音标志着收缩期的开始，音调低，时间长，最响部位在心尖部，距下一心音时间间隔短，与心尖搏动同时出现；第二心音标志着舒张期的开始，音调高，时间短，最响部位在心底部，距下一心音时间间隔长，在心尖搏动之后出现。

项目十二　腹部包块的触诊

时间要求：10分钟。

一、准备工作

1. 环境采光好，室温适宜。
2. 与受检者做好解释工作，以便使受检者配合检查。

二、操作程序

1. 受检者取仰卧位，头垫低枕，双下肢屈曲分立，以使腹壁松弛，两手自然放于躯干两侧。
2. 受检者暴露腹部，张口作慢而深的腹式呼吸。
3. 医生手温适宜，站于受检者右侧进行检查。
4. 医生采用深部滑行触诊法进行触诊　将右手并拢的二、三、四指平放于腹壁上，以手指末端逐渐触向腹腔内的包块，并在包块上作上下左右的滑动触摸。
5. 如为条索状包块，应向与包块长轴相垂直的方向进行滑动触诊。
6. 如包块位置较深在，也可采用双手触诊法　将左手掌置于被检查包块的背后部，并向右手方向托起包块，使被检查包块位于两手之间，且更接近体表，有利于右手触诊检查。右手仍用深部滑行触诊法进行触诊。
7. 检查完毕，协助受检者整理好衣物。

三、检查结果

正常人腹部触不到异常包块。

四、触及异常肿块后应注意以下内容

1. 部位　某些部位的肿瘤常来源于该部位的脏器。

2. 大小　凡触及肿块均应测量其上下（纵长）、左右（横宽）和前后径（深厚），并记录，明确大小以便于动态观察。

3. 形态　触到肿块应注意其形状、轮廓、边缘和表面情况。圆形且表面光滑的肿块多为良性，以囊肿或淋巴结居多；形态不规则，表面凹凸不平或坚硬者，应多考虑恶性肿瘤、炎性肿物或结核性肿块。

4. 质地　若为实质性的，则质地可能柔韧、中等硬或坚硬，见于肿瘤、炎症、结核浸润块；若为囊性的，则质地柔软，见于囊肿、脓肿。

5. 压痛　炎性肿块有明显压痛；与脏器有关的肿瘤压痛可轻重不等。

6. 搏动　若为腹中线附近触到明显的膨胀性搏动，考虑为腹主动脉或其分支的动脉瘤。

7. 移动度　移动度大的多为带蒂的肿物或游走的脏器，局部炎性肿块或脓肿及腹腔后壁的肿瘤，一般不能移动。

项目十三　用双手触诊法检查肝脏

时间要求：10分钟。

一、准备工作

1. 环境采光好，室温适宜。

2. 准备直尺、记号笔　触及肝脏后在受检者体表画出前正中线及右锁骨中线，并测量这两条径线上肝脏大小。

3. 与受检者做好解释工作，以便使受检者配合检查。

二、操作程序

1. 受检者取仰卧位，头垫低枕，双下肢屈曲分立，以使腹壁松弛，两手自然放于躯干两侧。

2. 受检者暴露腹部，张口作慢而深的腹式呼吸。

3. 医生手温适宜，站于受检者右侧进行检查。

4. 辨认右腹直肌外缘　医生可嘱受检者稍抬头，右手于腹壁上由上向下辨认右侧腹直肌外缘的位置（图2-40）。

5. 肝右叶触诊时，医生将触诊的右手平放于受检者右腹直肌外缘髂前上棘连线水平，手掌平贴于腹壁上，2~5指并拢，示指与中指指端桡侧缘（或示指与中指指端）对向右肋缘，腕关节自然伸直。

6. 医生左手掌面平托于受检者右后胸壁

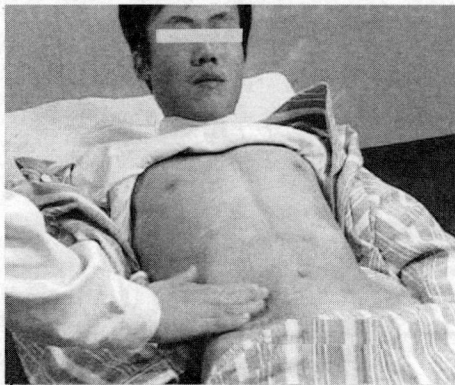

图2-40　辨认腹直肌外缘

11~12肋部位，拇指置于季肋部按压右下胸壁，限制其吸气时胸壁扩张。

7. 医生右手随受检者的腹式呼吸，腹壁起伏，运用掌指关节的力量，呼气时，右手轻柔压向腹深部；吸气时，右手在继续施压中随腹壁抬起，向前上迎触肝下缘。若未触及，于再次呼吸时逐渐向上方滑动触诊，直至右季肋缘（图2-41）。

8. 触诊过程中应给受检者口令，嘱其吸气、呼气时速度宜慢。触诊向前移动的速度在下腹部时可稍快，越近肋弓缘应越慢，肋弓下应多进行几次触诊，以免漏掉轻度肝肿大者。

9. 用同样的方法沿前正中线自中腹部向剑突下触探肝左叶（图2-42）。

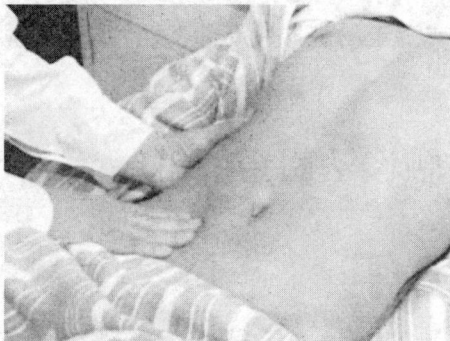

图2-41　肝右叶触诊　　　　　　　图2-42　肝左叶触诊

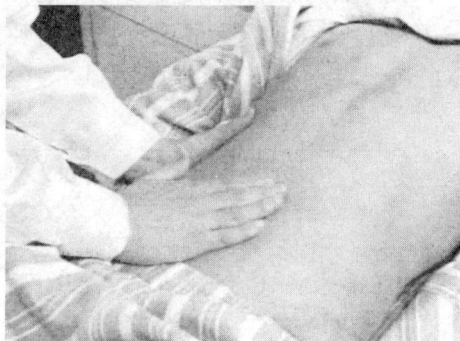

10. 检查完毕，协助受检者整理好衣物，并整理好所用物品。

三、检查结果

正常成人肝脏，在肋缘下一般触不到。

四、触及肝脏后应按下述内容辨别是否正常

1. 大小　触及肝脏者，应划出前正中线和右锁骨中线，在受检者平静呼吸状态下进行测量。以右锁骨中线和前正中线上的肝下缘为准，肝下缘距右肋下缘<0.5cm，距剑突下<3cm者为大小正常。

2. 质地　分三种程度：Ⅰ质柔软，如触口唇；Ⅱ质韧，如触鼻尖；Ⅲ质硬，如触前额。正常肝质柔软。

3. 表面形态和边缘　正常肝表面光滑无结节，边缘薄而整齐，厚度一致。

4. 压痛　正常肝无压痛。

5. 搏动　正常肝触不到搏动。

项目十四 胆囊触诊检查

> 时间要求：10 分钟。

一、准备工作

1. 环境采光好，室温适宜。
2. 与受检者做好解释工作，以便使受检者配合检查。

二、操作程序

（一）采用单手滑行触诊法触诊胆囊

1. 受检者取仰卧位，头垫低枕，双下肢屈曲分立，以使腹壁松弛，两手自然放于躯干两侧。
2. 受检者暴露腹部，张口作慢而深的腹式呼吸。
3. 医生手温适宜，站于受检者右侧进行检查。
4. 辨认右腹直肌外缘　医生可嘱受检者稍抬头，右手于腹壁上由上向下辨认右侧腹直肌外缘的位置。
5. 医生将触诊的右手平放于受检者右腹直肌外缘上，手掌平贴于腹壁上，2～5 指并拢，示指与中指指端桡侧缘（或示指与中指指端）对向右肋缘，腕关节自然伸直，自右下腹部沿腹直肌外缘触向右肋缘胆区。
6. 采用单手滑行触诊法触诊胆囊，触诊要领同肝脏触诊。
7. 胆囊肿大时可在右肋缘下，右腹直肌外缘处触及一梨形或卵圆形包块。
8. 检查结果　正常人胆囊不能触及。
9. 临床意义　如胆囊增大，有囊性感和明显压痛者，见于急性胆囊炎；无压痛者，见于壶腹周围癌；如增大的胆囊有实性感者，见于胆囊结石或胆囊癌。

（二）Murphy 征检查

1. 受检者体位同上，医生站其右侧，先辨认出胆囊点（即右肋缘与右腹直肌外缘交点）（图 2-43），将左手掌平放在受检者右肋下部，以拇指指腹勾压于右肋下胆囊点处（图 2-44）。
2. 嘱受检者缓慢深吸气，同时观察受检者面部表情，注意其在吸气过程中是否因拇指按压处疼痛而突然屏气，或出现痛苦表情；询问患者在深吸气过程中拇指按压处有无疼痛感。
3. 检查完毕，协助受检者整理好衣物。
4. 检查结果　正常人 Murphy 征阴性。
5. 阳性表现　吸气过程中因拇指按压处疼痛而突然屏气或出现痛苦表情者为 Murphy 征阳性。
6. 临床意义　Murphy 征阳性，见于急性胆囊炎。

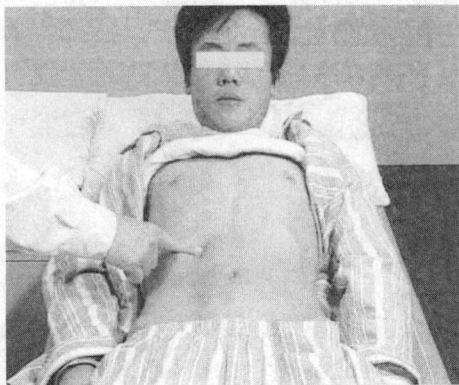

图 2-43 辨认胆囊点

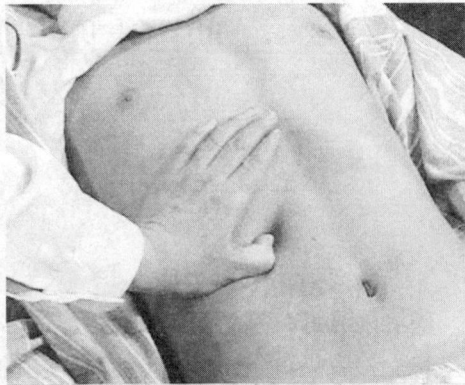

图 2-44 Murphy 征检查

项目十五 脾触诊检查

> 时间要求：10 分钟。

一、准备工作

1. 环境采光好，室温适宜。
2. 准备圆珠笔、直尺、纸 用于绘制脾肿大的测量图。
3. 与受检者做好解释工作，以便使受检者配合检查。

二、操作程序

受检者取仰卧位（必要时取右侧卧位），头垫低枕，双下肢屈曲分立，以使腹壁松弛，两手自然放于躯干两侧。暴露腹部，张口作慢而深的腹式呼吸。医生手温适宜，站于受检者右侧进行检查。

（一）可疑重度脾肿大的触诊方法

对可疑重度脾肿大者采用仰卧位 - 单手触脾法

1. 受检者仰卧，下肢屈曲，医生站其右侧。
2. 右手用浅部触诊法自左下腹部→下腹部→右下腹部→右侧腹部→脐部→左侧腹部逐次向上方触探。
3. 若有脾肿大，可触及其（肿块）边缘，并应触清轮廓。
4. 若未触到肿块又怀疑中度脾肿大者，采用仰卧位 - 双手触脾法。

（二）可疑中度脾肿大的触诊方法

对可疑中度脾肿大者采用仰卧位 - 双手触脾法

1. 医生右手 2~5 指并拢，示指、中指指端桡侧缘（或示指与中指指端）对向左肋缘，手掌平贴于腹壁上，腕关节自然伸直。
2. 左手绕过受检者胸前，托于左后胸壁 7~10 肋（或 8~11 肋）处。

3. 随受检者呼吸时腹壁起伏，从脐部和左下腹部逐渐触至左肋缘（图 2 - 45）。触诊要领同肝脏触诊。

4. 若未触及脾脏又怀疑轻度脾肿大者，采用右侧卧位 - 双手触脾法。

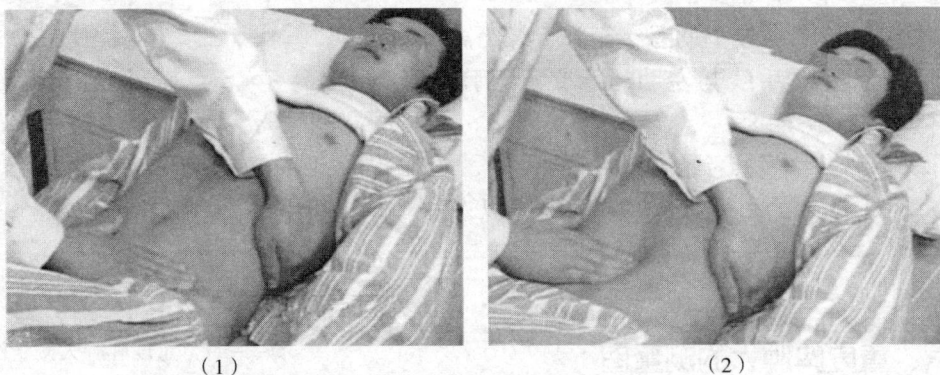

（1）   （2）

图 2 - 45　仰卧位双手触脾法

（三）可疑轻度脾肿大的的触诊方法

对可疑轻度脾肿大者可采用右侧卧位 - 双手触脾法

1. 受检者右侧卧位，右下肢伸直，左下肢屈曲，张口腹式呼吸。

2. 医生面向受检者，躬身或稍下蹲位检查。

3. 左手托于其左侧后胸壁 7～10 肋（或 8～11 肋）处，右手平置于脐部，示指、中指指端桡侧缘对向左肋缘，随受检者呼吸时腹壁起伏，逐次触向左肋弓之内下（图 2 -46）。

4. 脾稍有肿大时此法极易触及。

5. 检查完毕，协助受检者整理好衣物，并整理好所用物品。

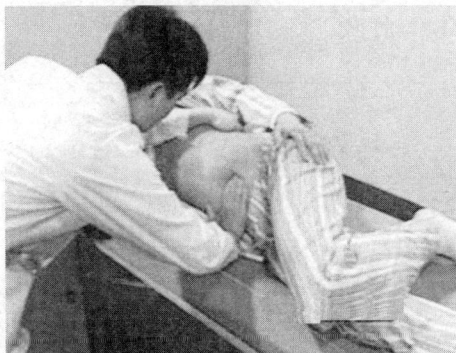

图 2 -46　右侧卧位双手触脾法

三、检查结果

正常情况下，脾脏不能触及，若触及脾脏则可因内脏下垂或左侧胸腔积液、积气时膈下降而使脾脏向下移位，否则能触到脾脏则提示脾脏肿大至正常 2 倍以上。

四、中重度肿大之脾的特征

触及肿块后应触清其周边界线和形态。中、重度肿大之脾有 3 个特征。

1. 肿块右缘多能触及 1～2 个切迹。

2. 手指难以从肿块表面和左肋缘下插入其间。

3. 结合叩诊发现肿块浊音与脾浊音界相延续。

五、脾肿大的测量方法

触及中、重度脾肿大应在平静呼吸状态下，采用三线测量法按厘米计量脾的大小

Ⅰ线：左锁骨中线上肋弓缘至脾下缘距离。

Ⅱ线：左锁骨中线与左肋弓缘交点至脾尖最远处的距离。

Ⅲ线：脾右缘极点至前正中线的距离，若在正中线以右用"＋"号标示，若在前正中线以左用"－"号标示。

轻度脾肿大者只测量1线。

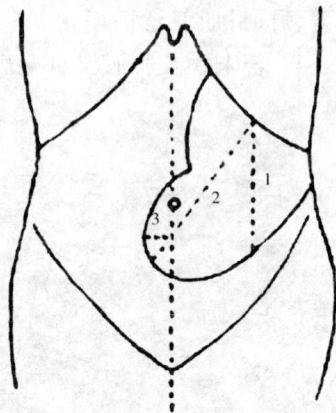

六、重度脾肿大的测量图

见图2－47。

图2－47　重度脾肿大测量图

项目十六　检查腹部有无移动性浊音

> 时间要求：15分钟。

一、准备工作

1. 环境采光好，室温适宜。
2. 与受检者做好解释工作，以便使受检者配合检查。

二、操作程序

受检者取仰卧位，双下肢伸直，暴露腹部。医生手温适宜，站于受检者右侧进行检查。

（一）全腹部叩诊检查

1. 医生于受检者上腹部、中腹部、下腹部分别进行叩诊，辨别全腹部叩诊音响。
2. 正常情况下，腹部叩诊音大部分为鼓音，只有肝、脾所在部位，增大的膀胱和子宫占据的部位，以及两侧腹部近腰肌处叩诊为浊音。
3. 若叩诊结果呈中鼓侧浊，则嘱受检者变换体位再进行叩诊。

（二）腹部移动性浊音的检查

1. 仰卧位叩诊　自脐开始沿脐水平线，先向一侧腹部叩诊，辨别叩诊音，然后再折回叩至对侧腹部，同时辨别叩诊音。大量腹腔积液者呈中鼓侧浊。
2. 板指固定不动，嘱受检者取侧卧位。
3. 侧卧位叩诊　嘱受检者向左（或右）侧卧位，并继续沿脐水平线向对侧腹部叩诊，大量腹腔积液者呈上鼓下浊，且位于下侧的浊音区域比平卧位时增大。再请受检

者向另一侧卧位，以同样方法进行叩诊。

4. 检查完毕，协助受检者整理好衣物。

三、检查结果

正常人全腹叩诊为鼓音，移动性浊音阴性。

四、判断依据

腹部移动性浊音阳性者的腹部叩诊音，浊音区和鼓音区随体位变化而变动，呈上鼓下浊的变化。

五、临床意义

腹部叩出移动性浊音，可判定腹腔有积液存在，且量在 1000ml 以上。

项目十七　肛门与直肠检查

时间要求：15 分钟。

一、准备工作

1. 准备一次性指套或手套、润滑剂（如肥皂液、凡士林或液状石蜡）。
2. 与受检者做好解释工作，以便使受检者配合检查。

二、操作程序

受检者取肘膝位（或左侧卧位/截石位）进行检查（图 2 - 48、2 - 49）。

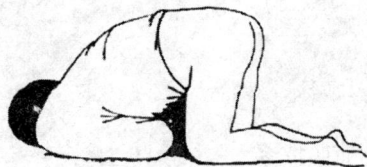

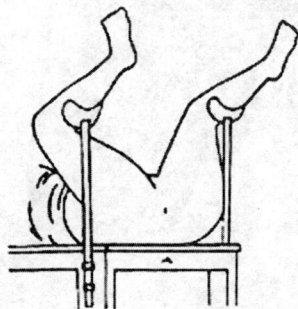

图 2 - 48　肘膝位　　　　图 2 - 49　膀胱截石位

（一）视诊

1. 首先查看肛门周围有无血、脓、粪便、黏液、瘘口或肿块等。
2. 医生用两拇指按住肛门两侧，并将其分开，使肛门口外翻，观察有无肛裂或痔。

3. 嘱受检者用力屏气，增加腹压，观察有无内痔、息肉或直肠脱垂。

4. 如有异常应以时钟方式记录其所在部位。

5. 临床意义

（1）肛门闭锁与狭窄　多见于先天性畸形，由感染、外伤、手术引起的肛门狭窄常可在肛周发现瘢痕。

（2）肛周瘢痕与红肿　肛门周围瘢痕多见于外伤或手术后；肛门周围红肿及压痛，常为肛门周围炎症或脓肿。

（3）肛裂　患者自觉排便时疼痛，排出的粪便周围常附有少许鲜血。检查肛门时常可见裂口，触诊时有明显的触压痛。

（4）痔　以齿状线为界，可分为内痔、外痔、混合痔。内痔在肛门内口可查到柔软的紫红色包块，排便时可突出肛门口外，外痔在肛门外口可见紫红色柔软包块，混合痔则指齿状线上、下均可发现紫红色包块，下部被肛管皮肤所覆盖。

（5）肛门直肠瘘　检查时可见肛门周围皮肤有瘘管开口，有时有脓性分泌物流出，在直肠和肛管内可见瘘管的内口或伴有硬结。

（6）直肠脱垂　检查时可见肛门外有突出物，如不明显可让受检者屏气作排便动作，若能在肛门外见到紫红色球状突出物，且用力时突出更为明显者，即为直肠部分脱垂；若突出物呈椭圆形块状物，表面有环形皱襞，即为直肠完全脱垂。

（二）触诊

1. 医生右手示指戴指套或手套，在指套或手套上涂上润滑剂。

2. 以示指轻轻按摩肛门外口，等受检者肛门括约肌适应并放松后，将示指徐徐插入肛门、直肠内（图2-50）。

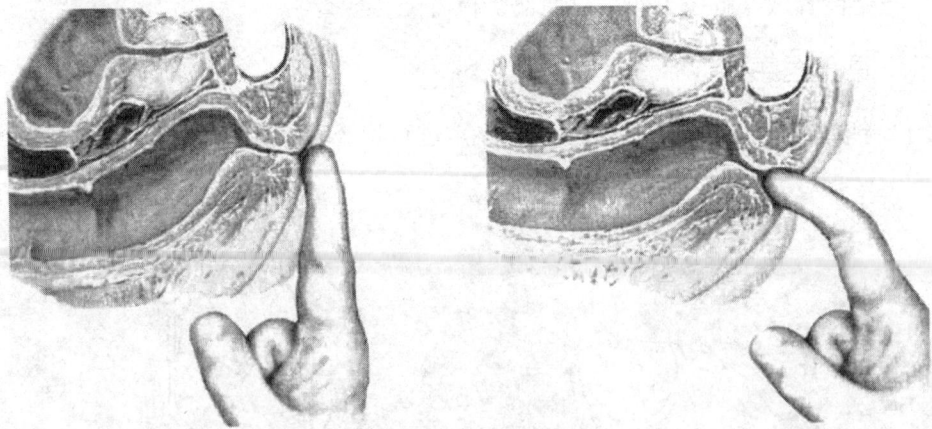

图2-50　直肠指诊

3. 先检查肛门及括约肌的紧张度，再检查肛管直肠的内壁有无触痛、肿块、狭窄，如触及肿块，应注意其大小、质地、表面光滑度、活动度等。

4. 向前触诊前列腺（女性可触及子宫）。

5. 取出指套，观察指套上是否粘有血迹或黏液。

6. 检查完毕，协助受检者整理好衣物，并整理好所用物品。

7. 临床意义

（1）直肠剧烈触痛，常因肛裂及感染引起。

（2）触痛伴有波动感见于肛门、直肠周围脓肿。

（3）直肠内触及柔软、光滑而有弹性的包块常为直肠息肉。

（4）触及坚硬而凹凸不平的肿块，应考虑直肠癌。

（5）指诊后指套表面带有黏液、脓液或血液，应取其涂片镜检或作细菌学检查。

三、检查结果

正常时肛周视诊无血、脓、粪便、黏液、瘘口或肿块，无肛裂、痔、息肉或直肠脱垂等。触诊肛管直肠的内壁无触痛、肿块、狭窄等。指套取出后无血迹或黏液沾染。

项目十八　脊柱压痛、叩击痛检查

时间要求：15 分钟。

一、准备工作

1. 准备叩诊锤　用于脊柱叩击痛检查。

2. 与受检者做好解释工作，以便使受检者配合检查。

二、操作程序

受检者暴露背部，取端坐位，并使身体稍向前倾进行检查。

（一）压痛检查

1. 医生用右手拇指或示指指腹，从枕骨粗隆开始，自上而下依次按压脊柱棘突和横突部及椎旁肌肉，询问受检者有无压痛。

2. 若发现压痛点，常需反复三次加以确认，并应以第 7 颈椎棘突为标志确认压痛点位置。

3. 临床意义　脊椎棘突压痛见于结核、椎间盘突出、外伤或骨折；椎旁肌肉压痛，常为腰背肌纤维炎或劳损。

（二）叩击痛检查

1. 直接叩诊法（常用于胸椎、腰椎病变的检查）　受检者体位同上，医生用中指或叩诊锤垂直叩击各脊椎棘突。

2. 间接叩诊法　医生左手掌置于受检者头部，右手握空拳用适当力量以尺侧缘叩击左手手背。

3. 观察并询问患者叩击时是否出现疼痛及疼痛的部位。

4. 检查完毕，协助受检者整理好衣物，并整理好所用物品。

5. 临床意义　叩击痛部位多为病变部位，出现疼痛见于脊柱结核、脊椎骨折、椎间盘突出等；间接叩诊时若出现上肢放射性疼痛，见于颈椎病或颈椎间盘脱出症。

三、检查结果

正常人无脊柱压痛及叩击痛。

项目十九　浮髌试验

时间要求：10分钟。

一、准备工作

与受检者做好解释工作，以便使受检者配合检查。

二、操作程序

1. 受检者取仰卧位，下肢伸直，暴露膝关节，放松肌肉。

2. 医生站于受检者右侧，一手虎口卡于受检者患膝髌骨上极，并加压压迫髌上囊，使关节液集中于髌骨底面。

3. 另一手示指垂直按压髌骨并迅速抬起（图2-51）。

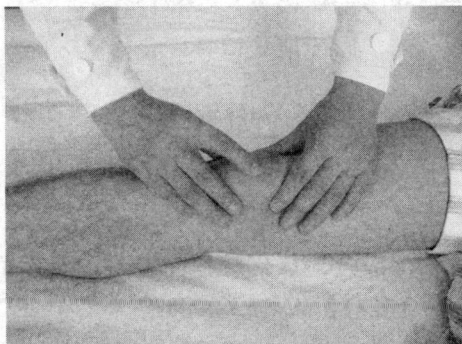

图2-51　浮髌试验

4. 感觉按压时髌骨与关节面有无碰触感，松手时髌骨有无浮起。

5. 检查完毕，协助受检者整理好衣物。

三、检查结果

正常人浮髌试验阴性。

四、阳性表现

按压时髌骨与关节面有碰触感，松手时髌骨浮起，即为浮髌试验阳性。

五、临床意义

浮髌试验阳性提示中等量以上关节积液。

项目二十　面神经检查

时间要求：15 分钟。

一、准备工作

1. 准备适量食糖、食盐、醋、黄连溶液，清水一杯，痰盂，用于味觉检查。
2. 与受检者做好解释工作，以便使受检者配合检查。

二、操作程序

受检者取坐位或仰卧位，医生与受检者相对而坐或站于其右侧进行检查。

（一）运动功能检查

1. 首先观察受检者双侧额纹、眼裂、鼻唇沟和口角是否对称。
2. 请受检者学着医生的样子作皱额、闭眼、微笑、鼓腮或吹哨动作。
3. 临床意义　面神经受损分为周围性和中枢性损害两种（图 2 - 52）。

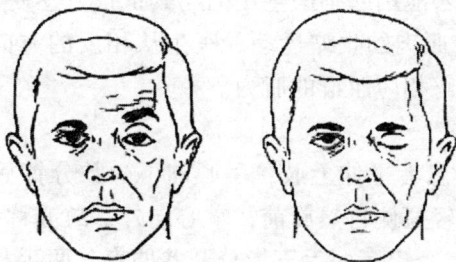

图 2 - 52　右侧面神经麻痹
嘴角歪向左侧、右眼不能完全闭合，右侧额纹减少、
眼裂增大、鼻唇沟变浅、不能皱额

（1）面神经周围性（核或核下性）损害时，病侧额纹减少、眼裂增大、鼻唇沟变浅，不能皱额、闭眼，微笑或露齿时口角歪向健侧，鼓腮及吹哨时病变侧漏气。

（2）面神经中枢性（核上的皮质脑干束或皮质运动区）损害时，由于上半部面肌受双侧皮质运动区的支配，皱额、闭眼无明显影响，只出现病灶对侧下半部面部表情肌的瘫痪。

（二）味觉检查

1. 嘱患者伸舌，将少量不同味感的物质以棉签涂于一侧舌面测试味觉。
2. 让患者说出或指出事先写在纸上的甜、咸、酸或苦四个字之一。
3. 先试可疑侧，再试对侧。
4. 每种味觉试验完成后，用清水漱口，再测试下一种味觉。
5. 检查完毕，整理好所用物品。
6. 临床意义　面神经损害者舌前 2/3 味觉丧失。

三、检查结果

正常时受检者两侧额纹及鼻唇沟对称，眼裂大小一致，无口角歪斜，鼓腮及吹哨时不出现一侧漏气现象。能够正确分辨甜、咸、酸或苦四种味道。

项目二十一　肌力检查

> 时间要求：10分钟。

一、准备工作

与受检者做好解释工作，以便使受检者配合检查。

二、操作程序

1. 受检者取仰卧位，医生站于受检者右侧进行检查。

2. 嘱受检者将肢体依次从床上抬起，医生观察受检者有无肌肉收缩，肢体在床面上能否移动，能否抬起，若能抬起则医生用力与其抵抗，感受其抬肢的力量。

3. 受检者用力作相应肌肉的收缩运动，医生从相反的方向施予阻力。测试受检者对阻力的克服力量，以了解相应肌群的肌力。

4. 常用的轻瘫检查法

（1）上肢平伸试验　患者平伸上肢，手心向下，数分钟后可见轻瘫侧上肢逐渐下垂而低于健侧，同时可见轻瘫侧自然旋前，掌心向外，故亦称手旋前试验。

（2）Barre 分指试验　令患者两手五指分开并伸直，两手相对，数秒钟后轻瘫侧手指逐渐并拢和屈曲。

（3）轻偏瘫侧小指征　双上肢平举，手心向下，轻瘫侧小指轻度外展。

（4）Jackson 征　令患者仰卧，两腿伸直，轻瘫侧下肢呈外展外旋位。

（5）下肢轻瘫试验　患者仰卧，网下肢膝、髋关节均屈曲呈直角，数秒钟后轻瘫侧下肢逐渐下落。

5. 注意两侧肌力的比较。

三、检查结果

肌力的记录采用 0～5 级的六级分级法。正常人肌力为 5 级。

0 级：完全瘫痪，测不到肌肉收缩。

1 级：仅测到肌肉收缩，但不能产生动作。

2 级：肢体从床面上能水平移动，但不能抵抗自身重力，即不能抬离床面。

3 级：肢体能抬离床面，但不能抵抗阻力。

4 级：能作对抗阻力动作，但不完全。

5 级：正常肌力。

四、临床意义

随意运动完全丧失称完全性瘫痪（肌力 0 级）；肌力减弱为不完全性瘫痪（肌力 1～4 级）。根据损害部位不同将瘫痪分为上运动神经元瘫痪（中枢性瘫痪、硬瘫）和下运动神经元性瘫痪（周围性瘫痪、软瘫）。

瘫痪在形式上可分为四种。①单瘫：单一肢体瘫痪，多见于脊髓灰质炎。②偏瘫：一侧肢体（上、下肢）瘫痪，常伴有同侧脑神经损害，多见于颅内病变或脑卒中。③交叉性瘫：为一侧肢体瘫痪及对侧脑神经损害，多见于脑干病变。④截瘫：为双侧下肢瘫痪，是脊髓横贯性损伤的结果，见于脊髓外伤、炎症等。

项目二十二　检查角膜反射、腹壁反射

> 时间要求：20 分钟。

一、准备工作

1. 准备湿棉絮、叩诊锤（或钝竹签）。
2. 与受检者做好解释工作，以便使受检者配合检查。

二、操作程序

（一）角膜反射

1. 受检者可取坐位或仰卧位，医生面对受检者而坐或站于受检者右侧进行检查。

2. 将棉絮的尖端蘸水浸湿，用一手示指引导受检者视线看向检查侧的内上方，目的是为引开受检者视线，并使角膜外缘位于眼裂中央，以便于检查。对于昏迷或眼裂过小者用拇指拨开上眼睑。

3. 另一只手持湿棉絮从侧方进入，轻触同侧角膜外缘，观察眼睑闭合情况（刺激一眼同时观察两侧眼睑闭合情况）（图 2 - 53）。

4. 以同样的方法检查对侧。

5. 检查结果　正常时受检者角膜反射存在。

6. 判断依据　直接反射：棉絮刺激后，该侧眼睑迅速闭合；间接反射：棉絮刺激后，对侧眼睑迅速闭合。

7. 反射中枢　位于脑桥。

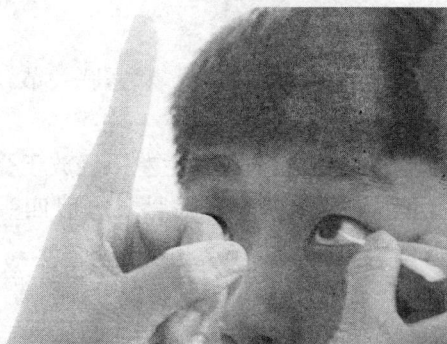

图 2 - 53　角膜反射

8. 临床意义　直接反射消失，间接反射存在，见于同侧面神经麻痹；直接反射和间接反射均消失，见于同侧三叉神经病变；深昏迷者两侧角膜反射消失。

（二）腹壁反射

1. 受检者取仰卧位，双下肢屈曲分立，暴露腹部，医生站于受检者右侧进行检查。

2. 用叩诊锤尾端（或钝竹签）按顺序分别在肋缘下腹壁、平脐腹壁、腹股沟上内方位腹壁迅速由外向内轻快划触腹壁皮肤，左右对称，观察腹肌收缩情况。

3. 检查时应层次分明，同侧三条线不要起于一点，也不要形成交叉（图 2 - 54）。

4. 检查完毕，协助受检者整理好衣物，并整理好所用物品。

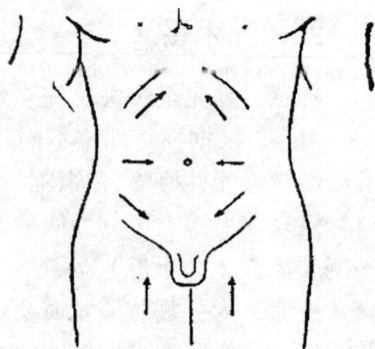

图 2 - 54　腹壁反射和提睾反射

5. 检查结果　正常时受检者腹壁反射存在。

6. 判断依据　正常时，受刺激部位腹壁肌肉收缩。

7. 反射中枢　位于胸髓，上 7 ~ 8 节段，中 9 ~ 10 节段，下 11 ~ 12 节段。

8. 临床意义　双侧上、中、下腹壁反射均消失见于昏迷者或急腹症；一侧反射消失见于锥体束病损。

项目二十三　检查膝腱反射、跟腱反射

> 时间要求：20 分钟。

一、准备工作

1. 准备叩诊锤。
2. 与受检者做好解释工作，以便使受检者配合检查。

二、操作程序

（一）膝腱反射

1. 受检者脱掉鞋，暴露膝关节，取坐位或仰卧位，放松下肢，医生站于受检者右侧进行检查。

2. 坐位检查　医生左手轻放于受检者膝关节上方的股四头肌上，以感受叩击后有无肌肉收缩。先辨认髌骨下方股四头肌肌腱位置，然后右手持叩诊锤，适当用力叩击股四头肌肌腱（图 2 - 55）。

3. 仰卧位检查　医生左手从腘窝处托起受检者下肢，使小腿与大腿呈 120°角，先辨认髌骨下方股四头肌肌腱位置，然后右手持叩诊锤，适当用力叩击股四头肌肌腱（图 2 - 56）。

4. 观察股四头肌收缩，使小腿前伸的速度与幅度。

5. 用同样的方法检查对侧。注意两侧叩击力量大小应一致。

6. 检查结果　正常时可描述为受检者膝腱反射正常存在。

7. 反射中枢　位于腰髓 2 ~ 4 节。

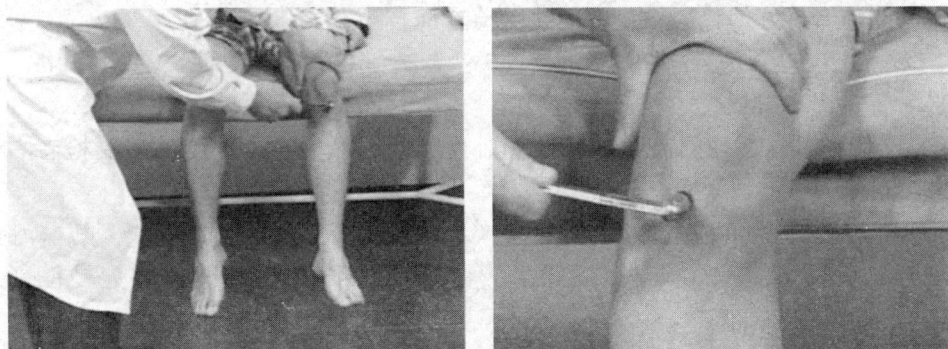

图 2-55 膝腱反射（坐位）

（二）跟腱反射

1. 受检者脱掉鞋袜，暴露踝关节，仰卧于检查床上，医生站于其右侧进行检查。

2. 医生协助受检者将右下肢屈膝屈髋，外展外旋，使膝部屈曲约呈 90°，用左手推扶受检者足跖部，使踝关节背曲约呈 90°，先辨认跟腱位置，然后右手持叩诊锤叩击跟腱（图 2-57）。

3. 观察腓肠肌收缩，使足向跖面屈曲的速度与幅度。

4. 用同样的方法检查左侧。注意两侧叩击力量大小应一致。

5. 检查完毕，协助受检者整理好衣物，并整理好所用物品。

6. 检查结果　正常时可描述为受检者跟腱反射正常存在。

7. 反射中枢　位于骶髓 1~2 节。

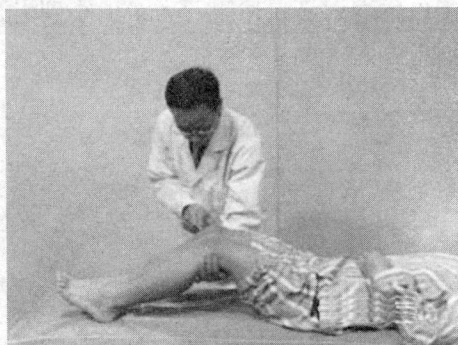

图 2-56 膝腱反射（仰卧位）

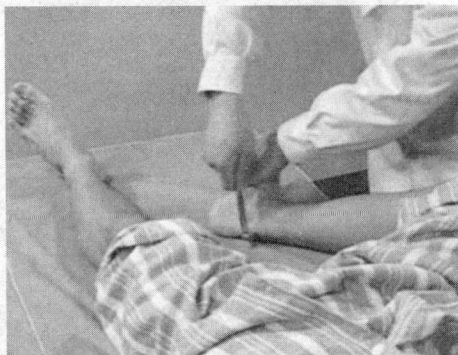

图 2-57 跟腱反射

三、临床意义

上述反射均为深反射，深反射减弱或消失见于：神经根炎、脊髓前角灰质炎、骨关节肌肉疾患、脑脊髓的急性损伤初期；深反射亢进主要见于：锥体束损害。

项目二十四　检查病理反射、阵挛

时间要求：20 分钟。

一、准备工作

1. 准备叩诊锤。

2. 与受检者做好解释工作, 以便使受检者配合检查。

二、操作程序

受检者脱掉鞋袜, 暴露膝关节, 取仰卧位, 双下肢伸直, 医生站于受检者右侧进行检查。

病理反射及阵挛包括七项检查内容 巴宾斯基征 (Babinski 征)、奥本海姆征 (Oppenheim 征)、戈登征 (Gordon 征)、查多克征 (Chaddock 征)、霍夫曼征 (Hoffmann 征)、髌阵挛和踝阵挛。

(一) 巴宾斯基征

1. 受检者仰卧, 下肢伸直, 检查者站于右侧, 左手托扶受检者踝部, 右手持叩诊锤以尾端划足底外侧 (力量由小到大, 速度由慢到快), 从足根至第 5 跖趾关节处转向拇指方向 (图 2 - 58)。

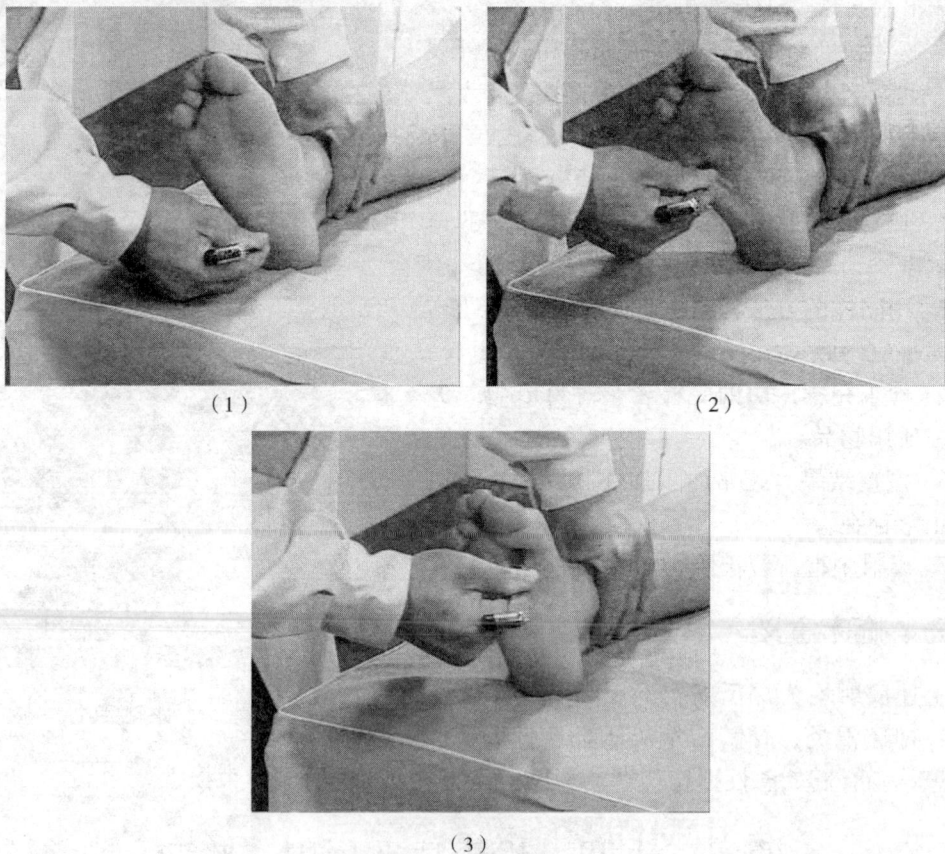

(1)　　　　　　　　(2)

(3)

图 2 - 58　巴宾斯基征

2. 注意观察阳性表现 划足底时观察脚趾反应, 并引出跖反射。
3. 以同样的方法检查对侧。
4. 检查结果 正常人巴宾斯基征阴性。
5. 阳性表现 拇指缓缓背伸, 其余四趾呈扇形外展 (图 2 - 59)。

6. 临床意义 该征阳性是锥体束损害的重要体征之一。

（二）奥本海姆征

1. 受检者仰卧，下肢可伸直或屈曲分立，医生用拇指、示指沿胫骨嵴前缘两侧用力由上向下捏压推滑（图2-60）。

2. 注意观察阳性表现 在胫骨嵴上向下捏压推滑时观察脚趾反应。

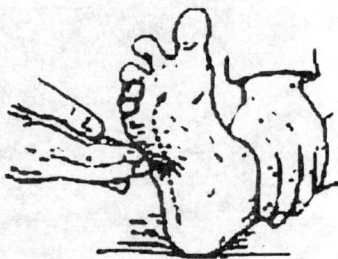

图2-59 巴宾斯基征阳性

3. 以同样的方法检查对侧。

4. 检查结果 正常人奥本海姆征阴性。

5. 阳性表现 与巴宾斯基征相同。

6. 临床意义 与巴宾斯基征相同。

（三）戈登征

1. 体位同巴宾斯基征，检查者用一手握于腓肠肌部位，拇指与其余四指分开，适度用力捏压腓肠肌（图2-61）。

2. 注意观察阳性表现 捏压腓肠肌时观察脚趾反应。

3. 以同样的方法检查对侧。

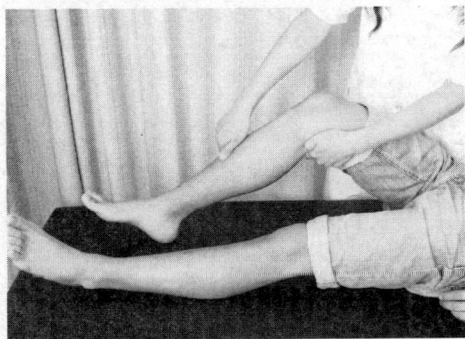

图2-60 奥本海姆征

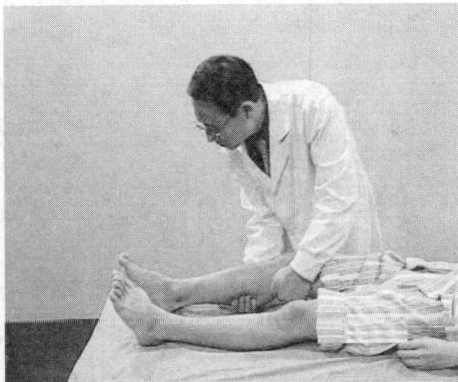

图2-61 戈登征

4. 检查结果 正常人戈登征阴性。

5. 阳性表现 与巴宾斯基征相同。

6. 临床意义 与巴宾斯基征相同。

（四）查多克征

1. 体位同巴宾斯基征，检查者用叩诊锤以尾端在外踝下方沿足背外侧由后向前划（图2-62）。

2. 注意观察阳性表现 划足背外侧时观察脚趾反应。

3. 以同样的方法检查对侧。

4. 检查结果 正常人查多克征阴性。

5. 阳性表现 与巴宾斯基征相同。

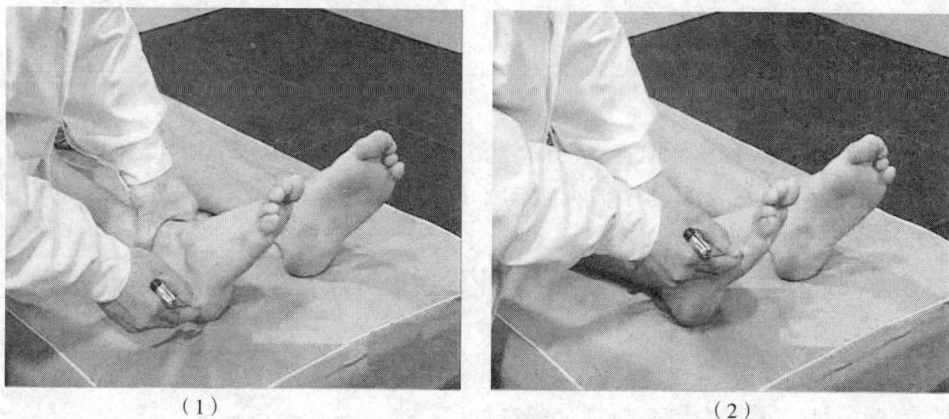

（1）　　　　　　　　　　　　（2）

图 2-62　查多克征

6. 临床意义　与巴宾斯基征相同。

（五）霍夫曼征

1. 医生左手托持受检者受检手腕上方，右手用中指及示指夹持中指中节远端稍上提，使腕关节稍背伸，然后用拇指迅速弹刮中指指甲前端（抓、夹、提、刮）（图 2-63）。

2. 注意观察阳性表现　弹刮指甲时观察其余四指反应。

3. 以同样的方法检查对侧。

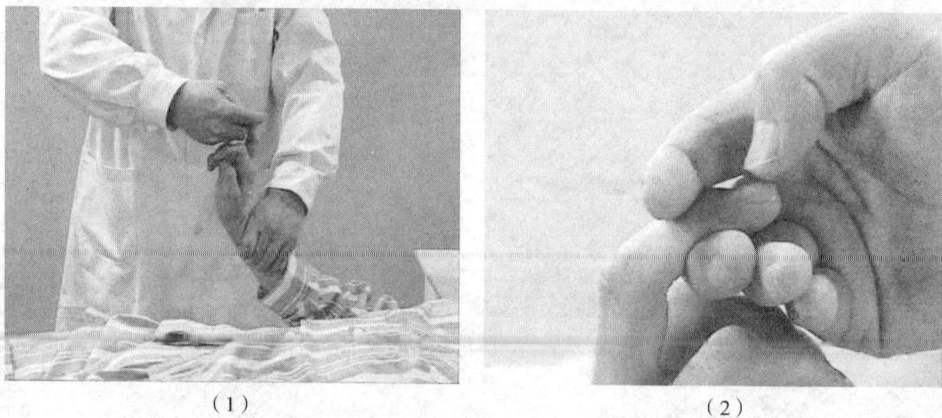

（1）　　　　　　　　　　　　（2）

图 2-63　霍夫曼征

4. 检查结果　正常人霍夫曼征阴性。

5. 阳性表现　拇指屈曲内收，其余三指轻微掌屈反应。

6. 临床意义　此项为上肢锥体束征，见于上颈髓第 4 节段以上的锥体束病变。

（六）踝阵挛

1. 受检者取仰卧位，膝、髋关节稍屈，检查者站其右侧，左手托扶受检者腘窝部固定下肢，右手伸直，五指并拢，托于受检者足底前端并急速用力推其踝关节背曲，且维持推力（图 2-64）。

2. 注意观察阳性表现　维持推力时观察踝关节反应。

3. 以同样的方法检查对侧。

4. 检查结果　正常人踝阵挛阴性。

5. 阳性表现　腓肠肌节律性收缩使踝关节出现节律性屈曲动作。

6. 临床意义　见于锥体束损害。

（七）髌阵挛

1. 患者仰卧下肢伸直，检查者站于其侧方，一手用拇指和示指夹住髌骨上缘，用力向远端快速推动数次，并维持适当推力（图2-65）。

2. 检查时应注意观察阳性表现　维持推力时观察髌骨反应。

3. 以同样的方法检查对侧。

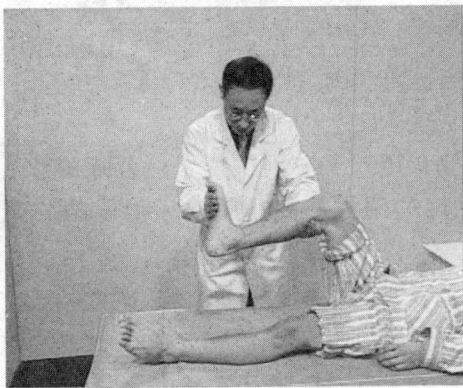

图2-64　踝阵挛

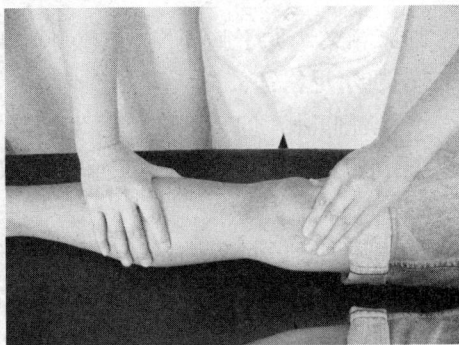

图2-65　髌阵挛

4. 检查完毕，协助受检者整理好衣物，并整理好所用物品。

5. 检查结果　正常人髌阵挛阴性。

6. 阳性表现　股四头肌节律性收缩使髌骨出现节律性往复挛缩运动。

7. 临床意义　见于锥体束损害。

项目二十五　检查脑膜刺激征

时间要求：15分钟。

一、准备工作

与受检者做好解释工作，以便使受检者配合检查。

二、操作程序

脑膜刺激征检查包括三项内容：颈强直、凯尔尼格征（Kernig 征）、布鲁津斯基征（Brudzinski 征）。

（一）颈强直

1. 受检者去枕仰卧两腿伸直，检查者站其右侧，左手托扶于受检者枕后，右手平放其胸骨上部，适当用力托头屈颈，使下颏向胸骨柄方向抵触（图 2 – 66）。

2. 托头时宜轻托轻放；右手应适当用力，以防止托头时两肩抬起。

3. 注意观察阳性表现　托头屈颈时有无抵抗感或不能前屈，患者有无痛苦表情。

4. 检查结果　正常时受检者颈强直阴性。

5. 阳性表现　有抵抗感或不能前屈并有痛苦表情。

图 2 – 66　颈强直检查

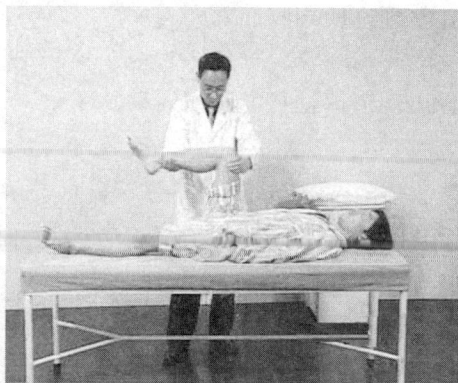

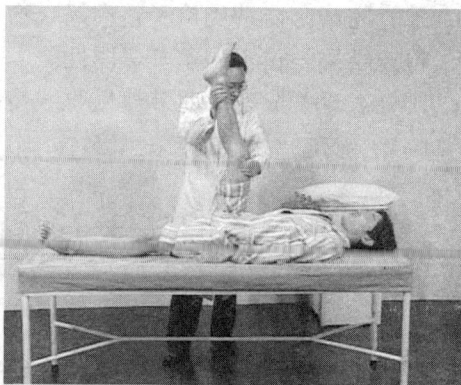

6. 临床意义　见于脑膜炎、蛛网膜下隙出血或颅内高压。

（二）凯尔尼格征

1. 受检者仰卧，伸直下肢，医生站其右侧，用双手分别扶托受检者膝关节上前方和踝后，抬肢屈其膝髋关节成直角后，双手反向用力抬高小腿，尽量使膝关节伸直（图 2 – 67）。

2. 伸直膝关节的过程中应使髋关节始终保持垂直。

3. 注意观察阳性表现　观察膝关节伸直能否超过 135°，伸膝关节过程中受检者有无痛苦表情，询问受检者有无疼痛感。

4. 用同样的方法检查对侧。

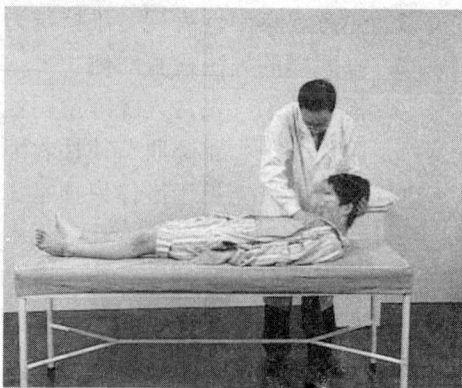

图 2 – 67　凯尔尼格征

5. 检查结果　正常时受检者凯尔尼格征阴性。

6. 阳性表现　被动伸膝关节过程中，在 135° 以内出现抵抗感或沿坐骨神经发生疼痛。

7. 临床意义　同颈强直。

（三）布鲁津斯基征

布鲁津斯基征检查包括三项内容：颈征、腿征、耻骨征。

1. 颈征

（1）受检者仰卧，双下肢伸直，医生站其右侧，左手托扶于受检者枕部，右手按置其胸前，适当反向用力使头部前屈（图2－68）。

（2）检查要领同颈强直检查。

（3）注意观察阳性表现 托头屈颈时应观察双下肢有无反射性屈曲。

（4）检查结果 正常时受检者颈征阴性。

（5）阳性表现 双侧膝、髋关节反射性屈曲。

2. 腿征

（1）体位同上，将受检者一下肢屈曲推向腹部（图2－69）。

（2）注意观察阳性表现 另一下肢有无屈曲。

（3）用同样的方法检查对侧。

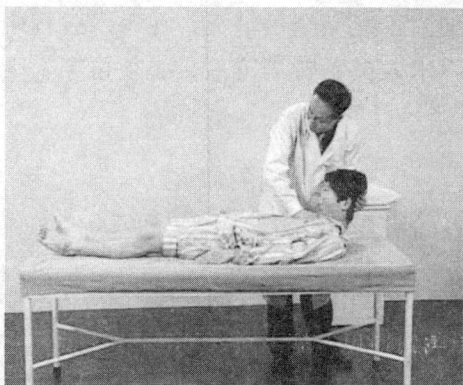

图2－68 布鲁津斯基征颈征

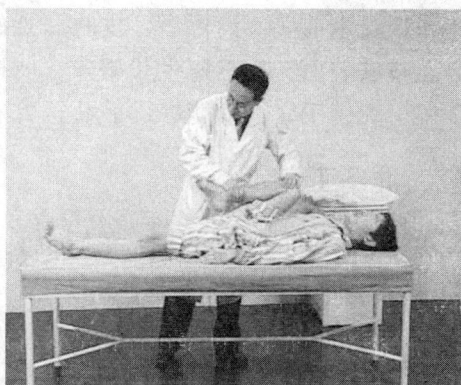

图2－69 布鲁津斯基征腿征

（4）检查结果 正常时受检者腿征阴性。

（5）阳性表现 另一下肢也自动屈曲。

3. 耻骨征

（1）体位同上，按压或叩击受检者耻骨联合（图2－70）。

（2）注意观察阳性表现 双下肢有无屈曲。

（3）检查结果 正常时受检者耻骨征阴性。

（4）阳性表现 双下肢屈曲。

（5）临床意义 同颈强直。

4. 检查完毕，协助受检者整理好衣物。

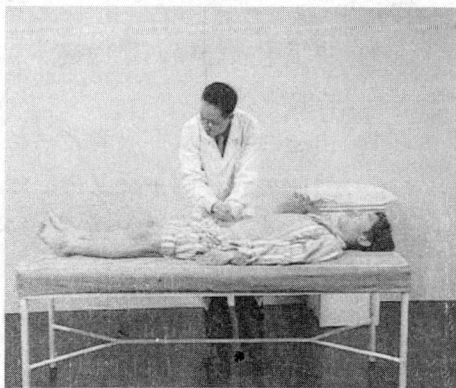

图2－70 布鲁津斯基征耻骨征

（董 静 刘秀丽）

基本操作技能

项目一 穿无菌手术衣

时间要求：5分钟。

一、适用范围

手术人员术前手臂消毒后，皮肤深处的细菌不能完全被消灭，在手术过程中会逐渐移行至皮肤表面，并迅速生长繁殖，所以手术人员手臂消毒后，必须再穿上无菌手术衣、戴上无菌手套，才能进行手术。

二、准备工作

1. 更换清洁鞋、洗手衣裤，戴好帽子、口罩，并进行手臂皮肤消毒。
2. 由巡回护士打开无菌手术衣包。

三、操作步骤

1. 穿传统无菌手术衣（图2-71）
（1）取出无菌手术衣一件，在手术间内较空旷的地方穿衣。
（2）双手提起衣领，内表面朝向自己将手术衣轻轻抖开，注意勿将手术衣外表面对着自己。
（3）将手术衣轻轻向上抛起，双臂顺势前伸，将双手插入衣袖内，注意避免同其他有菌物品触碰。
（4）由巡回护士从穿衣者背后拉紧衣带，协助穿衣者将双手露出，同时系好后带。
（5）然后穿衣者两手交叉提起腰带向后递，再由巡回护士接过系好。
2. 穿旋转式（包背式）无菌手术衣（图2-72）　这种手术衣目前已逐步推广。
（1）取出无菌手术衣一件，在手术间内较空旷的地方穿衣。
（2）双手提住衣领，内表面朝向自己将手术衣轻轻抖开，注意勿将手术衣外表面对着自己。
（3）将手术衣轻轻向上抛起，双臂顺势前伸，将双手插入衣袖内，注意避免同其他有菌物品触碰。
（4）由巡回护士从穿衣者背后拉紧衣带，协助穿衣者将双手露出，同时系好后带。（以上步骤与穿传统手术衣相同）
（5）穿衣者自己戴无菌手套后，解开胸前左右衣带的结，将右面的衣带递给器械护士（或由巡回护士持无菌卵圆钳协助），然后身体旋转180°，从另一侧将腰带接过自己系好。

（1）　　　　　（2）　　　　　（3）

（4）　　　　　　　　（5）

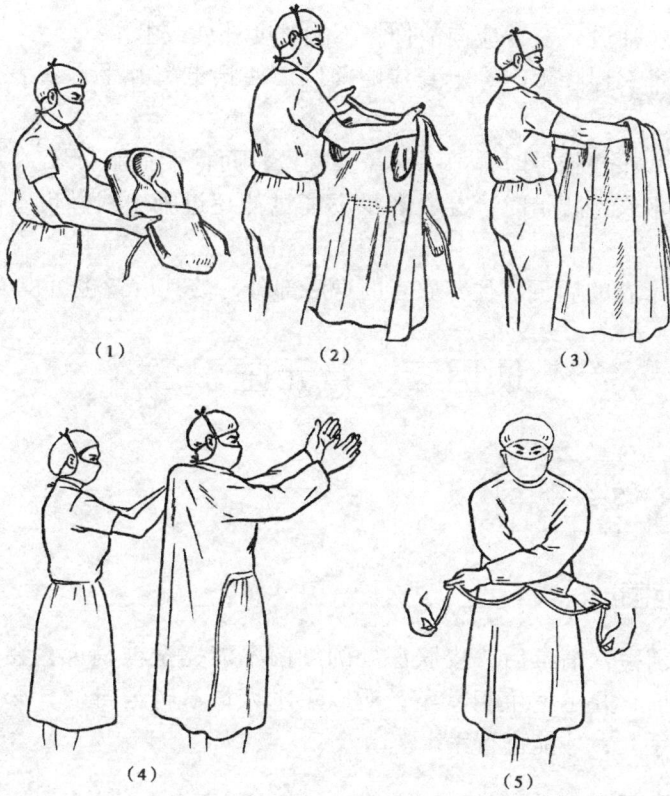

图 2-71　穿传统无菌手术衣

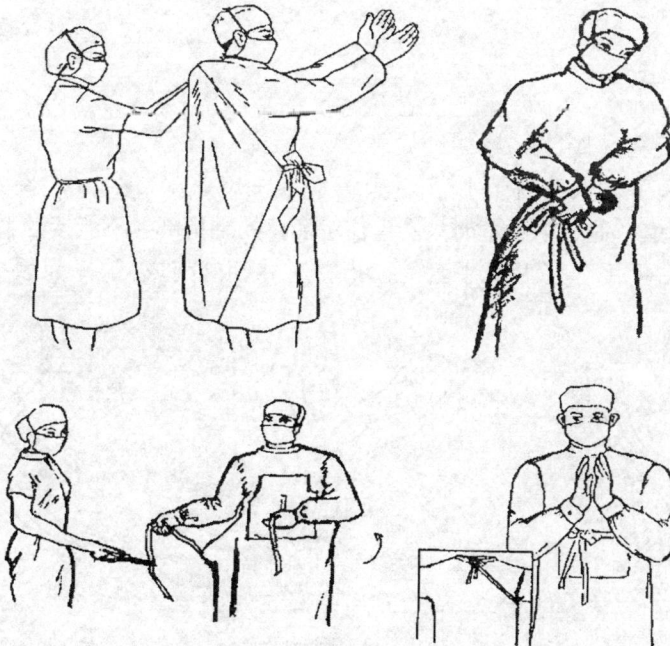

图 2-72　穿旋转式无菌手术衣

四、注意事项

1. 双手插入衣袖后，双臂应向前伸，不能过度外展或上举。

2. 穿传统手术衣递腰带时，上身应略前倾，使腰带离开手术衣表面，避免手接触手术衣的外表面。

3. 穿传统手术衣递腰带时，双手臂需要交叉，而腰带不能交叉。

4. 穿传统手术衣递腰带时，穿衣者手不能过伸超过腋中线，也不能触及巡回护士的手。

5. 旋转式手术衣的后页盖住穿衣者的身后部分，使其后背也可视为无菌区域。

项目二　戴无菌手套

> 时间要求：5 分钟。

一、适用范围

手术人员术前手臂消毒后，皮肤深处的细菌不能完全被消灭，在手术过程中会逐渐移行至皮肤表面，并迅速生长繁殖，所以手术人员手臂消毒后，必须再穿上无菌手术衣、戴上无菌手套，才能进行手术。

二、准备工作

1. 更换清洁鞋、洗手衣裤，戴好帽子、口罩，并进行手臂皮肤消毒。

2. 巡回护士已备好无菌手套。

三、操作步骤

1. 戴干无菌手套（图 2 - 73）

（1）先穿无菌手术衣，后戴手套。

（2）取无菌手套一副，取手套时只能捏住手套口的翻折部，不能接触手套的外表面。

（3）分辨左右手手套（两只手套的拇指相对并朝向前方），一只手捏起两只手套的

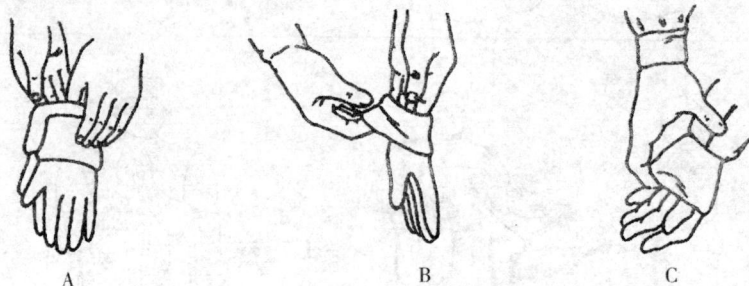

图 2 - 73　戴干手套

翻折部，另一只手插入一只手套内（注意手勿触及手套的外表面），再用已戴好手套的手指插入另一只手套的翻折内，协助未戴手套的手插入手套内。

（4）双手整理好手套后，将手术衣袖口卷入手套翻折部内（注意翻转手套腕部时，已戴手套的手不要碰到腕部皮肤）。

（5）用灭菌生理盐水冲净手套表面的滑石粉。

2. 戴湿无菌手套（图 2 - 74）

（1）手消毒后，先戴手套，后穿手术衣。

（2）从盛手套的盆内取出湿手套一双，盛水于手套内。

（3）戴好后，将手腕向上抬起，握拳挤出手套内液体，使水沿腕、肘流下，再穿手术衣。

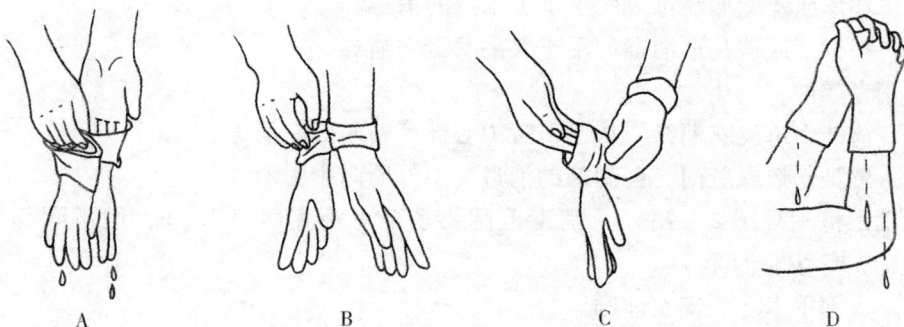

图 2 - 74　戴湿手套

四、注意事项

1. 严格区分手套的无菌面和非无菌面，未戴手套的手不可触及手套外表面，已戴手套的手不可触及手套内面或未戴手套的手。

2. 手术过程中，发现手套破裂应立即更换。

3. 脱手套时不可用力强拉手套边缘或手指部分。

4. 戴湿手套的效果不如戴干手套，此法现少用，仅用于紧急情况或战地。

项目三　患者手术区消毒

时间要求：10 分钟。

一、适用范围

患者手术区皮肤上有细菌，为避免细菌进入切口引起感染，应对手术切口周围一定范围的皮肤进行消毒。

二、准备工作

1. 患者洗澡、更衣，必要时备皮。

2. 医生更换清洁鞋、洗手衣裤，戴好帽子、口罩，并进行手臂皮肤消毒。

3. 消毒用品已由器械护士备好。

三、操作步骤

1. 消毒方法

（1）第一助手手臂消毒后（不戴手套），用无菌卵圆钳夹持纱球（3% 碘酊纱球 1 个，70% 乙醇纱球 2 个）。

（2）先用 3% 碘酊纱球涂擦手术区皮肤，待干后，再用 70% 乙醇纱球涂擦两遍，脱净碘酊。每遍范围逐渐缩小，最后用乙醇纱球将边缘碘酊擦净。

2. 消毒方式

（1）环形或螺旋形消毒　用于小手术野的消毒。

（2）平行形或迭瓦形消毒　用于大手术野的消毒。

3. 消毒顺序

（1）清洁伤口皮肤消毒　从手术野中心部开始向四周消毒。

（2）感染伤口或肛门、会阴部的消毒　由外周向中心消毒。

4. 消毒范围（图 2 - 75）　消毒范围要求至少距离切口 15cm，但不同部位的手术，有其常规消毒范围。

（1）头部手术　头皮及前额。

（2）口、唇部手术　面唇、颈及上胸部。

（3）颈部手术　上至下唇，下至乳头连线，两侧至斜方肌前缘。

（4）锁骨部手术　上至颈部上缘，下至上臂上 1/3 处和乳头连线，两侧过腋中线。

（5）胸部手术　（侧卧位）前后过中线，上至锁骨及上臂上 1/3 处，下过肋缘。

（6）乳腺根治手术　前至对侧锁骨中线，后至腋后线，上过锁骨及上臂，下过脐水平线。

（7）上腹部手术　上至乳头连线、下至耻骨联合水平，两侧至腋中线。

（8）下腹部手术　上至剑突水平、下至大腿上 1/3，两侧至腋中线。

（9）腹股沟及阴囊部手术　上至脐水平，下至大腿上 1/3，两侧至腋中线。

（10）颈椎手术　上至颅顶，下至两腋窝连线。

（11）胸椎手术　上至肩，下至髂嵴连线，两侧至腋中线。

（12）腰椎手术　上至两腋窝连线，下过臀部，两侧至腋中线。

（13）肾脏手术　前后过中线，上至腋窝，下至腹股沟。

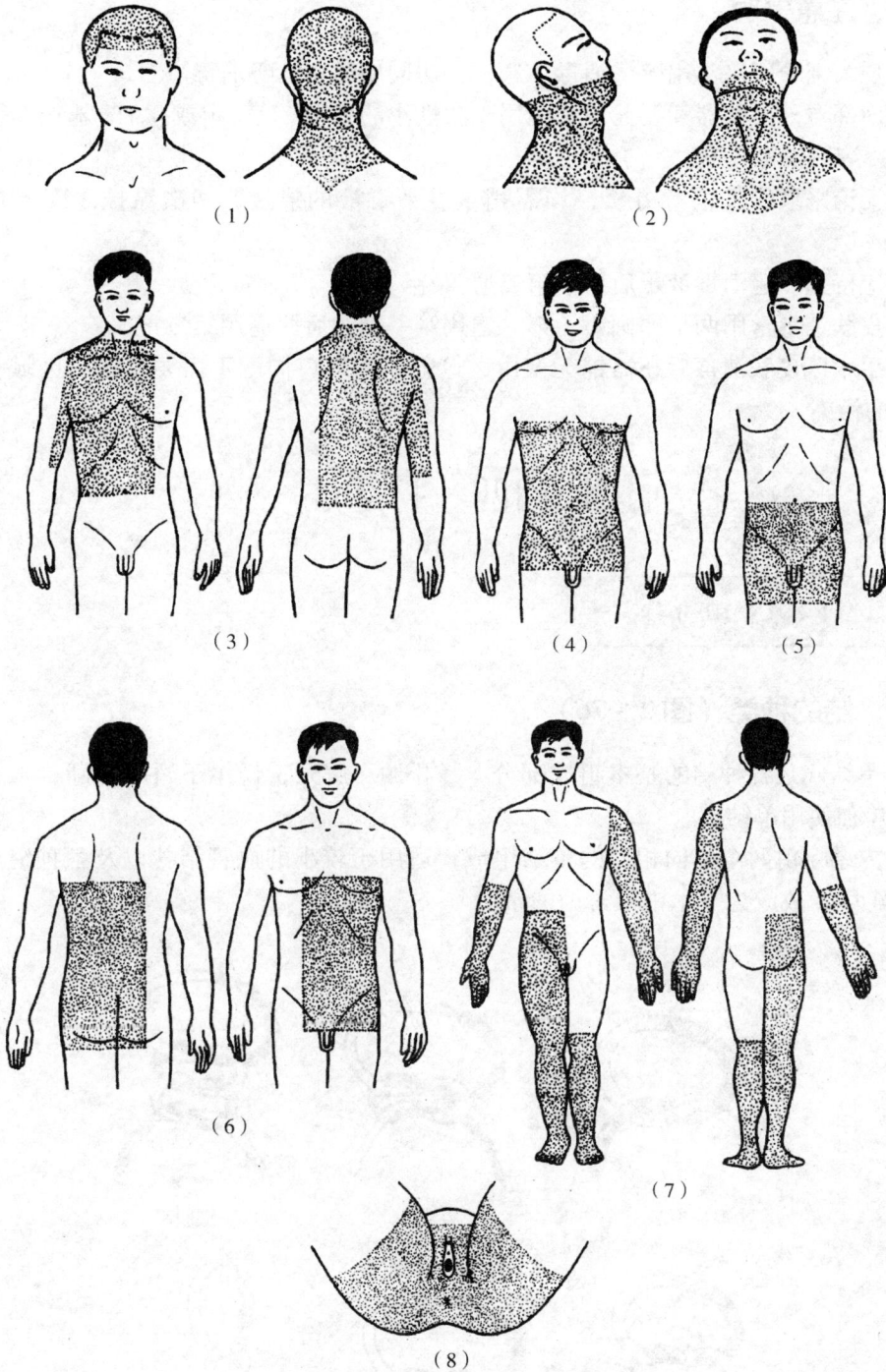

图 2-75　不同部位手术的消毒范围

（1）头部手术；（2）颈部手术；（3）胸部手术；（4）上腹部手术；（5）腹股沟及阴囊部手术
（6）肾脏手术；（7）四肢手术；（8）会阴部手术

四、注意事项

1. 现大部分医院常用碘伏消毒 3 遍，方法同碘酒 – 乙醇消毒法。

2. 面部、外生殖器和婴儿皮肤应用刺激性小的 0.1% 氯己定或 0.1% 苯扎溴铵（新洁尔灭）溶液消毒 3 遍。

3. 无论采取哪种消毒方法，均需稍重叠消毒液的痕迹，两次涂抹之间不应留空白区。

4. 应待上一遍消毒液干后再消第二遍。

5. 皮肤消毒常用两把卵圆钳，第一遍用第一把，后两遍用第二把。

6. 手术区皮肤消毒后还需铺无菌巾，遮盖手术切口周围不需要显露的区域，避免手术中的污染。

项目四　打结法

时间要求：10 分钟。

一、结的种类（图 2 – 76）

1. 单结　是各种结的基本组成部分，易松脱、解开，仅用于暂时阻断，永久结扎时不可单独使用单结。

2. 方结　由两个方向相反的单结组成，适用于较小的血管结扎以及各种缝合。因其极为牢固，故成为手术中最常用的结。

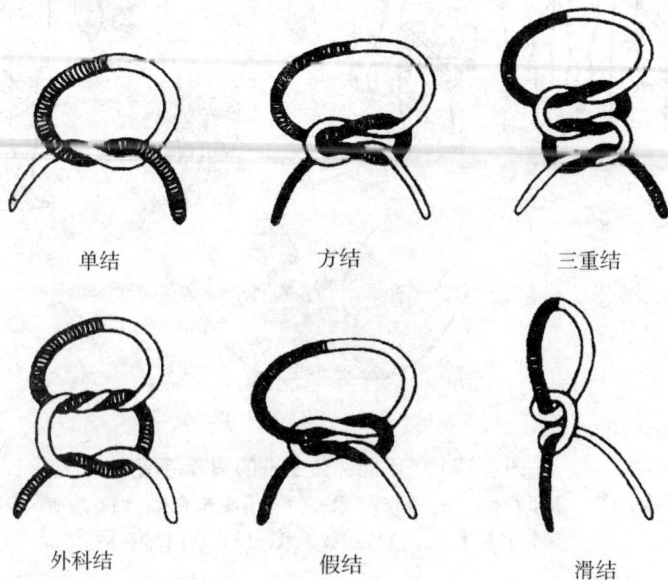

单结　　　　　方结　　　　　三重结

外科结　　　　　假结　　　　　滑结

图 2 – 76　结的种类

3. 三重结 是在完成方结之后再重复第一个单结，使结更为牢固。适用于直径较大的动脉、张力较大组织的结扎或用于肠线和尼龙线打结。

4. 外科结 在打第一个结时结扎线绕两圈，以增加线间的接触面和摩擦力，再打第二结时不易松动或滑脱，因打此种结比较费时，故仅适用于结扎大血管。

5. 假结 由同一方向的两个单结组成，结扎后易于滑脱而不宜采用。

6. 滑结 打方结时，由于在打结拉线时双手用力不均，一紧一松或只拉紧一侧线头，所以完成的结不是方结而是极易松脱的滑结，术中一定要避免。

二、打结的方法

1. 单手打结法 单手打结法简便迅速，又可分为右手打结法（图2-77）和左手打结法。

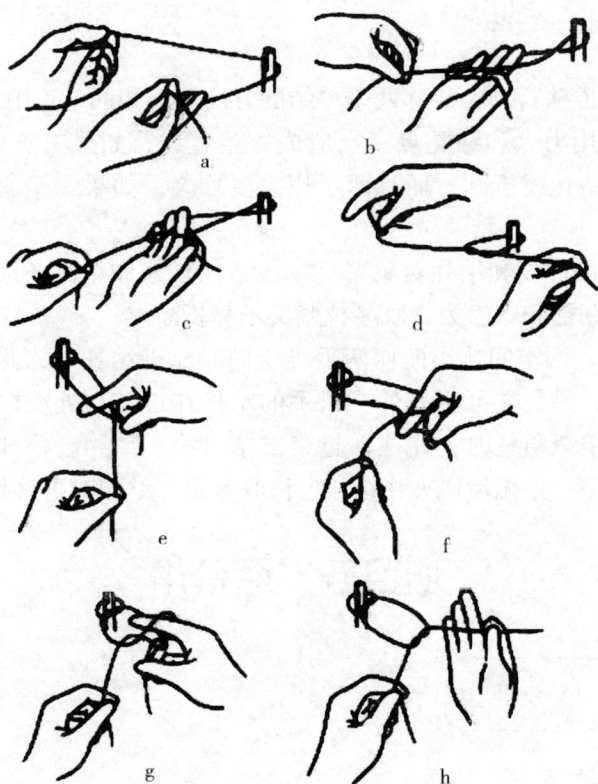

图2-77 右手打结法

2. 双手打结法 第一个单结与单手打结法相同，第二个单结用另一只手以同样的方式打结，适用于深部或组织张力较大的缝合结扎。

3. 器械打结法 使用持针器绕长线夹短线进行打结，适用于深部结扎或线头太短徒手打结有困难时的结扎（图2-78）。

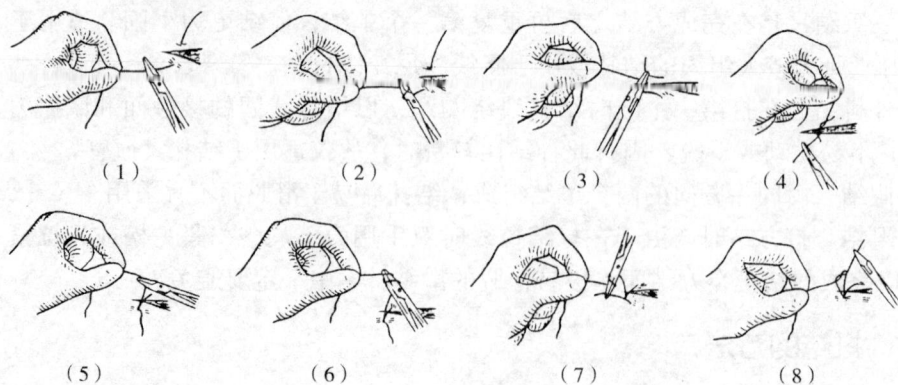

| （1） | （2） | （3） | （4） |
| （5） | （6） | （7） | （8） |

图2-78　器械打结法

三、注意事项

1. 无论用何种方法打结，相邻两个单结的方向不能相同，否则易打成假结而松动。

2. 打结时两手用力点和结扎点三点应成一条直线，如果三点连线成一定的夹角，在用力拉紧时易使结扎线折断；而且两手用力要均匀，如果一手紧一手松，则易成滑结而滑脱。

3. 根据打结处的深度和结扎对象选择一段适当长短和粗细的结扎线，打结前用盐水浸湿可增加线的韧性和摩擦力，既易拉紧又不易折断。

4. 深部打结时，因空间狭小而使两手难于同时靠近结扎处，此时可以在打结后以一手拉住线的一端，另一端可用另外一只手的示指在近结扣处反向推移，徐徐收紧结扣。遇张力较大的组织结扎时，往往在打第二结时第一结扣已松开，此时可在收紧第一结扣以后，助手用一把无齿镊夹住结扣，待收紧第二结扣时再移除镊子。

项目五　缝合术

时间要求：15分钟。

一、适用范围

将手术切开或外伤裂开的组织器官重新对合在一起，促进愈合。

二、操作步骤

1. 缝合步骤

（1）进针　缝合时左手执镊，提起皮缘，右手执持针器，用腕臂力量，顺针的弧度刺入皮肤，经皮下从对侧皮缘穿出。

（2）拔针　可用有齿镊钳夹针前端，顺针的弧度向外拔，同时用持针器从针后部顺势前推。

（3）出针、夹针　当针要完全拔出时，阻力已很小，可松开持针器，单用镊子夹针继续外拔，持针器迅速转位再夹针体（后1/3弧处），将针完全拔出，由第一助手打结，第二助手剪线，完成缝合步骤。

2. 缝合方法　缝合的方法很多，根据组织的对合关系分为单纯缝合、外翻缝合、内翻缝合三大类，每一类又分为间断和连续缝合两种。

（1）单纯缝合法　使切口创缘的两侧直接对合，如皮肤缝合（图2-79）。

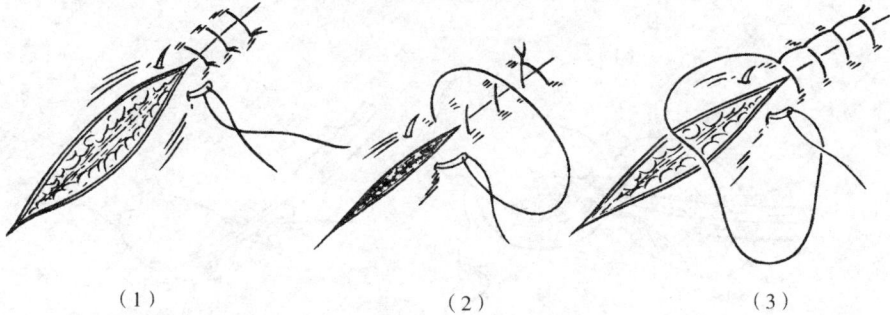

图2-79　单纯缝合法
（1）单纯间断缝合；（2）单纯连续缝合；（3）连续锁边缝合

①单纯间断缝合：操作简单，应用最多，每缝一针单独打结，多用于皮肤、皮下组织、肌肉、腱膜的缝合，尤其适用于有感染的创口缝合。

②"8"字缝合：由两个间断缝合组成，缝扎牢固省时，如筋膜的缝合。

③连续缝合法：在第一针缝合后打结，继而用该缝线缝合整个创口，结束前的一针，将回头线尾拉出留在对侧，形成双线与回头线尾打结。

④连续锁边缝合法：操作省时，止血效果好，缝合过程中每次将线交错，多用于胃肠道断端的关闭，皮肤移植时的缝合。

⑤贯穿缝合法：也称缝扎法或缝合止血法，此法多用于钳夹的组织较多，单纯结扎有困难或线结容易脱落时（图2-80）。

（2）内翻缝合法　使创缘部分组织内翻，外面保持平滑（图2-81）。如胃肠道吻合和膀胱的缝合。又分为下述几种。

①间断垂直褥式内翻缝合法：用于胃肠道吻合时缝合浆肌层。

②间断水平褥式内翻缝合法：用于胃肠道浆肌层缝合。

③连续水平褥式浆肌层内翻缝合法：用于胃肠道浆肌层缝合。

④连续全层水平褥式内翻缝合法：用于胃肠道全层缝合。

⑤荷包缝合法：在组织表面以环形连续缝合一周，结扎时将中心内翻包埋，表面光滑，有利于愈合。常用于胃肠道小切口或针眼的关闭、阑尾残端的包埋、造瘘管在器官的固定等。

（3）外翻缝合法　使创缘外翻，被缝合或吻合的空腔之内面保持光滑，如血管的缝合或吻合。又分为下述几种。

①间断垂直褥式外翻缝合法：用于松弛皮肤的缝合。

②间断水平褥式外翻缝合法：用于皮肤缝合（图2-82）。

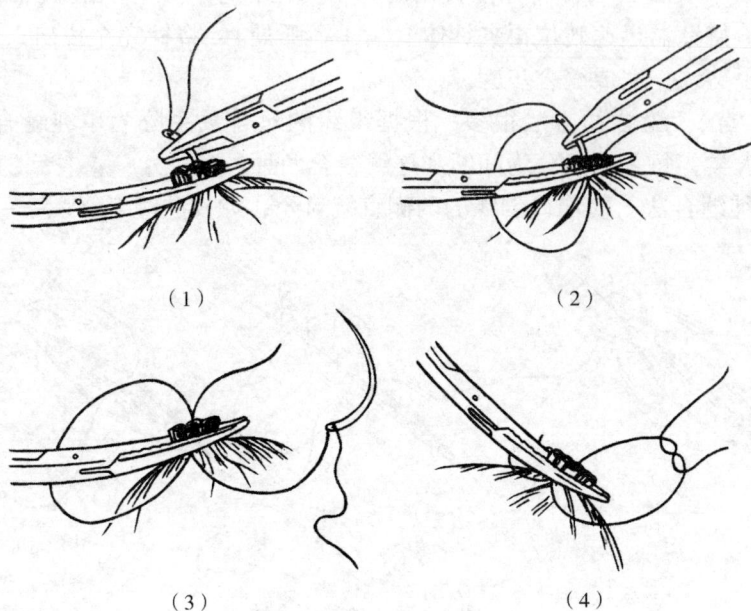

（1）   （2）

（3）   （4）

图 2-80　贯穿缝合法

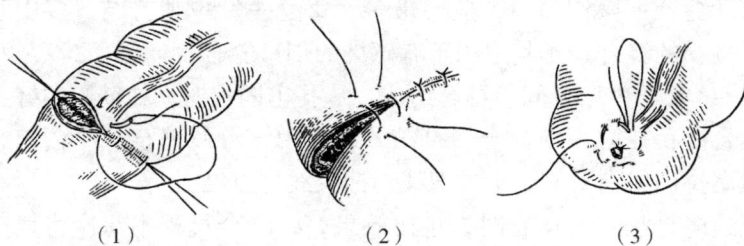

（1）   （2）   （3）

图 2-81　内翻缝合法

（1）连续水平全层内翻缝合法；（2）间断垂直内翻缝合法；（3）荷包缝合法

③连续外翻缝合法，多用于缝合血管。

三、注意事项

1. 组织分层缝合、严密对合、勿留死腔。

2. 皮肤伤口的缝合宜选用三角针，软组织的缝合一般选用圆针。

3. 针距边距应均匀一致、整齐美观，过密或过稀均不利于伤口愈合。

4. 如发现切口感染或积脓时，应提前拆线，以利引流。

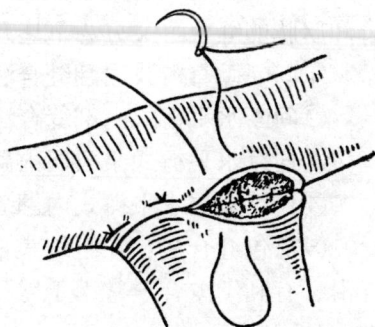

图 2-82　间断水平褥式外翻缝合法

项目六　清洁伤口换药

```
时间要求：10 分钟。
```

一、适用范围

手术后的无菌伤口，如无特殊反应，应在术后 3~5 天换药。

二、准备工作

1. 操作者戴好帽子、口罩，换药前、后均要用肥皂水洗手。

2. 准备无菌换药包（每个换药包内应至少有换药碗一个、换药盘一个、无菌镊子两把）、消毒棉球、无菌敷料，还要准备好必要的绷带、腹带、胶布或脱敏胶布等。

三、操作步骤

1. 将患者带至换药室或推换药车至患者床旁。

2. 用手取下外层敷料，再用一把镊子取下内层敷料（此把镊子只能接触患者伤口、不能再接触无菌换药包内的无菌物品，另外一把镊子只夹持换药碗内的物品，不要接触患者伤口），如敷料已与创面粘连，可用等渗盐水湿润，待敷料与创面分离后再轻轻取下（图 2-83）。

3. 去除敷料后，伤口周围皮肤视情况可选用碘仿或苯扎溴铵（新洁尔灭）消毒，应以切口为中心由内向外消毒，范围应稍大于敷料覆盖的范围。如有引流管，先消毒手术切口，再消毒引流管周围。

4. 如无不良反应（红肿、脂肪液化、积血等），消毒后用无菌敷料覆盖即可（无菌敷料要完全盖住切口），并用胶布或绷带固定。

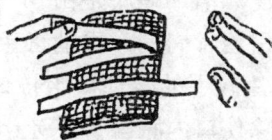

a.正确揭胶布方法

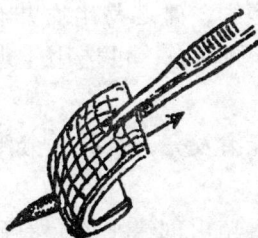

b.正确揭敷料方法　　　c.错误揭敷料方法

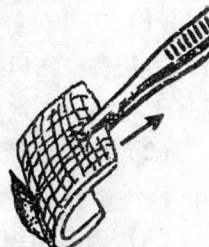

图 2-83　揭敷料的方法

四、注意事项

1. 换药时间应避开晨间护理和家属探视时间；换药前半小时停止清洁室内卫生及铺床等工作。

2. 操作者协助患者采取舒适的体位，以便于换药。

3. 根据伤口情况准备换药敷料和用品，应物尽其用，不能浪费。

4. 换药取下的敷料，应放在盘或碗内，不要随意倾倒，要集中收集，防止污染环境。

5. 对关节及其邻近处有伤口的，应保持关节功能位、防止畸形愈合。

项目十 感染伤口换药

时间要求：15分钟。

一、适用范围

感染伤口，应根据分泌物多少决定换药的次数，分泌物较多，应每天换药1次，新鲜肉芽创面，隔1~2天换药1次。

二、准备工作

1. 操作者戴好帽子、口罩，换药前、后均要用肥皂水洗手。

2. 准备无菌换药包（每个换药包内应至少有换药碗一个、换药盘一个、无菌镊子两把），消毒棉球、无菌敷料，根据情况夹取适当的引流物品和纱条，还要准备好必要的绷带、腹带、胶布或脱敏胶布。

三、操作步骤

1. 感染伤口换药基本步骤，类似清洁伤口换药 先揭去伤口敷料，再用碘仿消毒伤口周围的皮肤、黏膜，伤口周围有胶布或油脂等物粘连者可用松节油、乙醚或汽油拭去。但应注意消毒顺序是由伤口周围正常皮肤依次向内直至伤口边缘处。有引流管的，先消毒引流管周围，再消毒手术切口。

2. 一般用较干的生理盐水棉球沾净伤口内分泌物，用镊子、探针探查伤口，用镊子、剪刀清除伤口内脓苔、坏死组织、缝线头或异物。

3. 常用纱条的选择

（1）肉芽色鲜红，芽密细，碰之易出血并有痛感，但无分泌物，为新鲜健康肉芽组织，是感染伤口正常愈合的标志，可选用生理盐水纱条、呋喃西林纱条、雷佛奴尔或凡士林纱条外敷。

（2）肉芽色淡，表面光滑发亮，水肿，分泌物多，可选用高渗盐水或20%~30%硫酸镁纱条外敷。

（3）肉芽组织生长过盛超出创缘平面，有碍新生上皮向创面中心生长时，可用刮匙刮去肉芽或以硝酸银腐蚀肉芽，再敷以盐水纱条或凡士林纱条。

（4）陈旧性肉芽色暗，颗粒粗大质脆，表面常覆盖一层猪脂状分泌物，触之不易渗血，无生长趋势。此种肉芽组织可能是由于伤口处理不当、局部血液循环不良所致，应设法改善局部血液循环如红外线灯照射，去除不健康的、陈旧的肉芽，创面可用0.1%雷佛奴尔纱条或呋喃西林纱条外敷。

（5）已生长的肉芽发生消蚀现象，多由于某种细菌的感染所致，如铜绿假单胞杆菌，应选用合理的抗菌素纱条外敷。

（6）坏死肉芽色灰白或紫黑，有脓液混杂其上，臭味较大。应剪去坏死肉芽，用生理盐水或 0.1% 雷佛奴尔纱条外敷。

（7）慢性溃疡、褥疮局部可选用 3% 双氧水清洗，0.1% 雷佛奴尔纱布外敷。

（8）高位肠瘘、胰瘘和分泌物较多的伤口，应涂擦 10% 氧化锌软膏防治感染。

4. 创面使用抗菌素 应针对伤口细菌的感染选用合理的抗菌素，临床上最常用庆大霉素。若发现有真菌感染，需选用酮康唑等抗真菌药。

5. 最后用无菌敷料覆盖伤口，并用胶布或绷带固定，方法同清洁伤口换药。

6. 如化脓感染严重需及时拆除缝线，敞开伤口、通过每天换药直至伤口愈合。

四、注意事项

1. 清洁伤口换药的注意事项同样适用。

2. 彻底清除脓液、分泌物和不良肉芽组织，并根据情况选择合适的引流物和外敷药物，促进伤口早日愈合。

3. 如有多个伤口需要换药，应先换清洁伤口，再换感染伤口，最后换特殊感染伤口。

项目八 外科手术后拆线

时间要求：10 分钟。

一、适应证

1. 无菌手术切口，已到拆线时间，切口愈合良好者。

2. 伤口术后有红、肿、热、痛等感染表现者，应提前拆线。

3. 严重贫血、消瘦、水电解质失衡未纠正者，老年及婴幼儿，伴有咳嗽的胸腹部切口应延迟拆线。

二、准备工作

1. 操作者戴好帽子、口罩，拆线前、后均要用肥皂水洗手。

2. 准备无菌换药包、消毒棉球、拆线剪刀、无菌敷料及胶布等。

三、拆线时间

头面颈部 4~5 天，下腹部、会阴部 6~7 天，胸部、上腹部、背部、臀部 7~9 天，四肢 10~12 天，近关节处或减张缝线 14 天才能拆线。

四、操作方法

1. 用手打开外层敷料，用镊子打开内层敷料。

2. 用碘仿棉球由内向外消毒皮肤两遍。

3. 用镊子将线头提起，将埋在皮内的线拉出针眼之外少许，在该处紧贴皮面剪断缝线，用镊子向剪线侧拉出缝线（图 2-84）。

（1）　　　　　　　　　（2）

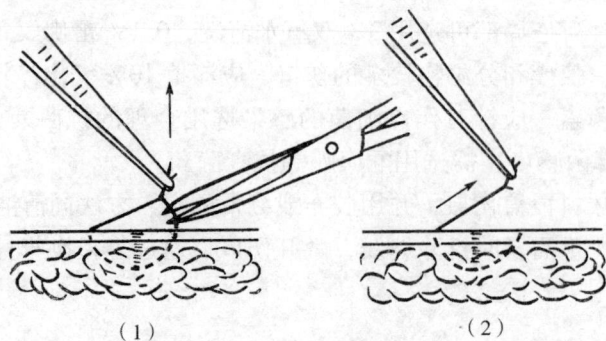

图 2 - 84　拆线方法

4. 再用碘仿棉球消毒皮肤一遍，覆盖无菌敷料，胶布固定。

项目九　止血

> 时间要求：20 分钟。

　　血液是维持生命的重要物质，对出血伤员的急救，只要拖延几分钟就会危及生命。因此，止血术是外伤急救技术之首。现场止血术常用的有 3 种，使用时根据具体情况，可选用一种，也可以把几种止血法配合使用，以达到最快、最有效、最安全的止血目的。

一、指压动脉止血法

　　适用于头面部和四肢某些部位的大出血。用手指压迫伤口近心端的动脉，将其压向深部的骨骼，阻断血流。

　　1. 头面部指压动脉止血法

　　（1）指压颞浅动脉　适用于一侧头顶、额部的外伤大出血。一只手固定伤员头部，另一只手在伤侧耳前，拇指对准下颌关节压迫颞浅动脉（图 2 - 85）。

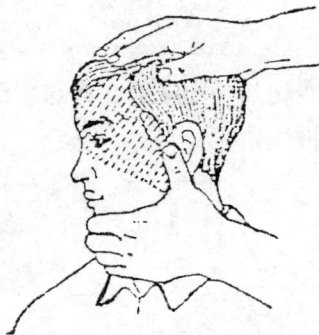

图 2 - 85　指压颞浅动脉　　　　　图 2 - 86　指压面动脉

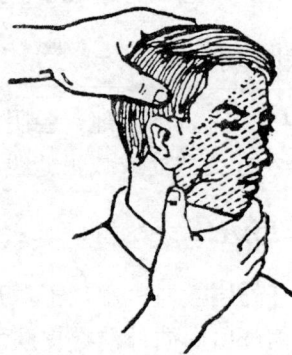

（2）指压面动脉　适用于颜面部外伤大出血。用一只手的拇指和示指或拇指和中指分别压迫双侧下颌角前约1cm的凹陷处，阻断面动脉血流（图2-86）。

2. 四肢指压动脉止血法

（1）指压肱动脉　适用于一侧肘关节以下部位的外伤大出血。用一只手的拇指压迫上臂中段内侧，阻断肱动脉血流，另一只手固定伤员手臂（图2-87）。

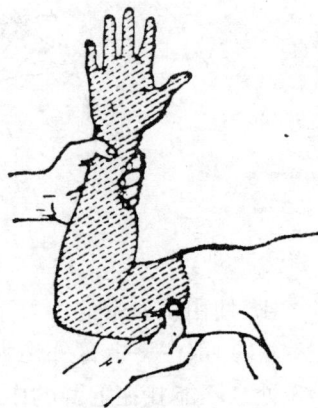

（2）指压桡、尺动脉　适用于手部大出血。用两手的拇指和示指分别压迫伤侧手腕两侧的桡动脉和尺动脉，阻断血流。因为桡动脉和尺动脉在手掌部有广泛吻合支，所以必须同时压迫双侧。

（3）指压股动脉　适用于一侧下肢的大出血。用两手的拇指用力压迫伤肢腹股沟中点稍下方的股动脉，阻断股动脉血流。

（4）指压胫前、后动脉　适用于一侧足的大出血。用两手的拇指和示指分别压迫伤侧足背中部搏动的胫前动脉及足跟与内踝之间的胫后动脉。

图2-87　指压肱动脉

二、加压包扎止血法

适用于各种伤口，是一种比较可靠的非手术止血法。先用无菌纱布覆盖压迫伤口，再用三角巾或绷带用力包扎，包扎范围应该比伤口稍大。

三、止血带止血法

止血带止血法只适用于四肢大出血，当其他止血法不能止血时才用此法。止血带有乳胶管止血带、充气止血带（如血压计袖带）和布制止血带，其操作方法各不相同。

1. 乳胶管止血带　左手在离带端约10cm处由拇指、示指和中指紧握，使手背向下放在扎止血带的部位，右手持带中段绕伤肢一圈半，然后把带塞入左手的示指与中指之间，左手的示指与中指紧夹一段止血带向下牵拉，使之成为一个活结，外观呈倒"A"字型（图2-88）。

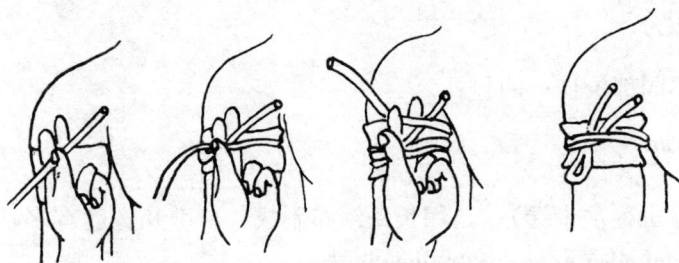

图2-88　乳胶管止血带止血法

2. 充气止血带　常用血压计袖带，操作方法比较简单。只要把袖带绕在扎止血带的部位，然后打气至伤口停止出血。

3. 布制止血带　将三角巾折成带状或将其他布带绕伤肢一圈，打个蝴蝶结；取一根小棒穿在布带圈内，提起小棒拉紧，将小棒依顺时针方向绞紧，将绞棒一端插入蝴蝶结环内，最后拉紧活结并与另一头打结固定（图2-89）。

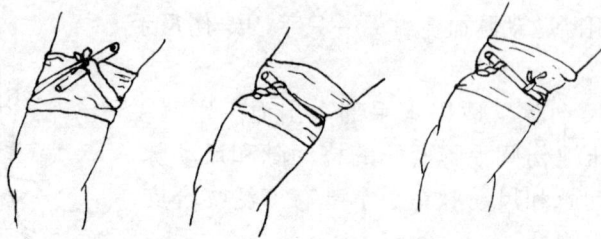

图2-89　布制止血带止血法

4. 使用止血带的注意事项

（1）部位　上臂外伤大出血应扎在上臂上1/3处，前臂或手大出血应扎在上臂下1/3处，不能扎在上臂的中1/3处，因该处神经走行贴近肱骨，易被损伤。下肢外伤大出血应扎在股骨中下1/3交界处。

（2）衬垫　使用止血带的部位应该有衬垫，否则会损伤皮肤。止血带可扎在衣服外面，把衣服当衬垫。

（3）松紧度　应以出血停止、远端摸不到动脉搏动为度。过松达不到止血目的，过紧会损伤组织。

（4）时间　一般不应超过5h，原则上每小时要放松1次，放松时间为1~2min。

（5）标记　使用止血带者应有明显标记贴在前额或胸前易发现部位，标明时间。如立即送往医院，可以不写标记，但必须当面向值班人员说明扎止血带的时间和部位。

项目十　绷带卷包扎

时间要求：20分钟。

一、适用范围

现场急救时不同部位伤口的包扎。

二、准备工作

准备绷带卷（也称袖带卷），是用长条纱布制成，长度和宽度有多种规格。常用的有宽5cm、长600cm和宽8cm、长600cm两种。

三、常用包扎方法（图2-90）

1. 环形法　将绷带作环形缠绕，第一圈作环绕稍呈斜形，第二圈应与第一圈重叠，第三圈作环形。环形法通常用于肢体粗细相等部位，如胸、四肢、腹部。

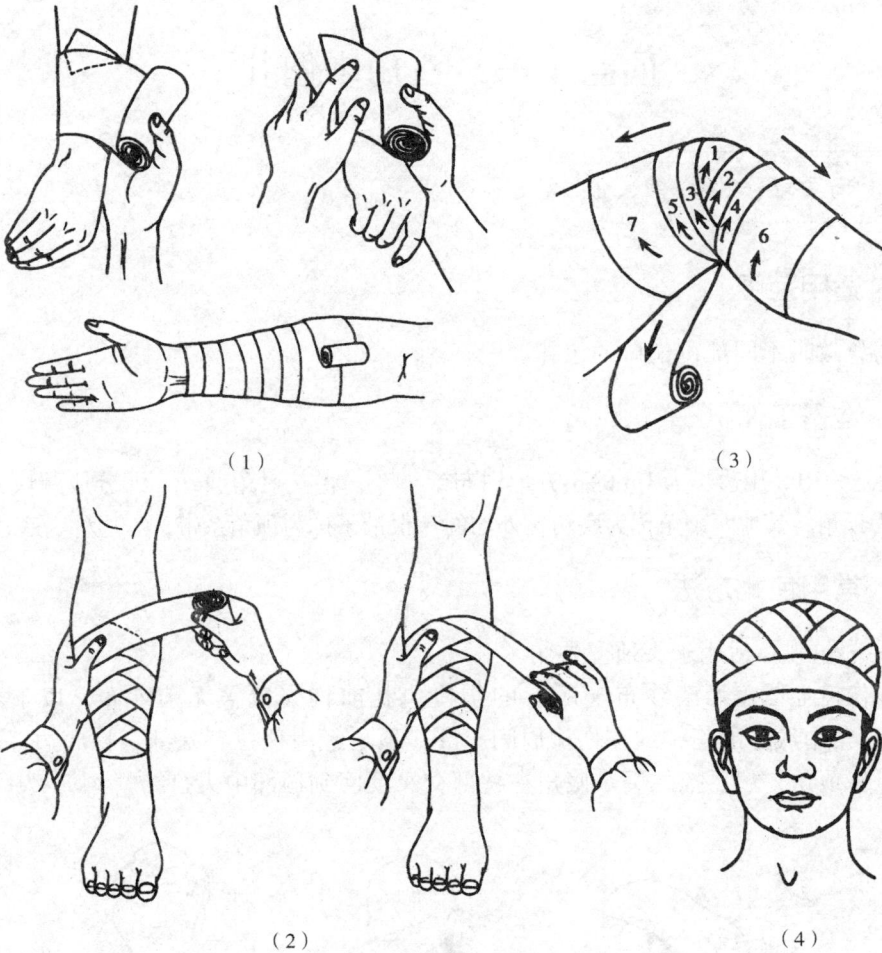

（1）

（3）

（2）

（4）

图 2 - 90　绷带卷包扎法

（1）螺旋形包扎法；（2）螺旋翻折包扎法；（3）"8"字形包扎法；（4）回返形包扎法

2. 螺旋反折包扎法　先作螺旋状缠绕，待到渐粗的地方就每圈把绷带反折一下，盖住前圈的 1/3 ~ 2/3，由下而上缠绕，适用于四肢包扎。

3. 螺旋形包扎法　使绷带螺旋向上，每圈应压在前一圈的 1/2 处。适用于四肢和躯干等处。

4. "8"字形包扎法　本包扎法是一圈向上，再一圈向下，每圈在正面和前一圈相交叉，并压盖前一圈的 1/2。多用肩、髋、膝、踝等处。

用上述方法时，手指、脚趾无创伤时应暴露在外，以观察血液循环情况如疼痛、水肿、发紫等。

5. 回返形包扎法　本法多用于头和断肢端。用绷带多次来回反折。第一圈常从中央开始，接着各圈一左一右，直至将伤口全部包住，再作环形将所反折的各端包扎固定，此法常需要一位助手在回返时压住绷带的反折端。

四、注意事项

1. 所有伤口包扎均需先用无菌敷料覆盖伤口。

2. 包扎后局部平整、美观，并能给伤口适当压力，起到压迫止血作用。

项目十一　三角巾包扎

> 时间要求：20分钟。

一、适用范围

现场急救时不同部位伤口的包扎。

二、准备工作

准备三角巾，用边长为1m的正方形白布或纱布，将其对角剪开，即分成两块三角巾，90°角称为顶角，其他两个角称为底角，外加的一根带子称为顶角系带，斜边称为底边。

三、常用包扎方法

1. 头部包扎　适用于头顶部外伤。

先在伤口上覆盖无菌纱布（所有的伤口包扎前均先覆盖无菌纱布，以下不再重复），把三角巾底边的正中放在伤员眉间上部，顶角经头顶拉到枕部，将底边经耳上向后拉紧压住顶角，然后抓住两个底角在枕部交叉反回到额部中央打结（图2-91）。

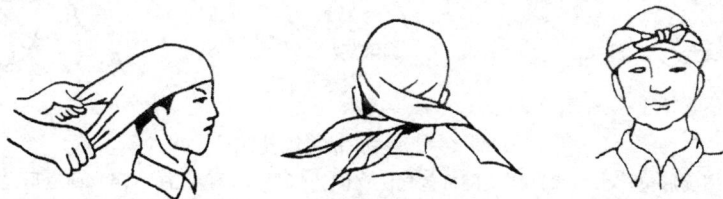

图2-91　头部三角巾包扎

2. 胸部三角巾包扎　适用于一侧胸部外伤。

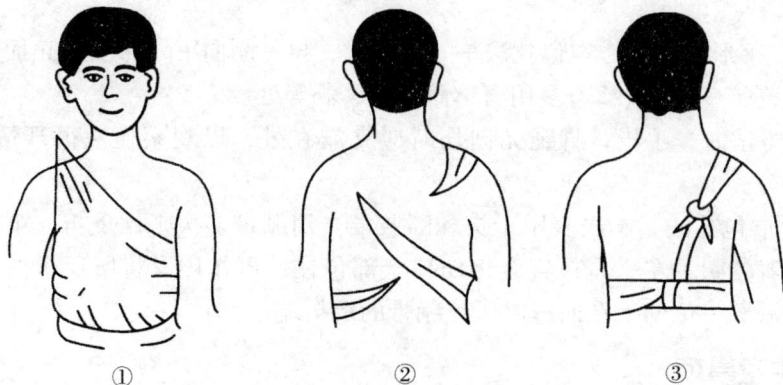

① ② ③

图2-92　单侧胸三角巾包扎

将三角巾的顶角放于伤侧的肩上，使三角巾的底边正中位于伤部下侧，将底边两端绕下胸部至背后打结，然后将三角巾顶角的系带穿过三角底边与其固定打结（图2-92）。

3. 腹部三角巾包扎 适用于腹部外伤。

双手持三角巾两底角，将三角巾底边拉直放于胸腹部交界处，顶角置于会阴部，然后两底角绕至伤员腰部打结，最后顶角系带穿过会阴与底边打结固定（图2-93）。

4. 手或足三角巾包扎 适用于手或足外伤。

将三角巾置于手掌或足跖下，顶角向指（趾）端，将顶角折回后盖在手（足）背上，再将两底角交叉压在顶角上，并于腕（踝）部绕一周，在背（前）侧打结固定（图2-94）。

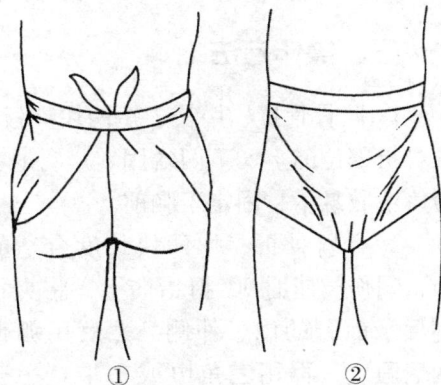

① ②

图2-93 腹部三角巾包扎

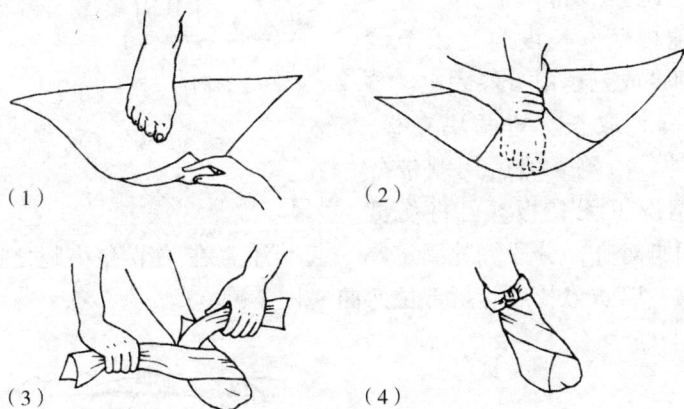

（1） （2）

（3） （4）

图2-94 足三角巾包扎

四、注意事项

1. 所有伤口包扎均需先用无菌敷料覆盖伤口。
2. 包扎后局部平整、美观，并能给伤口适当压力，起到压迫止血作用。

项目十二 小夹板固定

时间要求：20分钟。

一、适用范围

四肢骨折。

二、准备工作

准备夹板、绷带、三角巾、脱脂棉等。

三、操作方法

1. 肱骨骨折 用长、短两块夹板，长夹板置于上臂的后外侧，短夹板置于前内侧，在骨折部位的上、下两端固定。将肘关节屈曲成90°，使前臂中立位，再用三角巾或布带将上肢悬吊，固定于胸前。

2. 前臂骨折 取两块长度合适的夹板，嘱伤员屈肘90°拇指向上，将夹板分别置于前臂的内、外侧，然后用绷带于两端固定，再用三角巾或布带悬吊于胸前（图2－95）。

3. 大腿骨折 取一长夹板置于伤腿外侧，长度自足跟至腰部或腋下，另一块夹板置于伤腿内侧，长度自足跟至大腿根，然后用绷带或三角巾分段固定。

4. 小腿骨折 取长、短两块夹板，分别置于伤腿外、内侧，然后用绷带分段固定。紧急情况下无夹板，可将伤员两下肢并拢，两脚对齐，分段绷扎固定在一起。注意在关节和小腿之间的空隙处需垫纱布或柔软织物，以防包扎后骨折部位弯曲（图2－96）。

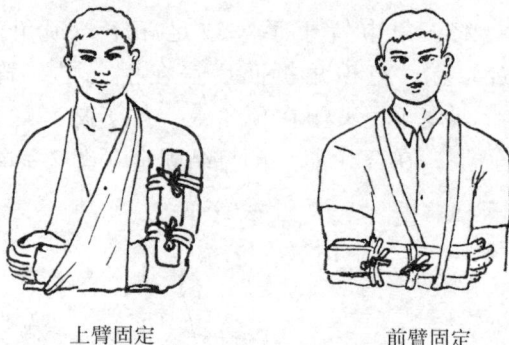

上臂固定　　　　　前臂固定

图2－95　上肢小夹板固定

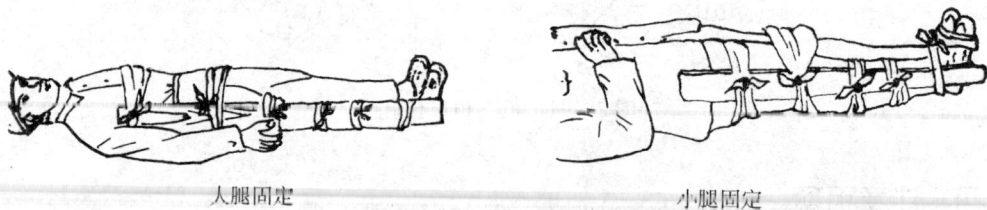

大腿固定　　　　　小腿固定

图2－96　下肢小夹板固定

四、注意事项

1. 如伤口有出血，应先止血与包扎，然后再固定骨折部位。

2. 处理开放性骨折时，现场不可把刺出的骨断端送回伤口，以免造成感染，用无菌纱布覆盖伤口，作临时固定。

3. 固定用的夹板与骨折的肢体相适应，固定除骨折部位上、下两端外，还要固定上、下两关节。

4. 夹板不可直接与皮肤接触，其间应垫棉织物，尤其在夹板两端，骨突处和悬空部位应加厚衬垫，防止受压或固定不妥当。

5. 固定应松紧适度，以免影响血液循环。

项目十三　脊柱损伤伤员的现场搬运

一、适用范围

脊柱、脊髓损伤或怀疑有脊柱、脊髓损伤的伤员。

二、准备工作

准备硬质担架、木板或门板等硬质材料。

三、操作步骤

搬运脊柱、脊髓损伤的伤员，要注意搬运的方法。硬质担架搬运法是最常用的方法，将伤员搬上担架的方法有 2 种（图 2-97）。

1. 平托法　先将伤员双下肢伸直，担架或木板放在伤员一侧，三人同时将手臂伸于伤员躯干下面，一起用力将伤员平托至木板上。

（1）颈椎损伤伤员的搬运　对颈椎损伤伤员，要有专人托扶头部，沿纵轴向上略加牵引，使头、颈、躯干一同移动，或由伤员自己双手托住头部，缓慢搬移，严禁随便强行搬运头部。放在硬板担架上以后，必须将其身体与担架一起用三角巾或其他布类条带固定牢固，头颈部两侧必须放置沙袋、枕头或衣物等进行固定，限制颈椎各方向的活动。

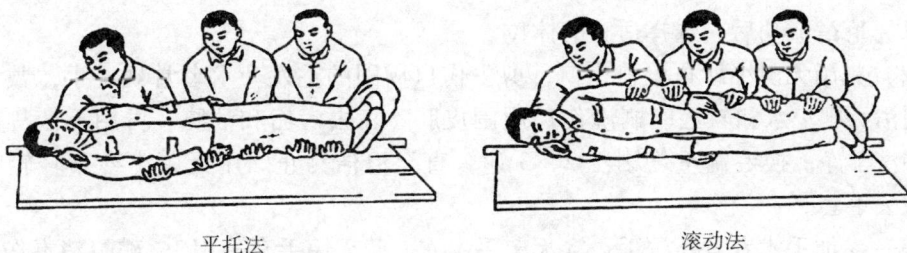

平托法　　　　　　　　　　　滚动法

图 2-97　脊柱搬运法

（2）胸、腰椎损伤伤员的搬运　平托的部位与颈椎骨折一样，只是不需要专人保护头部。如背部有伤口，则取俯卧位，在两肩及腹部加软垫，再将伤者固定于硬板上。

2. 滚动法　2~3 人使伤员保持平直状态，成一整体滚动到木板上。

四、注意事项

1. 用硬质担架或木板、门板搬运。

2. 先使伤员两下肢伸直，两上肢也伸直放在身旁，木板或担架放在伤员一侧。2~

3人扶伤员躯干，使伤员成一整体滚动至板上，或3人用手同时将伤员平直托起。注意不要使躯干扭转。禁止搂抱或一人抬头，另一人抬足的方法，因这些方法将增加脊椎的弯曲，加重椎骨和脊髓的损伤。

项目十四　清创术

一、适用范围

外伤导致的污染伤口，局部有细菌污染，但尚未深入组织生长繁殖。清创时间越早越好，一般伤口应尽量在伤后6~8h内进行。如果伤口污染严重，4~6h即可变为感染伤口，此时清创有可能促进感染扩散；相反，如果伤口污染轻、坏死组织少、局部血运丰富、早期正确包扎并使用抗生素，清创时间可适当推迟，而头皮血运丰富、抗感染能力极强，伤后72h清创，仍可获得满意效果。

二、准备工作

1. 操作者戴好帽子、口罩，清创前、后均要用肥皂水洗手。

2. 准备无菌清创包，内有刀、剪、血管钳、手术镊、缝针、丝线等，另准备生理盐水、刷子、换药碗、肥皂水、双氧水等。

三、操作步骤

1. 清洗

（1）麻醉成功后，选择适宜的体位。

（2）先用无菌小纱布覆盖伤口，剪去伤口周围的毛发。术者常规洗手，戴无菌手套。用消毒肥皂水和软毛刷刷洗伤口周围皮肤，除去污垢和油腻。再用无菌等渗生理盐水冲洗干净。换毛刷重复刷洗2~3遍，直至清洁为止。用无菌小纱布轻轻吸干创面，脱去手套。

（3）参加手术者重新洗手，穿无菌手术衣，戴无菌手套。用3%碘酊消毒伤口周围皮肤，待碘酊干后，以70%乙醇将碘酊擦洗两次（现常用碘仿消毒3遍）。注意勿使消毒液流入伤口。铺上手术巾，进行伤口处理。

（4）清洗伤口。清除表面的血凝块和异物，然后由浅及深有序的处理。用生理盐水冲洗每一个盲角或死腔，直至冲净。为方便处理伤口深部及探查伤口，可适当延长伤口和切开筋膜。

（5）修剪创面组织　术者右手持剪，左手持有齿镊，切除失活组织、血供不良组织和明显挫伤的创缘组织。提起伤口皮肤边缘，在距创缘0.2cm处，剪除破碎不整的皮肤和伤口表面的污染组织。皮肤切除不应过多，以免缝合时张力过大而影响愈合。

（6）彻底止血　以血管钳钳夹出血点，用细线逐个结扎或电凝止血。

（7）肌腱的处理　已坏死、污染和挫压严重的肌腱应切除。

（8）血管损伤　如果循环良好，不妨碍远端血运，用丝线双重结扎；若危及远端肢体血运，用血管夹控制出血。

（9）神经的处理　任何神经均应保留。

（10）再次清洗　用3%双氧水冲洗伤口，特别注意伤口深部及死角。生理盐水冲净，再用活力碘原液（有效碘为1%）稀释10倍冲洗或用活力碘原液稀释40倍浸泡5min，最后用生理盐水冲洗干净后擦干皮肤。

2. 修复　更换手术单、器械和手术者手套，重新清毒铺巾。

（1）骨折复位　清创后直视下将骨折处手法复位。根据复位后骨折稳定与否、伤口污染程度选择合适的固定方法。

（2）缝合肌肉　肌腱肌肉断裂可用褥式缝合，并缝合其筋膜，肌腱缝合要求对和良好，吻合口平滑。双十字缝合简单有效。

（3）修复血管　影响肢体远端血供的动、静脉损伤，应立即重建血供。如缺损较多，直接缝合张力较大或无法直接缝合时，可用自体静脉倒流或人造血管修复。

（4）修复神经　如有条件应一期修复，否则，两端标记后二期修复。

（5）关闭切口　皮肤缺损小时可直接缝合，若张力较大可减张缝合；皮肤大片缺损，污染程度较轻，可在其他肢体取中厚皮瓣植皮或利用撕脱的皮肤去除皮下脂肪后复位。

（6）术后应用抗生素，并肌内注射破伤风抗毒素（图2-98）。

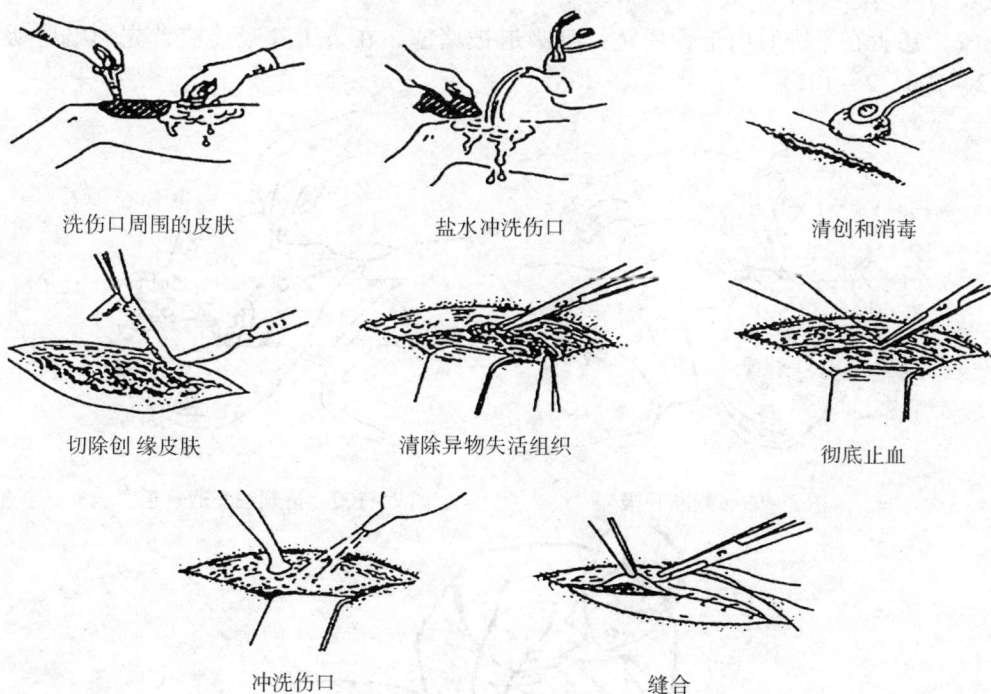

洗伤口周围的皮肤　　　盐水冲洗伤口　　　清创和消毒

切除创缘皮肤　　　清除异物失活组织　　　彻底止血

冲洗伤口　　　缝合

图2-98 清创术的步骤

项目十五　人工呼吸

时间要求：10分钟。

一、适应证

各种原因造成的呼吸骤停。

二、禁忌证

已明确有心、肺、脑等重要器官功能衰竭无法逆转者，如癌症晚期等，可不必进行心肺复苏。

三、操作步骤

1. 将患者（模拟人）置于硬板床上或地上，将面颊靠近患者口鼻处，耳朵听有无呼吸的声音、面颊感觉有无气体冲出，眼睛看胸廓有无起伏，10秒判断是否呼吸停止（图2－99）。

2. 保持呼吸道通畅

（1）首先清除异物。头向后仰，将下颌推向前上方，用拇指压下唇使口张开，清除呕吐物或其他异物。

（2）患者在平卧时由于舌后坠，呼吸道被堵塞，在人工呼吸前应首先通畅呼吸道（图2－100、2－101）。

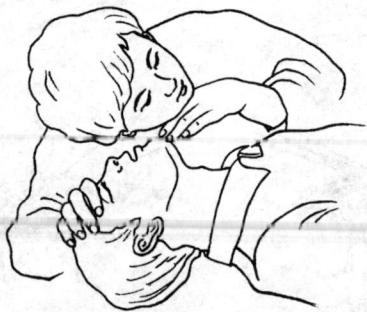

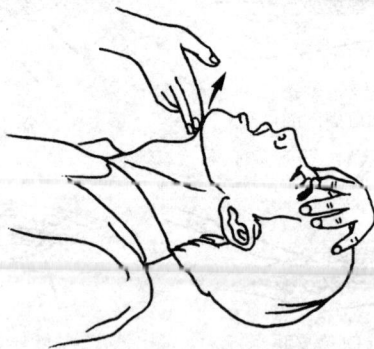

图2－99　判断呼吸　　　　图2－100　抬颏法开通气道

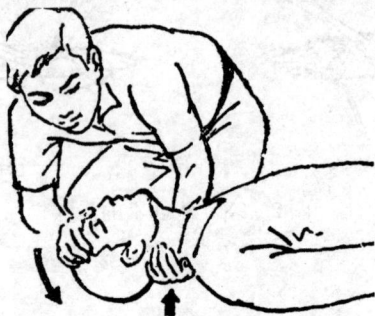

图2－101　压额托颈法开通气道

3. 口对口呼吸操作　①一手以拇指及示指捏住患者鼻孔，使其闭塞；②然后口对口密切接触；③向患者（模拟人）口内吹气，以见胸廓起伏为度（图 2 – 102）。

4. 结合胸外心脏按压（80 ~ 100 次/分），无论单人还是双人操作，按压与吹气之比均为 30∶2。

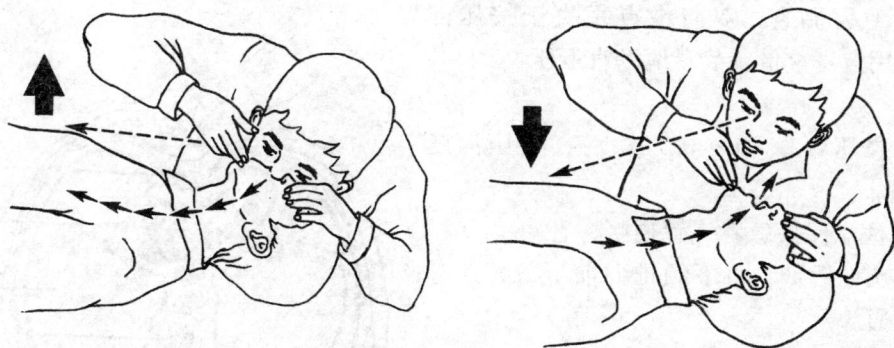

图 2 – 102　口对口人工呼吸

四、注意事项

1. 开放气道是有效的人工通气的前提，保持抬头仰颌位，清除呼吸道异物，取出义齿。

2. 每次吹气量成人 800 ~ 1000ml，吹气不要过猛，以免将气体吹入胃内。

3. 对于婴幼儿可以将口鼻同时含入口内。

4. 注意观察患者的胸廓活动度和口鼻处的气体逸出。

项目十六　胸外心脏按压

时间要求：10 分钟。

一、适应证

各种原因造成的心跳骤停（包括心脏骤停、心室颤动和心搏极弱）。

二、禁忌证

1. 胸壁开放性损伤。

2. 肋骨骨折。

3. 胸廓畸形或心脏压塞。

4. 已明确有心、肺、脑等重要器官功能衰竭无法逆转者，如癌症晚期等，可不必进行心肺复苏。

三、操作步骤

1. 患者（模拟人）背部需垫板。

2. 操作者两手掌重叠，一手掌置于患者胸骨中、下1/3交界处的正中线上，另一手掌置于其手背上，手指不要触及胸壁。

3. 双臂绷直，双肩中点垂直于按压部位，利用上身重量有节奏地垂直下压（图2-103）。

4. 按压频率80~100次/分，下压深度3~5cm。

5. 注意保持患者气管通畅，让患者（模拟人）头向后仰，将下颌推向前上方，使呼吸道畅通。

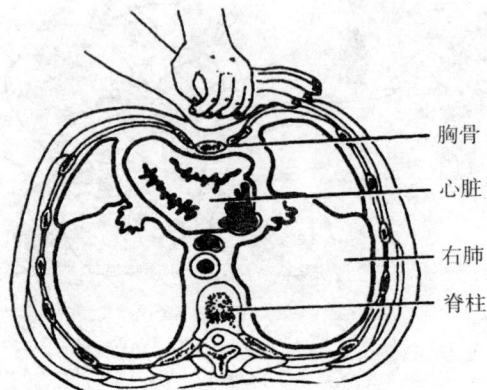

胸骨
心脏
右肺
脊柱

图2-103　胸外心脏按压的方法

四、注意事项

1. 判断呼吸心脏骤停　患者出现意识消失、无呼吸动作、股动脉或颈动脉搏动消失。

2. 术者双手掌叠加，双肘伸直，借上身和上臂的力量按压，迅即放松，解除压力，让胸廓自行复位。按压与放松的时间大致相等，放松时手掌根部不得离开按压部位，以防再次按压时拍打胸壁分散按压力量。

3. 按压与通气的配合　不管单人或双人复苏，按压与吹气之比均为30:2，即连续按压30次，吹气2次，两次吹气间不必等第一口气完全呼出，吹气时停止心脏按压。两人操作工作可互换，调换所用时间越短越好，不应超过5秒。

4. 对于小儿患者，用一手掌根部置于患儿胸骨中下部垂直向脊柱方向施力，使胸廓下陷2.5~4cm，按压频率100次/分。

5. 如按压位置不当，用力过猛，可能出现肋骨骨折、气胸、心包积血、肝破裂等并发症。

6. 胸外心脏按压有效指标　①颈动脉搏动；②原扩大瞳孔回缩；③出现自主呼吸；④神志逐渐恢复，睫毛反射与对光反射出现；⑤面色、口唇、指甲及皮肤等色泽再度转红。

项目十七　简易呼吸器的使用

> 时间要求：10分钟。

一、适用范围

各种原因造成的呼吸骤停，效果比口对口手人工呼吸有效，且能较长时间维持。

二、准备工作

准备简易呼吸器（呼吸囊、呼吸活瓣、面罩、固定带及衔接管）、氧气管、手套、洗手桶（内装消毒水和小方巾）、污物袋或桶、弯盘、镊子、纱布等。

三、操作步骤

1. 患者平卧，解开衣扣及腰带，脸侧向操作者，操作时应先以导管吸尽患者口腔及呼吸道之分泌物、呕吐物及其它异物。

2. 移枕至患者肩背下，操作者立于患者头顶侧，左手托起患者下颌，尽量使其头后仰。

3. 右手握住呼吸活瓣处，将面罩置于患者口鼻部，以固定带固定或以衔接管与气管相接，左手仍托住患者下颌，使其头部维持后仰位（图 2 - 104）。

4. 右手挤压呼吸囊，继而放松，如此一挤、一松有节奏地反复进行，14～16 次/分，每次充气 500～1000ml。

5. 如需给氧，将氧气接于呼吸囊入口处，以 6L/min 左右的流量给氧。

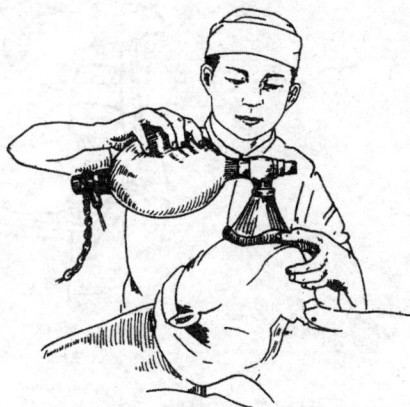

图 2 - 104 简易呼吸器的使用

四、注意事项

1. 注意保持气道开放。

2. 面罩与口鼻紧贴，不要漏气。

3. 一次挤压可有 500～1000ml 空气或氧气进入肺内，双手挤压时排气量约 1000ml，单手挤 2/3 的呼吸囊排气 650ml。

4. 患者有自主呼吸，自主呼吸应与人工呼吸同步化，即患者吸气初顺势挤压呼吸囊，达到一定潮气量便完全松开气囊，让患者自行完成呼气动作。

5. 操作过程中注意观察患者胸部起伏、面色、甲床末梢循环情况。

项目十八　胸腔穿刺术

时间要求：10 分钟。

一、适用范围

常用于确定胸腔积液的性质、抽液减轻压迫症状或通过穿刺给药等。

二、准备工作

1. 操作者戴好帽子、口罩，操作前、后均要用肥皂水洗手。

2. 准备胸穿包。

三、操作步骤

1. 嘱患者取坐位面向椅背，两前臂置于椅背上，前额伏于前臂上。不能起床者，可取45°仰卧位，患侧上肢上举抱头。

2. 穿刺部位宜选择叩诊实音最明显处，一般在肩胛线或腋后线第7～8肋间，腋中线第6～7肋间，或腋前线第5肋间，包裹性积液可结合X线或B超定位（图2－105）。

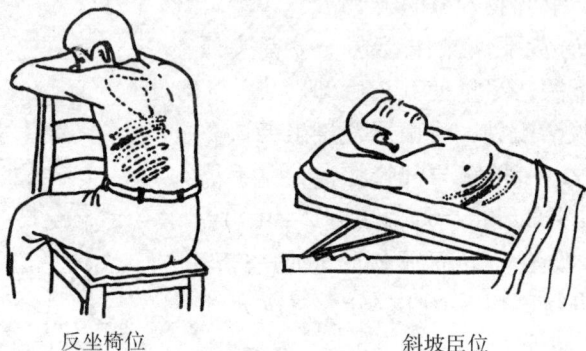

反坐椅位　　　　　　　　　斜坡臣位

图2－105　胸穿体位

3. 常规消毒皮肤，戴无菌手套，覆盖消毒洞巾。

4. 用2%利多卡因在下一肋骨上缘的穿刺点自皮肤至胸膜壁层进行局部浸润麻醉。

5. 术者将穿刺针（将针座后的胶皮管用血管钳夹住）在麻醉处缓慢刺入，当穿过壁层胸膜时，针尖抵抗感突然消失，然后接上注射器，松开血管钳，抽吸胸腔内积液。

6. 抽液结束后拔出针头，覆盖无菌纱布，用手压迫片刻，用胶布固定后嘱患者静卧。

四、注意事项

1. 抽吸液体时不可过快，第一次抽吸液量不超过700ml，以后每次一般不超过1000ml。

2. 夹紧乳胶管避免气体进入胸腔。

3. 穿刺过程中患者出现头晕、面色苍白、出汗、心悸时，立即停止操作并给予适当处理。

项目十九　腹腔穿刺术

时间要求：10分钟。

一、适用范围

常用于确定腹腔积液的性质，或行腹腔内给药，或穿刺放液减轻症状。

二、准备工作

1. 操作者戴好帽子、口罩，操作前、后均要用肥皂水洗手。
2. 准备腹穿包。

三、操作步骤

1. 患者可采取坐位（坐在靠背椅上）、半卧位、平卧位或侧卧位，尽量使其舒适。
2. 选择适宜的穿刺点（图 2 - 106）
（1）脐与左髂前上棘联线的中、外 1/3 交界处。
（2）坐位可取脐与耻骨联合连线中点上方
1.0cm、稍偏左或偏右 1 ~ 1.5cm。
（3）侧位穿刺点在脐的水平线与腋前线或腋后线
交叉处，常用于诊断性穿刺。
3. 常规消毒皮肤，术者戴无菌手套及铺无菌洞
巾，以 2% 利多卡因自皮肤至腹膜壁层麻醉。
4. 术者将穿刺针（将针座后的胶皮管用血管钳
夹住）在麻醉处缓慢刺入，当穿过壁层腹膜时，针尖
抵抗感突然消失，然后接上注射器，松开血管钳，即
可抽取腹水，并将抽出液放入消毒试管中以备送检。
5. 穿刺完毕，拔出穿刺针，覆盖无菌纱布，用
手压迫片刻，再用胶布固定。

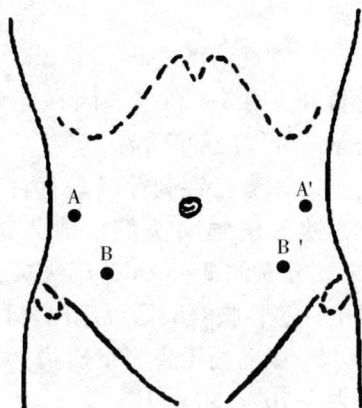

图 2 - 106 腹穿穿刺点

四、注意事项

1. 放液不宜过快、过多，肝硬化患者一次放液量一般不超过 3000ml。
2. 术中密切观察患者呼吸、脉搏及面色，如有不适应立即停止操作，并做适当处理。
3. 放液前后均应测量腹围、脉搏、血压、腹部体征等。
4. 有肝性脑病先兆、粘连性结核性腹膜炎、卵巢肿瘤、动脉瘤者应慎行或禁忌腹
腔穿刺。

项目二十 腰椎穿刺术

时间要求：10 分钟。

一、适用范围

检查脑脊液的性质，协助诊断，或鞘内注射药物，以及测定颅内压力。

二、准备工作

1. 操作者戴好帽子、口罩，操作前、后均要用肥皂水洗手。

2. 准备腰穿包。

三、操作步骤

1. 患者侧卧于硬板床上,头向前屈曲,两手抱膝紧贴腹部,使躯干呈弓形(图2-107)。

2. 确定穿刺点 以两髂嵴连线与后正中线交会处为穿刺点,相当于第3~4腰椎棘突间隙。

3. 常规消毒皮肤,术者戴无菌手套,铺无菌洞巾,用2%利多卡因在穿刺处自皮肤到椎间隙韧带行局部麻醉。

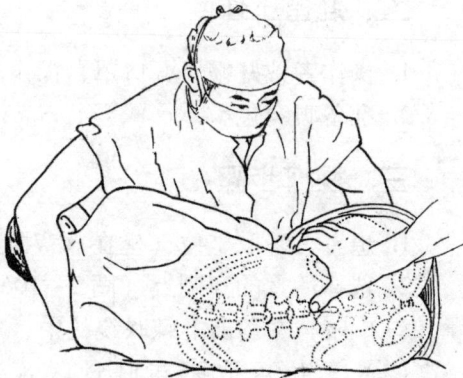

图2-107 腰穿体位

4. 术者持穿刺针以垂直背部的方向缓慢刺入,针头稍倾向头侧,成人进针深度约4~6cm,儿童约2~4cm,阻力突然消失后,缓慢拔出针芯,脑脊液即可流出(图2-108)。

5. 接上测压管测量压力,正常侧位脑脊液压力为70~180mmH$_2$O。

6. 撤去测压管,保留脑脊液2~5ml送检,分置于三个无菌试管或小瓶中。

7. 术毕插入针芯,拔出穿刺针,覆盖消毒纱布,用手压迫片刻,用胶布固定。

8. 术后去枕平卧4~6h。

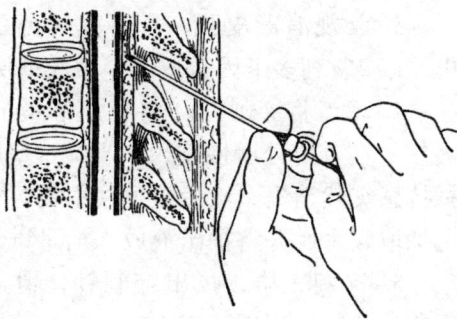

图2-108 腰椎穿刺进针

四、注意事项

1. 禁忌证包括颅内压明显增高,病情危重,穿刺部位有感染者及颅后窝有占位病变者。

2. 鞘内给药时,先放出等量的脑脊液,再注入药物。

3. 穿刺过程中,如出现呼吸、脉搏、血压、面色异常等应立即停止操作,并做相应处理。

项目二十一 骨髓穿刺术

时间要求:10分钟。

一、适用范围

检查细胞学、原虫和细菌学等几个方面,以协助诊断、观察疗效及判断预后。

二、准备工作

1. 操作者戴好帽子、口罩,操作前、后均要用肥皂水洗手。

2. 准备骨穿包。

三、操作步骤

1. 选择穿刺部位 ①髂前上棘穿刺点，位于髂前上棘后 1~2cm；②髂后上棘穿刺点，骶椎两侧，臀部上方突出的部位；③胸骨穿刺点，胸骨柄或胸骨体相当于第 1、2 肋间隙处；④腰椎棘突穿刺点，腰椎棘突突出处。

2. 体位 胸骨或髂前上棘穿刺取仰卧位；棘突穿刺取俯卧位；髂后上棘穿刺取侧卧位。

3. 消毒皮肤，戴无菌手套，铺无菌洞巾，用 2% 利多卡因作局部皮肤、皮下及骨膜麻醉。

4. 将骨穿针固定在适当的长度上（胸骨穿刺约 1.0cm、髂骨穿刺约 1.5cm），左手拇指和示指固定穿刺部位，右手持针向骨面垂直刺入（胸骨穿刺时针体与骨面成 30°~40°角），左右旋转钻刺骨质，直至骨髓腔。

5. 拔出针芯，用 20ml 干燥注射器，抽吸骨髓液 0.1~0.2ml 作细胞学检查。如作骨髓液细菌培养，需在留取骨髓液计数和涂片制标本后，再抽取 1~2ml。

6. 将骨髓液滴于载玻片上，迅速推片，作形态学及细胞染色检查。

7. 抽吸完毕，左手取无菌纱布置于针孔处，右手将穿刺针一起拔出，随即将纱布盖于针孔上，并按压 1~2min，再用胶布将纱布加压固定。

四、注意事项

1. 注射器与穿刺针必须干燥，以免发生溶血。
2. 穿刺针头进入骨质后避免摆动过大，以免折断。
3. 骨髓液取出后应立即涂片，否则会很快发生凝固，使涂片失败。

项目二十二 穿、脱隔离衣

时间要求：10 分钟。

一、适用范围

1. 进入严格隔离病区时。

2. 检查、护理需特殊隔离患者，工作服可能受分泌物、排泄物、血液、体液沾染时。

3. 进入易引起院内播散的感染性疾病患者病室和接触需要特别隔离的患者（如大面积烧伤、器官移植和早产儿等）的医护人员均需穿隔离衣。

二、准备工作

戴好帽子、口罩，取下手表等手部、腕部饰物，短袖上衣或卷袖到肘部以上并清洁洗手。

三、穿衣步骤（图 2 - 109）

1. 手持衣领取下隔离衣，清洁面朝穿衣者。

2. 将衣领的两端向外折，对齐肩缝，露出袖笼。右手持衣领、左手伸入袖内上抖，右手将衣领向上拉，使左手露出。依法穿好右袖，两手上举将衣袖尽量上举。

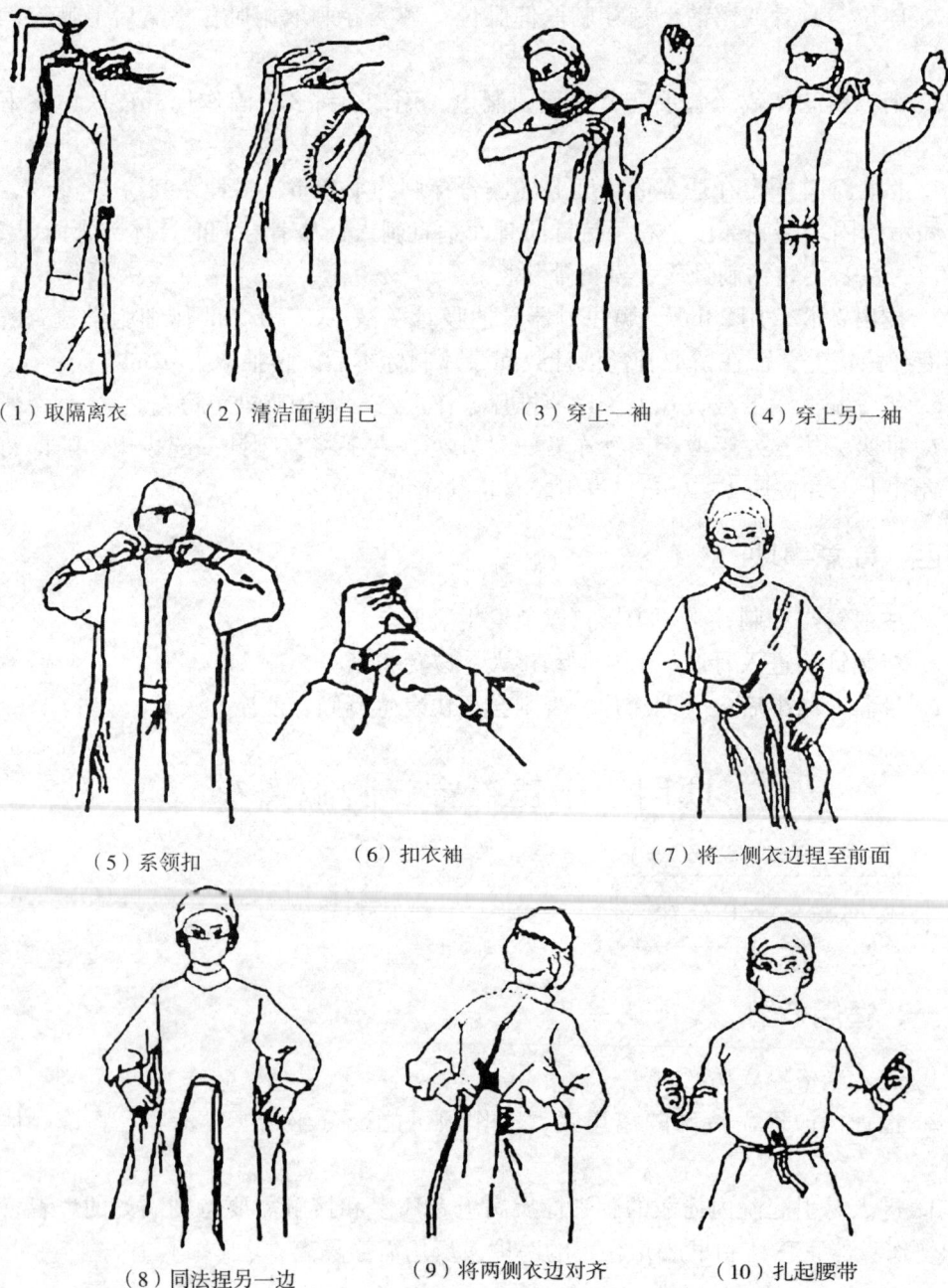

（1）取隔离衣　　（2）清洁面朝自己　　（3）穿上一袖　　（4）穿上另一袖

（5）系领扣　　（6）扣衣袖　　（7）将一侧衣边捏至前面

（8）同法捏另一边　　（9）将两侧衣边对齐　　（10）扎起腰带

图 2 - 109　穿隔离衣步骤

3. 两手持衣领中央，顺边缘向后扣好领扣；双手分别于两侧腰下约 5cm 处捏住隔离衣拉向前，用左手按住，右手抓住右后身衣正面边缘，同法，左手抓住左后身衣正面边缘，两边缘对齐，向后拉直并向一侧按压折叠，系好腰带。

四、脱衣步骤（图 2－110）

1. 解开腰带活结，再解袖口，在肘部将部分袖子塞入工作服袖下，尽量暴露双手前臂。

2. 双手于消毒液中浸泡清洗，并用毛刷按前臂、腕部、手掌、手背、指缝、指甲、指尖顺序刷洗 2 分钟，再用清水冲洗干净，拭干。

3. 解开衣领，一手伸入另一袖口内，拉下衣袖包住手，用遮盖着的一手握住另一衣袖的外面将袖拉下过手。

4. 两手于袖内将解开的腰带尽量后甩，然后双手先后退出，手持衣领，将清洁面反叠向外，整理后，挂放在规定地方。

5. 如脱衣备洗，应使清洁面在外将衣卷好，投入污物袋中。

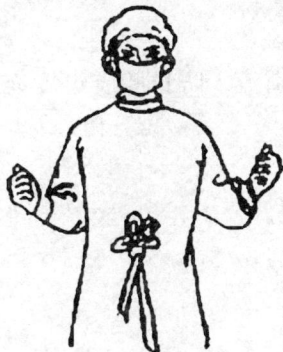

（1）松开腰带在前面打一活结
（2）将衣袖向上拉，塞在上臂衣袖下
（3）用清洁手拉袖口内的清洁面
（4）将一只手放在袖内，拉另一袖的污染面
（5）抓起衣领，对齐衣边挂在衣钩上

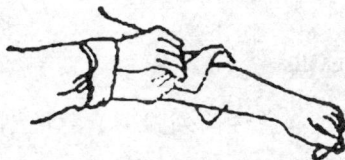

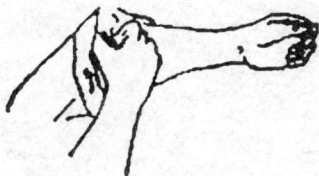

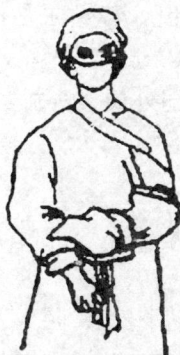

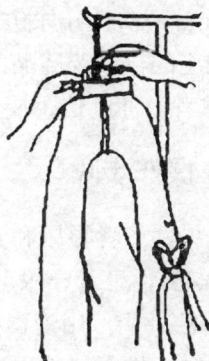

图 2－110 脱隔离衣步骤

五、注意事项

1. 隔离衣的衣领和内面为清洁区，外面为污染区。

2. 领子不能倒下，系领口时衣袖不能触及口罩及面部，系好袖口后手不能再接触清洁物品。

3. 对齐背面边缘时手不能触及隔离衣的内侧。

4. 脱隔离衣时，解开腰带活结，解袖口，双手消毒后，解开衣领。

5. 穿隔离衣者不能进入清洁区。

项目二十三　导尿术

时间要求：10 分钟。

一、适应证

1. 留尿作细菌培养。

2. 解除尿潴留。

3. 危重患者观察尿量变化。

4. 产科手术前的常规导尿，大型手术中持续膀胱引流，防止膀胱过度充盈及观察尿量。

二、禁忌证

急性尿道炎、急性前列腺炎、急性副睾炎、月经期。

三、准备工作

1. 操作者穿工作服，戴帽子口罩，一般清洁洗手。

2. 准备一次性导尿包或普通导尿包。若导尿是作为下尿路特殊治疗或检查时，还应做好相应的器械及药品的准备。

3. 患者取仰卧位，屈髋屈膝，大腿外展及外旋，臀下垫油布或尿不湿。

四、操作步骤

分为男性患者导尿和女性患者导尿。

（一）男性患者导尿

1. 清洁外阴　用消毒棉球清洗患者阴茎、阴囊及会阴部。左手用无菌纱布裹住阴茎将包皮向后推，暴露尿道口。自尿道口向外后旋转擦拭尿道口、龟头及冠状沟数次，每个棉球只用 1 次。

2. 消毒外阴　在患者两腿之间打开导尿包，戴无菌手套，用消毒巾包住阴茎，仅露龟头。操作者位于患者右侧，左手用无菌纱布包住阴茎并提起，使之与腹壁成 60°角，将包皮向后推，暴露尿道口，再次用碘仿或苯扎溴铵（新洁尔灭）棉球消毒尿道口、龟头及冠状沟，每个棉球只用 1 次。

3. 插导尿管（图 2－111）　取无菌弯盆置于会阴部无菌巾上，将无菌导尿管末端置于弯盆中，头端涂无菌石蜡油。右手用无菌镊子夹住距头端 3 ~ 5cm 处缓缓将导尿管插入尿道，插入约 15 ~ 20cm，见尿液流出后，缓缓后退至无尿液流出，然后再插入 2cm 左右。若需留置导尿管，应用胶布将导尿管妥善固定，若为气囊导尿管，气囊置膀胱内，并注入无菌生理盐水或空气 5 ~ 20ml 将气囊充起防止导尿管滑脱。

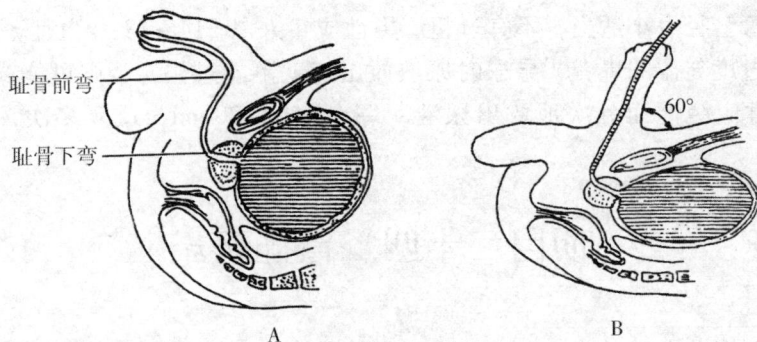

图 2 - 111 导尿（男性）

（二）女性患者导尿

1. 清洁外阴 操作者左手戴手套，右手持血管钳（或镊子）夹取棉球由外向内、自上而下，消毒阴阜、大阴唇，以左手分开大阴唇，同样顺序消毒小阴唇和尿道外口，最后一个棉球从尿道口消毒至肛门部，每个棉球只用 1 次。

2. 消毒外阴 在患者两腿之间打开导尿包，戴无菌手套，铺洞巾，左手分开并固定小阴唇，自尿道外口开始由内向外、自上而下依次消毒尿道外口及小阴唇，最后再次消毒尿道口，每个棉球只用 1 次。

3. 插导尿管（图 2 - 112） 取无菌弯盆置于会阴部无菌巾上，将无菌导尿管末端置于弯盆中，头端涂无菌石蜡油。右手用无菌镊子夹住距头端 3 ~ 5cm 处缓缓将导尿管插入尿道，插入尿 4 ~ 6cm，见尿液流出后，再插入 5 ~ 7cm 左右。若需留置导尿管，应用胶布将导尿管妥善固定，若为气囊导尿管，气囊置膀胱内，并注入无菌生理盐水或空气 5 ~ 20ml 将气囊充起防止导尿管滑脱。

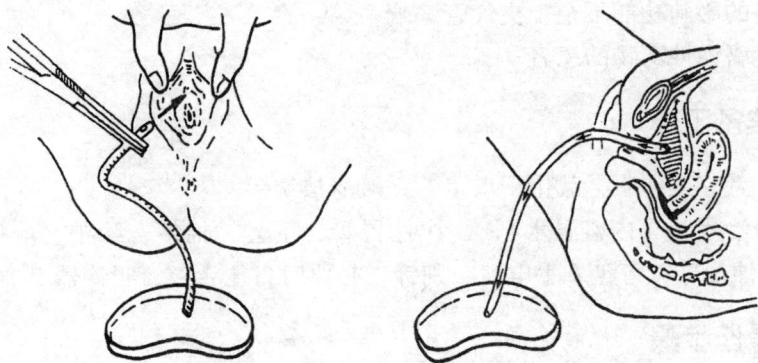

图 2 - 112 导尿（女性）

五、注意事项

1. 严格无菌操作，防止感染。

2. 操作须轻巧，避免损伤尿道或增加患者痛苦，必要时可用2%利多卡因表面麻醉。

3. 导尿管头端插入部分应涂抹足够润滑剂。

4. 导尿管管径大小适当，不宜过粗。男性成年人以 F14~18 号为宜。

5. 膀胱过度充盈的患者，导尿时尿液放出速度不能过快，否则可能产生休克或膀胱出血。此时应缓慢而分次地放出尿液，每次 150~200ml，反复多次，逐渐将膀胱放空。

项目二十四 胃插管术

> 时间要求：10 分钟。

一、适应证

1. 急性胃扩张。

2. 机械性或麻痹性肠梗阻。

3. 胃、十二指肠穿孔。

4. 急性胰腺炎。

5. 腹部较大型手术后。

6. 昏迷或不能经口进食者，如口腔疾病、口腔和咽喉手术后的患者。

7. 服毒自杀或误食中毒需洗胃者。

二、禁忌证

1. 严重的食管静脉曲张。

2. 鼻咽部肿瘤或急性炎症的患者。

3. 严重的心肺功能不全、支气管哮喘。

4. 吞食腐蚀性药物的患者。

三、准备工作

1. 操作者穿工作服，戴帽子口罩，一般清洁洗手。

2. 准备治疗碗（内盛温水）、一次性胃管、手套、棉签、纱布、治疗巾、20ml 注射器、石蜡油棉球、弯盘、手电筒、别针，必要时备压舌板、听诊器等。

四、操作步骤

1. 携物品至床旁，核对患者，向患者及家属解释操作目的及配合方法。

2. 协助患者取半坐卧位，铺治疗巾，弯盘放于口角，检查患者鼻腔，清洁鼻孔。

取出胃管，测量胃管长度，成人插入长度为 45～55cm，测量方法有以下两种：①从前额发际至胸骨剑突的距离；②由鼻尖至耳垂再到胸骨剑突的距离（图 2－113）。

3. 用石蜡油棉球润滑胃管前端，沿选定的鼻孔插入胃管，先稍向上而后平行再向下缓慢轻轻地插入，插入 14～16cm（咽喉部）时，嘱患者做吞咽动作，当患者吞咽时顺势将胃管向前推进，直至预定长度。初步固定胃管，检查胃管是否盘曲在口中。

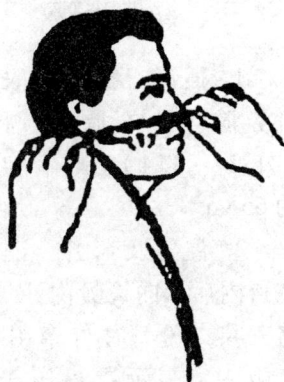

图 2－113 插胃管长度测量

4. 检查胃管是否在胃中，有以下三种方法。

（1）抽 胃管末端接注射器抽吸，如能抽出胃液，说明胃管已插入胃内。

（2）听 将听诊器置于胃部，同时用注射器向胃管内注入少量空气，若听到气过水声，说明胃管已插入胃内。

（3）看 将胃管末端放入盛水的治疗碗内，应该无气体逸出，若有气体逸出且与呼吸一致，说明胃管误入气管。

5. 证实胃管确实在胃内后，将末端折叠并用纱布包好，用夹子夹住，备用。

6. 若为胃肠减压，插入深度为 50～75cm，证实后接减压抽吸装置，低压抽吸。

7. 协助患者取舒适体位，询问感受，整理物品。

五、注意事项

1. 插管动作要轻稳，避免损伤食管黏膜。

2. 插管过程中患者若出现恶心，应稍停片刻，嘱患者深呼吸；若出现呛咳、呼吸困难表示误入咽喉、气管，应立即拔管，稍后重新插管。

3. 如为胃肠减压，应观察引流液的量和性状，如有无血性或粪便样液体。

项目二十五 三腔两囊管止血法

时间要求：10 分钟。

一、适用范围

用于门静脉高压引起的食管、胃底静脉曲张破裂大出血，为一种急救措施。

二、准备工作

1. 操作者穿工作服，戴帽子口罩，一般清洁洗手。

2. 准备治疗碗（内盛温水）、三腔二囊管、手套、棉签、纱布、治疗巾、20ml 注射器、石蜡油棉球、弯盘、手电筒、重物等。

三、操作步骤

1. 插管　嘱患者取半卧位，在患者鼻腔内涂石腊油，将三腔二囊管（图 2 - 114）从鼻腔中缓慢插入约 65cm。

2. 注气及牵引　证实三腔二囊管在胃内后，向胃囊内注气 250 ~ 300ml，将三腔二囊管往外牵引直到有轻度弹性阻力，表示胃囊压于胃底贲门部，通过定滑轮牵引三腔二囊管。若仍有出血，再向食管囊注气 50 ~ 70ml，以压迫食管下段下 1/3，抽尽胃内容物，可以向胃腔内注入止血药物，以及观察止血效果。

3. 拔管　如为双囊压迫，先解除食管囊，再解除胃囊，应避免压迫过久导致黏膜糜烂。

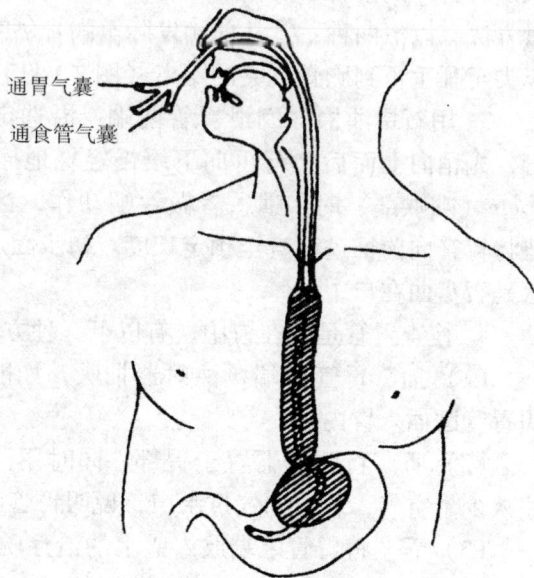

通胃气囊
通食管气囊

图 2 - 114　三腔二囊管

四、注意事项

1. 三腔二囊管牵引方向应顺身体纵轴，与鼻唇部呈 45°角，以防该处鼻腔黏膜及唇部皮肤过度受压而产生糜烂、坏死。

2. 一般胃囊先充气压迫观察止血效果，只有当胃囊压迫后仍有出血者，再将食管囊充气压迫。

项目二十六　气管插管术

时间要求：10 分钟。

一、适应证

1. 全身麻醉。
2. 心跳骤停。
3. 呼吸衰竭、呼吸肌麻痹或呼吸抑制需机械通气者。

二、禁忌证

1. 喉头水肿、气道急性炎症及咽喉部脓肿。
2. 胸主动脉瘤压迫气管、严重出血倾向者，应万分小心。

三、准备工作

1. 操作者穿工作服，戴帽子口罩，一般清洁洗手。

2. 准备麻醉喉镜、带充气套囊的气管导管、衔接管、导管管芯、牙垫、喷雾器、吸引装置、供给正压通气的麻醉机或呼吸机及氧气。

四、操作步骤（明视经口气管内插管法）

1. 患者仰卧，头垫高 10cm 后仰。术者右手拇、示、中指拨开上、下唇，提起下颌并启开口腔。左手持喉镜沿右口角置入口腔，将舌体稍向左推开，使喉镜片移至正中位，此时可见悬雍垂。

2. 沿舌背慢慢推进喉镜片使其顶端抵达舌根，稍上提喉镜，可见会厌的边缘。继续推进喉镜片，使其顶端达舌根与会厌交界处，然后上提喉镜，以撬起会厌而显露声门（图 2 - 115）。

3. 右手以握笔式手势持气管导管，斜口端对准声门裂，轻柔地插过声门而进入气管内（图 2 - 116）。放入牙垫于上、下齿之间，退出喉镜。听诊两肺有呼吸音，确定气管导管在气管内，且位置适当后，妥善固定导管与牙垫。

4. 气管导管套囊注入适量空气（3 ~ 5 ml），使导管与气管壁密闭，便于辅助呼吸或控制呼吸，并可防止呕吐物、口腔分泌物或血液流入气管。

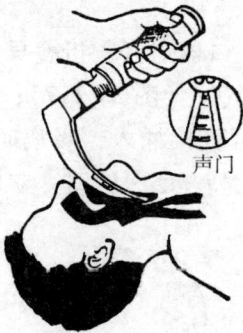
图 2 - 115　下喉镜

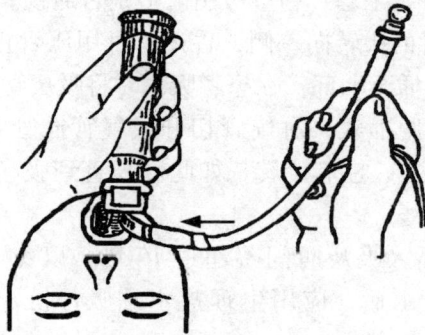
图 2 - 116　气管插管

五、注意事项

1. 动作轻柔，以免损伤牙齿。

2. 待声门开启时再插入导管，避免损伤声门、喉头部黏膜、减少喉头水肿的发生机会。

3. 术前应检查患者有无义齿和已松动的牙齿，防止牙齿脱落造成误吸。

4. 目前所用套囊多为高容低压，导管留置时间一般不宜超过 72h，72h 后病情不见改善，可考虑气管切开术。导管留置期间每 2 ~ 3h 放气 1 次。

项目二十七　电动吸引器吸痰术

> 时间要求：10 分钟。

一、适应证

1. 年老、危重、昏迷及麻醉后患者，因咳嗽无力、咳嗽反应迟钝或会厌功能不全，不能自行清除呼吸道分泌物或误吸呕吐物而至呼吸困难者。

2. 因溺水、吸入羊水等原因导致窒息者。

二、准备工作

1. 准备电动吸引器 1 台、治疗盘内盛无菌持物钳、一次性吸痰管、镊子、弯盘、纱布，必要时备压舌板、开口器、拉舌器等。

2. 备齐用物携到床边，向患者解释，以取得合作。

三、操作步骤

1. 接电源，打开开关，检查吸引器性能是否良好。

2. 操作者戴手套，检查吸引管道是否通畅。

3. 将患者的头转向一侧，昏迷者可用压舌板或开口器启开，折叠导管末端，将吸痰管由口颊部插至咽部，在患者吸气时将吸痰管插入气管（图 2 - 117）；如口腔吸痰有困难，可从鼻腔插入，有气管切开或气管插管者，可直接插入，吸痰时动作要轻柔，从深部向上提拉，左右旋转，如此反复直到吸净。插入一定深度时，立即放开导管折叠处，进行吸痰。

4. 每次插入吸痰时间不超过 15 秒，以免缺氧，导管退出后，应用生理盐水抽吸冲洗，防导管被痰液阻塞。

5. 操作完毕，关上电动吸引器开关，并将吸痰玻璃接管插入盛有消毒液的容器中浸泡 30 分钟，擦干，备用。

四、注意事项

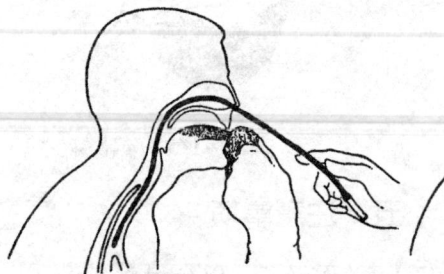

图 2 - 117　鼻导管吸痰

1. 严格执行无菌操作，治疗盘内用物，每日更换 1 ~ 2 次，吸痰管每次更换，勤做口腔护理。

2. 如痰液黏稠，可叩拍胸背，以振动痰液或交替使用超声雾化吸入，使痰液稀释，便于吸出。

3. 患儿吸痰时，吸痰管宜细，吸力要小。

4. 吸痰过程中，及时观察呼吸频率的改变，吸出物的性状、量及颜色等。

5. 定时吸痰，如发现喉头有痰鸣音或排痰不畅，应及时抽吸。

项目二十八　氧气雾化吸入术

> 时间要求：15 分钟。

一、适用范围

1. 治疗呼吸道感染，消除炎症和水肿。
2. 解痉。
3. 稀释痰液，帮助祛痰。

二、准备工作

1. 操作者穿工作服，戴帽子口罩，一般清洁洗手。
2. 准备雾化吸入器 1 套、药液（遵医嘱）、氧气装置 1 套。

三、操作步骤

1. 按医嘱抽药液，用蒸馏水稀释或溶解药物在 5ml 以内，注入雾化器。
2. 向患者解释，以取得合作，嘱患者漱口以清洁口腔，取舒适体位（坐位或半卧位）。
3. 连接雾化器接气口与氧气装置的橡皮管口，湿化瓶内勿放水，打开氧气开关，调节氧气流量至 5～10L/min，检查吸气管口喷出雾状药液是否均匀。
4. 患者手持雾化器，把喷气管口放入口中，紧闭口唇，吸气时以手指按住气口，同时深吸气，可使药液充分到达支气管和肺内，若吸气后再屏气 1～2s，效果更好，呼气时，手指松开气口，以防药液丢失。如此反复进行，直到药液喷完为止，一般 10～15min 即可将 5ml 药液雾化完毕。
5. 治疗结束，取下雾化器，关闭氧气筒，清理用物，将雾化器放于消毒液中浸泡 30min，然后再清洁、擦干、物归原处，备用。

四、注意事项

1. 治疗前，应检查雾化器接气口与氧气输气管连接处是否漏气，漏气则不能使用。
2. 在氧气雾化吸入过程中，注意严禁接触烟火及易燃品。
3. 雾化吸入过程中注意观察雾量的大小及患者情况，如面色、呼吸等。

项目二十九　静脉穿刺术

> 时间要求：10 分钟。

一、适应证

1. 需长期输液而外周静脉因硬化或塌陷而穿刺困难者。
2. 需给胃肠外营养者。
3. 危重患者及采血困难患者急症处理。
4. 中心静脉压测定。

二、准备工作

1. 对患者或家属做好解释工作，争取患者配合。如部位需要，可先备皮。
2. 操作者穿工作服，戴帽子口罩，一般清洁洗手。
3. 准备清洁盘、穿刺针包。

三、操作步骤（以股静脉穿刺为例）

1. 患者平卧位，穿刺侧下肢轻微外展外旋，在腹股沟韧带中点的内下方 1.5 ~ 3.0cm，股动脉搏动内侧为穿刺点。
2. 操作者站于患者右侧，消毒穿刺点周围皮肤，戴无菌手套，铺无菌洞巾。于穿刺点处轻轻压迫皮肤及股静脉，并稍加固定在有搏动的股动脉内侧。
3. 局部浸润麻醉后，左手示指、中指固定穿刺点，右手持注射器刺入，进针方向与穿刺部位皮肤呈 30° ~ 45°角，顺应血流方向，边进针边抽吸并缓缓刺入。
4. 当穿刺针进入股静脉时，即可见到血液流到针管内，再进针 2 ~ 4mm，即可采血或给药。
5. 穿刺完毕，拔出针头，覆盖无菌小纱布，局部压迫 3 ~ 5min，以防止出血，再用胶布固定。

四、注意事项

1. 必须严格无菌操作，以预防感染。
2. 如抽出鲜红色血液表示误入动脉，应立即拔出针头，压迫穿刺点 5min。
3. 尽量避免反复穿刺，一般穿刺 3 次不成功应停止。
4. 穿刺后妥善压迫止血，防止局部血栓形成。

项目三十　吸氧术

时间要求：10 分钟。

一、适应证

1. 呼吸系统疾病　肺源性心脏病、哮喘、重症肺炎、肺水肿、气胸等。

2. 心血管系统疾病　心源性休克、心力衰竭、心肌梗死、严重心律失常等。

3. 中枢神经系统疾病　颅脑外伤、各种原因引起的昏迷等。

4. 其他情况　严重的贫血、出血性休克、一氧化碳中毒、麻醉药物及氰化物中毒、大手术后、产程过长等。

二、准备工作

准备中心供氧或氧气筒装置（图 2 - 118）、一次性吸氧管、蒸馏水、治疗碗（内盛温开水）、棉签、弯盘、手电筒、用氧记录单、笔等。

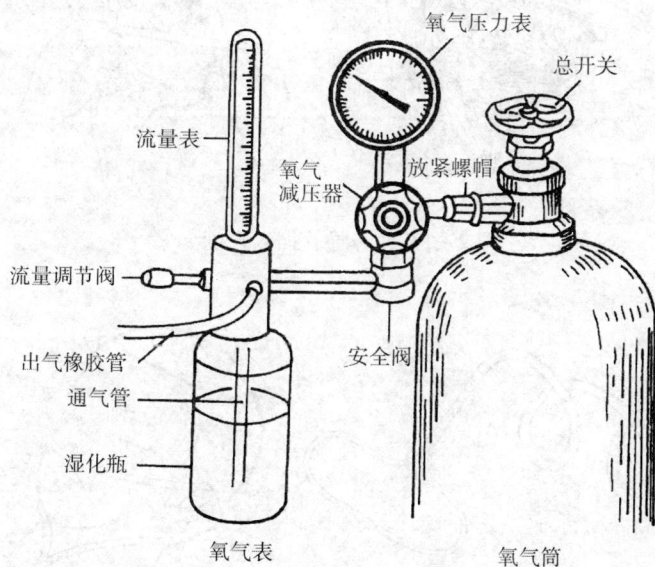

图 2 - 118　氧气筒和氧气表的装置

三、操作步骤

1. 操作者洗手，将所用物品携至床旁，核对患者，向患者解释操作目的，取得患者同意。戴口罩，协助患者取舒适卧位。

2. 用手电筒检查患者鼻腔，用湿棉签清洁两侧鼻孔。

3. 安装氧气表并检查是否漏气，连接吸氧管，调节氧流量，润滑吸氧管并检查是否通畅。

    4. 将吸氧管轻轻插入两侧鼻孔内并妥善固定。

    5. 记录给氧时间、氧流量，并向患者及家属交待注意事项。

    6. 清洁患者面部及整理床位。

四、吸氧方法

    1. 单侧鼻导管法   连接鼻导管于玻璃接头上，打开流量表开关，调节氧气流量；将鼻导管插入冷开水杯中，试验导管是否通畅，并润滑鼻导管；断开鼻导管与玻璃接头，测量导管插入长度（约为鼻尖到外耳道口长度的2/3），将鼻导管轻轻插入（图2－119）；用胶布将鼻导管固定于鼻梁和面颊部，连接鼻导管与玻璃接头，观察吸氧情况。

    2. 双侧鼻导管法   用特制双侧鼻导管插入双鼻孔内吸氧的方法。使用时将双侧鼻导管连接橡胶管，调节好氧流量，擦净鼻腔，将导管插入双鼻孔内深约1cm，用松紧带固定（图2－120）。

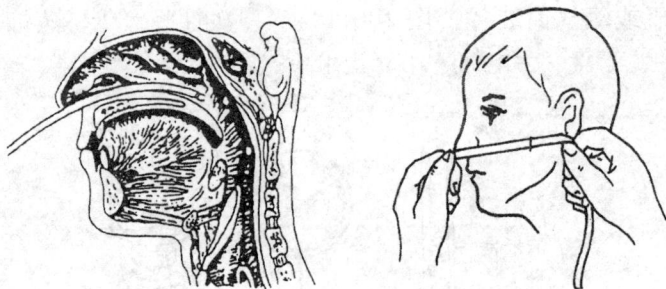

图2－119 鼻导管插入长度

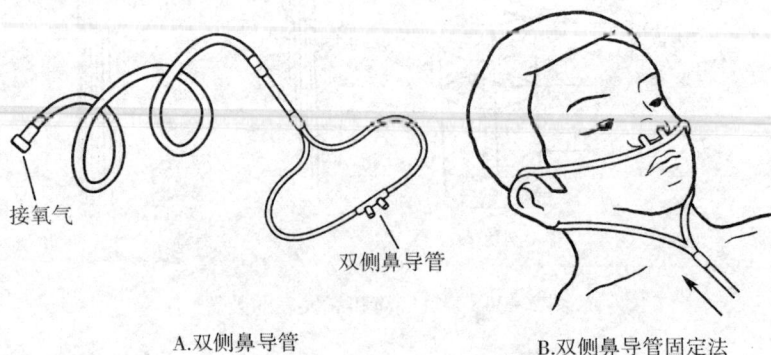

接氧气   双侧鼻导管

A.双侧鼻导管   B.双侧鼻导管固定法

图2－120 双侧鼻导管法

    3. 鼻塞法   将鼻塞连接橡胶管，调节氧流量，擦净鼻腔，将鼻塞塞于1只鼻孔内，鼻塞大小以恰能塞住鼻孔为宜，勿深入鼻腔。

    4. 漏斗法   将漏斗与橡胶管连接，调节氧流量，置漏斗于患者口鼻上方约1~3cm

处，固定。

5. 面罩法 置氧气面罩于患者口鼻部，松紧带固定，再将氧气接管连接于面罩的氧气进孔上，调节氧流量至 6～8L/min（图2-121）。

6. 氧气帐法 用特制的氧气帐或透明塑料薄膜制成帐篷，其大小为病床的一半，下面塞于床褥下，将帐幕封严。使用时患者头胸部在帐内，氧气经过湿化瓶由橡胶导管接入帐内，氧气流量 10～20L/min，帐内浓度可达 60%～70%，每次打开帐幕后，应将氧流速加大至 12～14L/min，持续3min，以恢复帐内原来浓度。

7. 氧气枕法 氧气枕为一长方形橡胶枕，枕的一角有橡胶管，上有调节夹以调节流量，使用时将枕内灌满氧气，橡胶管接上湿化瓶导管；调节氧流量（图2-122）。

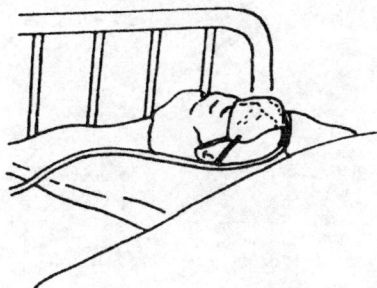

图2-121 面罩给氧法　　　　　图2-122 氧气枕

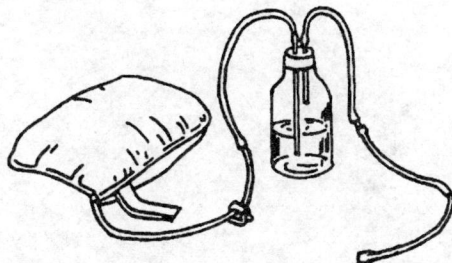

五、注意事项

1. 严格遵守操作规程，注意用氧安全，切实做好"四防"，即防火、防震、防油、防热。

2. 患者吸氧过程中，需要调节氧流量时，应当先将患者鼻导管取下，调节好氧流量后，再与患者连接。停止吸氧时，先取下鼻导管，再关流量表。

3. 吸氧时，注意观察患者脉搏、血压、精神状态等情况有无改善，及时调整用氧浓度。

4. 湿化瓶每次用后均须清洗、消毒。

5. 氧气筒内氧气不可用尽，压力表上指针降至 5kg/cm^{2}时，即不可再用。

6. 对未用或已用空的氧气筒应分别放置并挂"满"或"空"的标记，以免急用时搬错而影响抢救工作。

（刘文芳　才晓茹）

第三站　分析心电图、阅读X线片、分析化验结果

分析心电图

训练目的：正确测量、分析心电图，提出正确诊断及诊断依据。

任务一 识别正常心电图

时间要求：10 分钟。

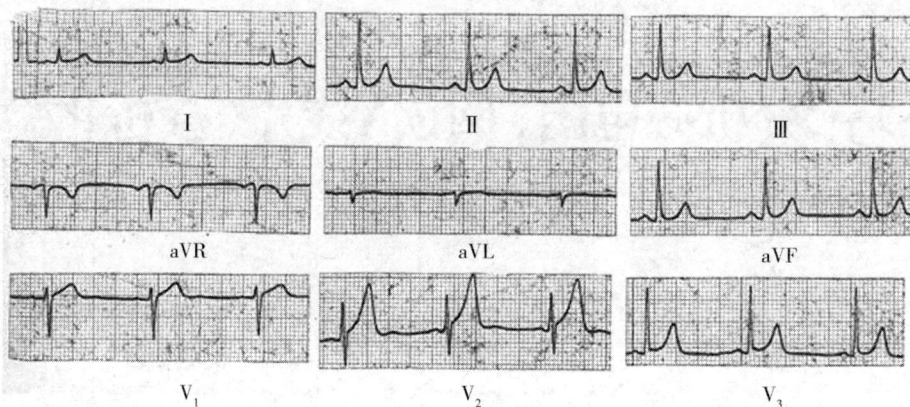

I   II   III

aVR   aVL   aVF

V_1 V_2 V_3

要求：根据所提供的心电图，写出诊断及诊断依据（100 分）

诊断：正常心电图（40 分）

诊断依据（60 分）

1. 窦性心律

   P 波在 I、II、aVF 导联直立，aVR 导联倒置

   P－R 间期：0.16s（正常值：0.12～0.20s）

2. 心率：70 次/分（正常值：60～100 次/分）

3. Q－T 间期：0.33s（正常值：0.32～0.44s）

4. QRS 时间：0.08s（正常值：0.06～0.10s）

5. ST－T 无异常偏移

任务二 识别窦性心动过速心电图

时间要求：10 分钟。

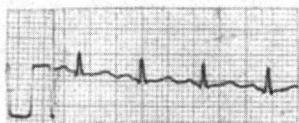

I

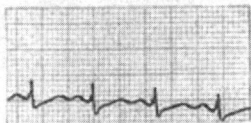

II

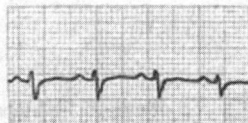

III

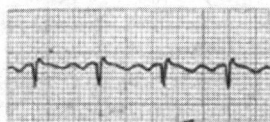

aVR

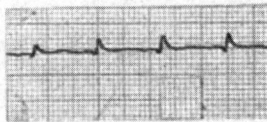

aVL

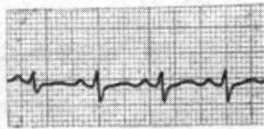

aVF

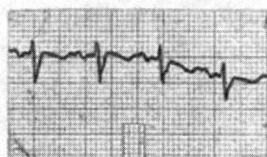

V$_1$

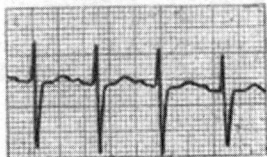

V$_2$

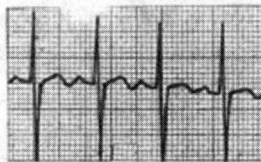

V$_3$

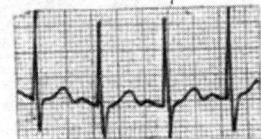

V$_4$

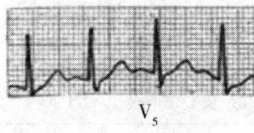

V$_5$

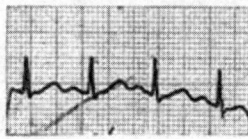

V$_6$

要求：根据所提供的心电图，写出诊断及诊断依据（100 分）

诊断：窦性心动过速（40 分）

诊断依据（60 分）

1. 窦性心律
2. 心率约 125 次/分（诊断标准：心率 >100 次/分，<160 次/分）
3. 其他波型值在正常范围内（P 波时间 0.08s，QRS 波时间 0.08s 等均在正常范围）

任务三　识别窦性心动过缓心电图

时间要求：10分钟。

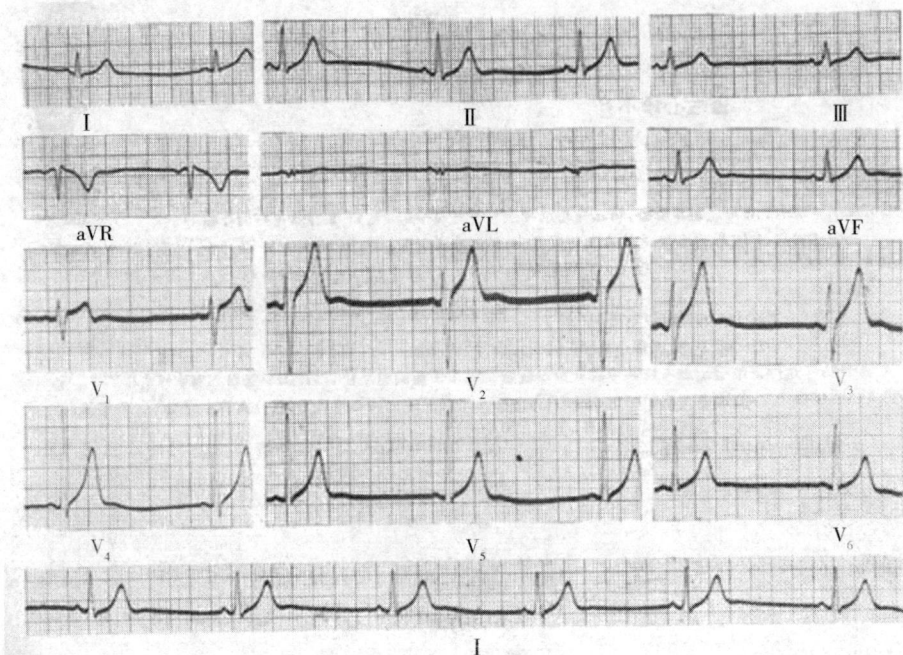

要求：根据所提供的心电图，写出诊断及诊断依据（100分）

诊断：窦性心动过缓（40分）

诊断依据（60分）

1. 窦性心律

2. 心率40次/分（诊断标准：心率 <60次/分）

3. 其他波型值在正常范围内（P波时间0.08s，QRS波时间0.08s等均在正常范围）

任务四　识别房性期前收缩心电图

时间要求：10分钟。

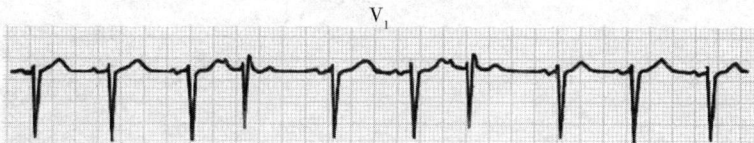

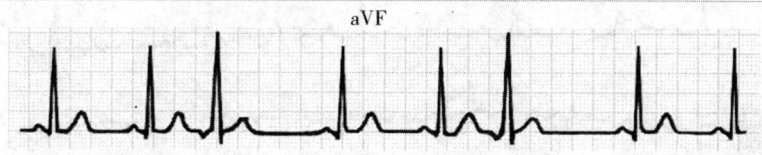

V₁

要求：根据所提供的心电图，写出诊断及诊断依据（100分）

诊断：房性期前收缩（40分）

诊断依据（60分）

1. 提前出现的房性 P′波，P′形态与同导联的窦性 P 波有一定差异

2. P′－R 间期一般在 0. 12～0. 20s

3. P′波之后的 QRS－T 波群可有三种表现

（1）P′波之后的 QRS－T 波群正常（与同导联窦性 QRS－T 波群形态一致），最常见（本图为 P′波位于 QRS 波群之前）

（2）P′波之后的 QRS－T 波群变形，称房性期前收缩伴室内差异性传导或房早伴室内差异性传导

（3）P′波之后无 QRS－T 波群，称未下传性房性期前收缩或房早未下传

4. 代偿间歇不完全

任务五　识别房室交界性期前收缩心电图

时间要求：10分钟。

aVF

要求：根据所提供的心电图，写出诊断及诊断依据（100分）

诊断：房室交界性期前收缩（40分）

诊断依据（60分）

1. QRS－T 波群提前出现，形态与窦性基本相似

2. 逆行 P′波出现在 QRS 波之前，P′－R 间期 0. 10s（诊断标准：逆行 P 波出现在 QRS 波之前则 P′－R 间期 < 0. 12s；出现在 QRS 波之中则不显示；出现在 QRS 波之后则 R－P′ < 0. 20s）

3. 代偿间歇完全

任务六　识别室性期前收缩心电图

┌─────────────────────────┐
│ 时间要求：10 分钟。 │
└─────────────────────────┘

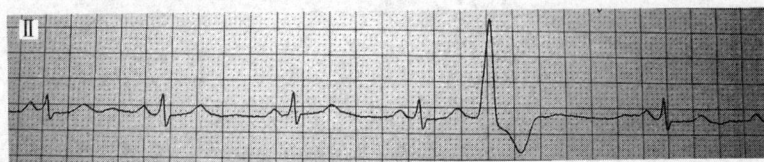

要求：根据所提供的心电图，写出诊断及诊断依据（100 分）

诊断：室性期前收缩（40 分）

诊断依据（60 分）

1. QRS - T 波群提前出现，其前无 P 波
2. QRS 波群宽大畸形，时间 0.18s（诊断标准：> 0.12s），T 波方向与主波方向相反
3. 代偿间歇完全

任务七　识别心房颤动心电图

┌─────────────────────────┐
│ 时间要求：10 分钟。 │
└─────────────────────────┘

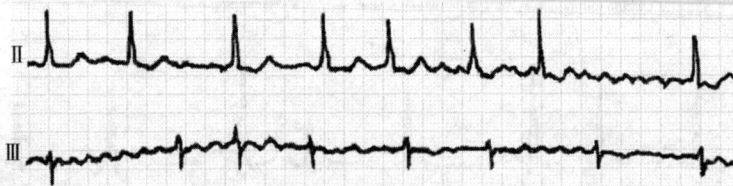

要求：根据所提供的心电图，写出诊断及诊断依据（100 分）

诊断：心房颤动（40 分）

诊断依据（60 分）

1. P 波消失，f 波代替，频率在 350～600 次/分
2. R - R 间期绝对不规则
3. QRS 波群呈室上性

任务八　识别心房扑动心电图

时间要求：10分钟。

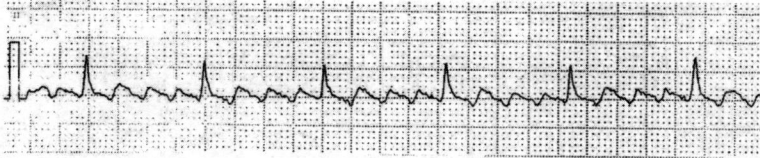

要求：根据所提供的心电图，写出诊断及诊断依据（100分）

诊断：心房扑动（40分）

诊断依据（60分）

1. P波消失，F波代替，频率在 250~350 次/分
2. P波成比例下传心室，R-R间期规则
3. QRS波群呈室上性

任务九　识别心室扑动心电图

时间要求：10分钟。

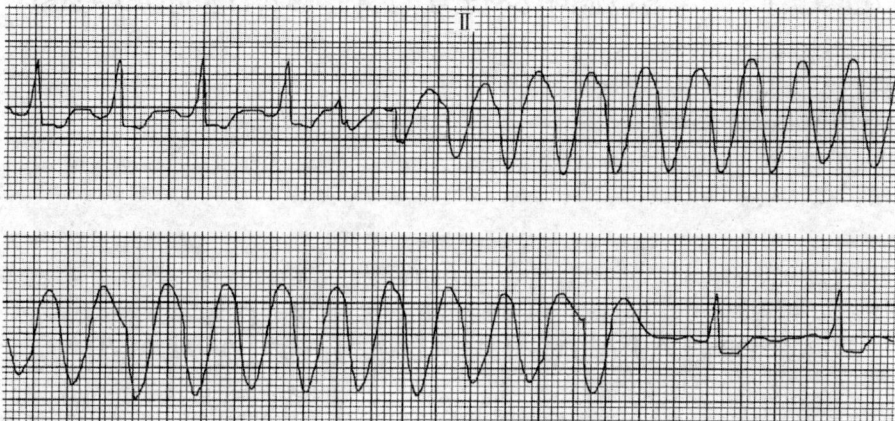

续表

要求：根据所提供的心电图，写出诊断及诊断依据（100 分）

诊断：心室扑动（40 分）
诊断依据（60 分）
  1. P 波、QRS - T 波群完全消失，代替出现连续快速、相对规则、振幅较大的心室扑动波
  2. 扑动波频率在 200～250 次/分

任务十　识别心室颤动心电图

时间要求：10 分钟。

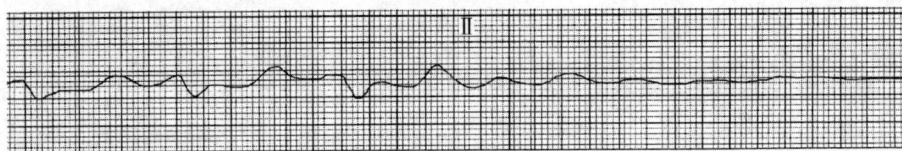

要求：根据所提供的心电图，写出诊断及诊断依据（100 分）

诊断：心室颤动（40 分）
诊断依据（60 分）
  1. P 波、QRS 波群、T 波完全消失，代替出现大小不等、极不规则、低小的心室颤动波
  2. 颤动波频率在 200～500 次/分

任务十一　识别阵发性室上性心动过速心电图

时间要求：10 分钟。

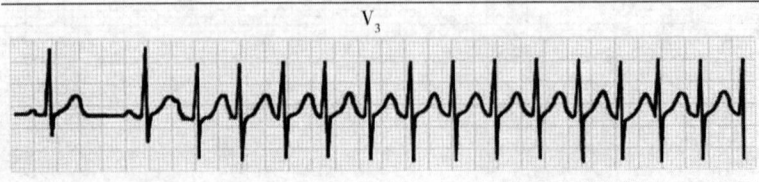

续表

要求：根据所提供的心电图，写出诊断及诊断依据（100 分）

诊断：阵发性室上性心动过速（40 分）

诊断依据（60 分）

    1. QRS 波群与窦性基本相似

    2. 心室律快而规则，频率 154 次/分（诊断标准：频率 150~250 次/分）

    3. P 波常埋于 QRS 波群或 T 波之中不易辨认

    4. 伴 ST – T 改变

任务十二　识别阵发性室性心动过速心电图

时间要求：10 分钟。

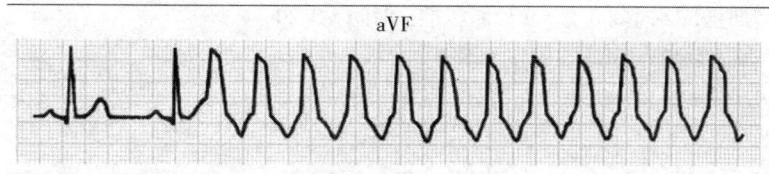

aVF

要求：根据所提供的心电图，写出诊断及诊断依据（100 分）

诊断：阵发性室性心动过速（40 分）

诊断依据（60 分）

    1. QRS 波群宽大畸形，时间 >0.12s

    2. 心室率 148 次/分（诊断标准：心室率 140~200 次/分），节律略不规则

    3. P 波与 QRS 波群无固定关系，P 波频率慢于 QRS 波群频率

    4. 伴 ST – T 改变

    5. 可有心室夺获

任务十三　识别一度房室传导阻带心电图

时间要求：10分钟。

II

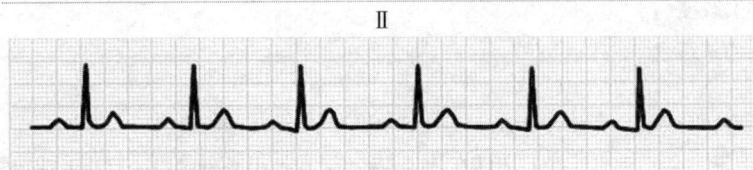

要求：根据所提供的心电图，写出诊断及诊断依据（100分）

诊断：一度房室传导阻滞（40分）

诊断依据（60分）

1. 窦性心律
2. P－R间期延长，时间0.25s（诊断标准：时间＞0.20s）
3. 每个P波之后均有QRS波群，无漏搏

任务十四　识别二度 I 型房室传导阻滞心电图

时间要求：10分钟。

aVR

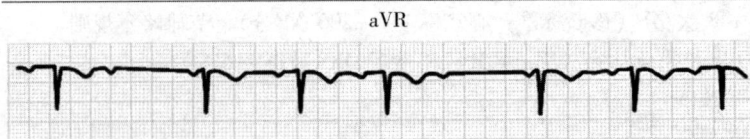

要求：根据所提供的心电图，写出诊断及诊断依据（100分）

诊断：二度 I 型房室传导阻滞（40分）

诊断依据（60分）

1. P－R间期逐渐延长，相邻R－R间期逐渐缩短，直至脱漏一次QRS波群，脱漏后又重复开始，如此周而复始
2. QRS波群成比例脱漏（本图房室传导阻滞比例为4∶3传导）

任务十五 识别二度Ⅱ型房室传导阻滞心电图

时间要求：10分钟。

II

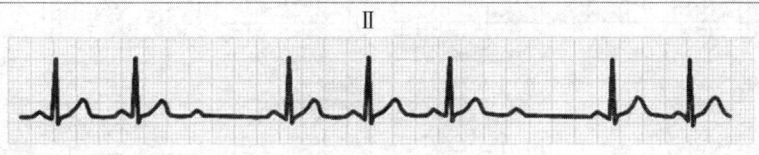

要求：根据所提供的心电图，写出诊断及诊断依据（100分）

诊断：二度Ⅱ型房室传导阻滞（40分）

诊断依据（60分）

1. P–R间期恒定

2. 部分P波后无QRS波群

3. QRS波群按比例脱漏（本图比例为4:3传导）

任务十六 识别三度房室传导阻滞心电图

时间要求：10分钟。

II

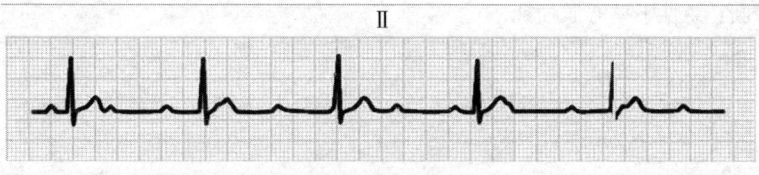

要求：根据所提供的心电图，写出诊断及诊断依据（100分）

诊断：三度房室传导阻滞（40分）

诊断依据（60分）

1. P波与QRS波无关

2. P–P间期与R–R间期各自有自己的规律，P波频率快于QRS波群频率

3. 起搏点在房室束分叉以上，波形呈室上性，心室率50次/分（诊断标准：起搏点在房室束分叉以上，波形呈室上性，心室率40～60次/分；在房室束分叉以下QRS波形宽大畸形，心室率20～40次/分）

任务十七 识别急性下壁心肌梗死心电图

时间要求：10分钟。

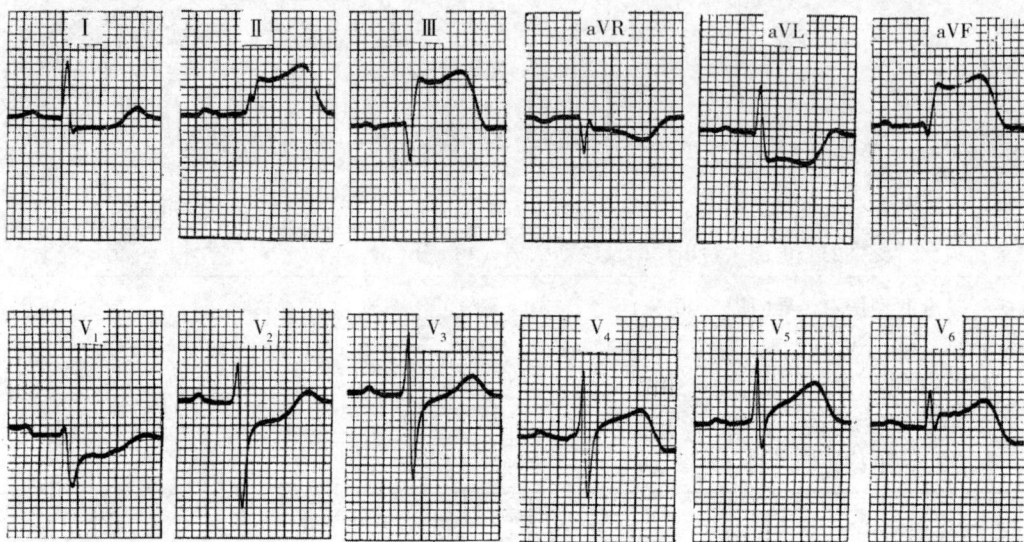

要求：根据所提供的心电图，写出诊断及诊断依据（100分）

诊断：急性下壁心肌梗死（40分）

诊断依据（60分）

1. Ⅱ、Ⅲ、aVF 导联为病理性 Q 波（时间 >0.04s，振幅 > 同导联 R 波的 1/4），ST 段呈弓背向上抬高

2. 定位诊断：急性下壁心肌梗死

任务十八 识别急性前壁心肌梗死心电图

时间要求：10分钟。

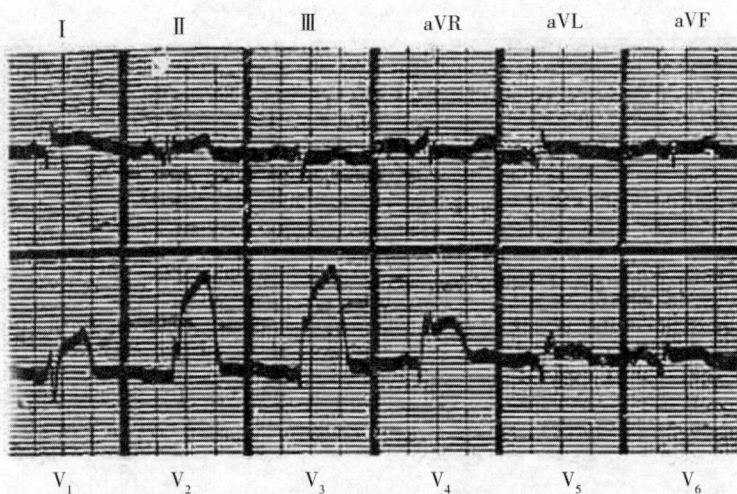

要求：根据所提供的心电图，写出诊断及诊断依据（100分）

诊断：急性前壁心肌梗死（40分）

诊断依据（60分）

1. $V_3 \sim V_5$导联为病理性Q波，ST段呈弓背向上抬高

2. 定位诊断：急性前壁心肌梗死

任务十九　识别急性前间壁心肌梗死心电图

时间要求：10 分钟。

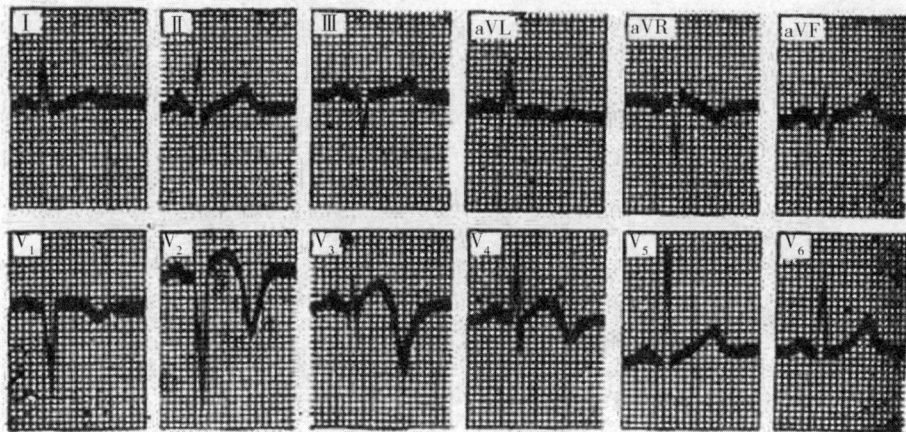

要求：根据所提供的心电图，写出诊断及诊断依据（100 分）

诊断：急性前间壁心肌梗死（40 分）

诊断依据（60 分）

1. $V_1 \sim V_3$ 导联为病理性 Q 波，ST 段呈弓背向上抬高

2. 定位诊断：急性前间壁心肌梗死

任务二十 识别急性广泛前壁心肌梗死心电图

时间要求：10分钟。

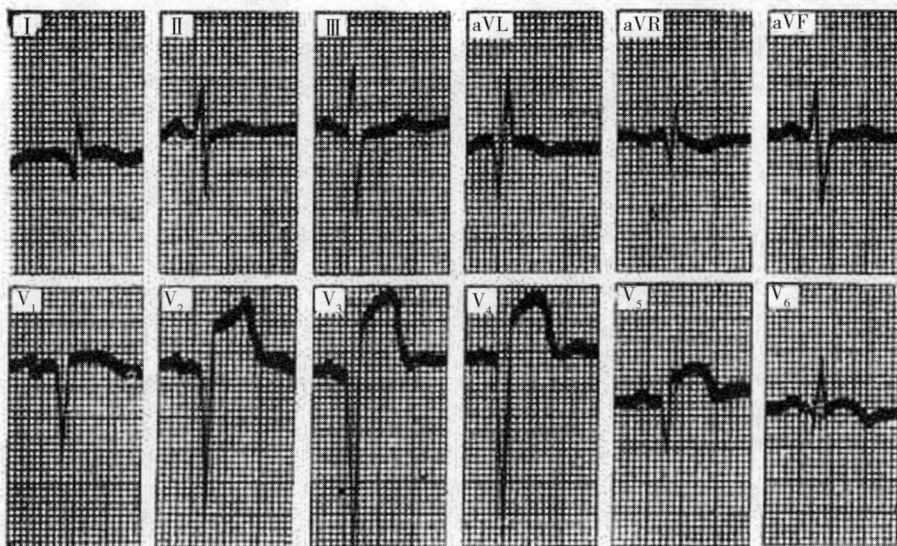

要求：根据所提供的心电图，写出诊断及诊断依据（100分）

诊断：急性广泛前壁心肌梗死（40分）

诊断依据（60分）

1. $V_1 \sim V_5$ 导联为病理性 Q 波，ST 段呈弓背向上抬高

2. 定位诊断：急性广泛前壁心肌梗死

任务二十一　识别右心房肥大心电图

时间要求：10分钟。

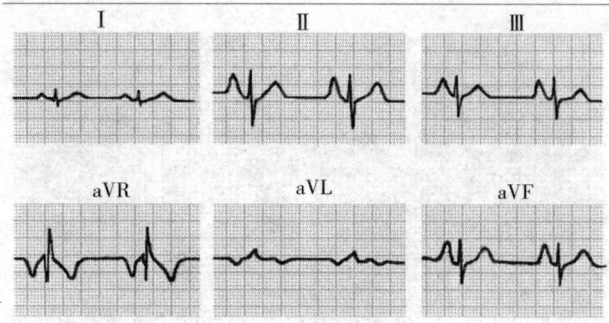

要求：根据所提供的心电图，写出诊断及诊断依据（100分）

诊断：右心房肥大（40分）

诊断依据（60分）

1. Ⅱ、Ⅲ、aVF导联P波高尖（>0.25 mV，P波时间不延长）
2. 窦性心律，P-R间期0.12~0.20s

任务二十二　识别左心房肥大心电图

时间要求：10分钟。

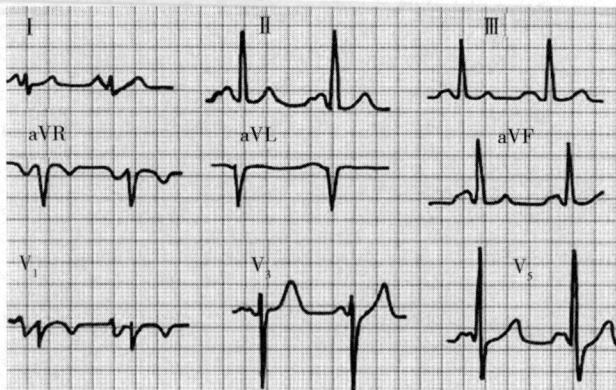

续表

要求：根据所提供的心电图，写出诊断及诊断依据（100分）
诊断：左心房肥大（40分） 诊断依据（60分） 　　1. P波增宽＞0.12s，P波顶端有切迹，呈双峰型，峰间距≥0.04s 　　2. V_1导联P波先正后负，负向波较深，Ptf_{V_1}阳性（≤−0.04mm·s）

任务二十三　识别左心室肥大心电图

时间要求：10分钟。

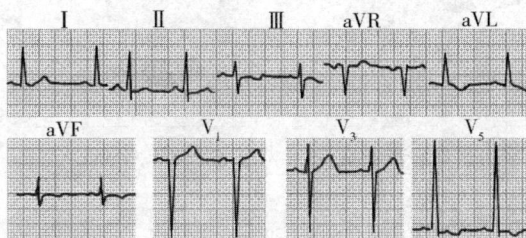

要求：根据所提供的心电图，写出诊断及诊断依据（100分）
诊断：左心室肥大（40分） 诊断依据（60分） 　　1. 左室高电压的表现 　　　①R_{aVL}＞2.0mV；②R_{V_5}＞2.5mV；③R_{V_5}+S_{V_1}＞4.0 mV（男＞4.0 mV，女＞3.5 mV） 　　2. QRS时间延长可达0.10~0.11s，V_5室壁激动时间可超过0.05s 　　3. 心电轴左偏 　　4. ST−T改变：以R波为主的导联中，T波低平、双向或倒置，ST段压低

任务二十四　识别右心室肥大心电图

> 时间要求：10分钟。

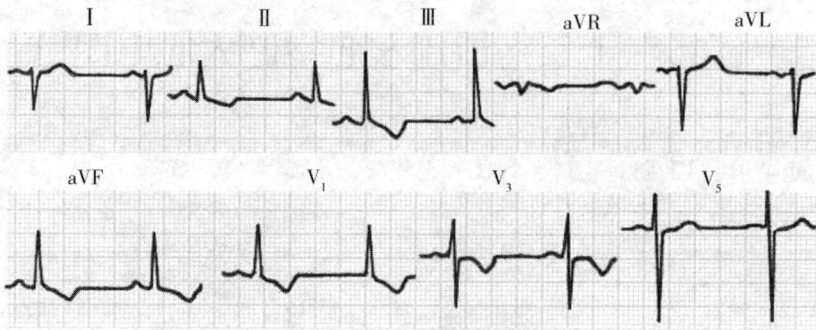

要求：根据所提供的心电图，写出诊断及诊断依据（100分）

诊断：右心室肥大（40分）

诊断依据（60分）

1. 右室高电压的表现

    ① $R_{aVR} > 0.5mV$；② $R_{V_1} > 1.0mV$；③ $R_{V_1} + S_{V_5} > 1.05\ mV$

2. 心电轴右偏

3. ST - T 改变：以 R 波为主的导联中，T 波低平、双向或倒置，ST 段压低

任务二十五　识别完全性右束支传导阻滞心电图

> 时间要求：10分钟。

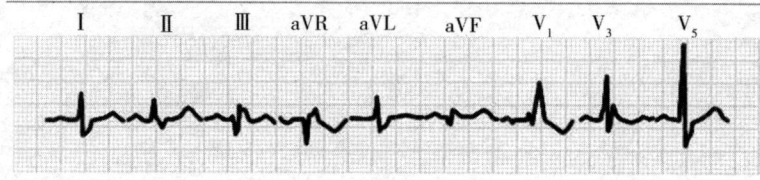

续表

要求：根据所提供的心电图，写出诊断及诊断依据（100分）

诊断：完全性右束支传导阻滞（40分）

诊断依据（60分）

1. QRS波群增宽，时间 >0.12s

2. QRS波群形态改变，V_1、V_2导联呈 rsR′型，Ⅰ、V_5、V_6导联S波增宽有切迹，时间 > 0.04s。aVR导联呈QR型，R波有切迹

任务二十六　识别完全性左束支传导阻滞心电图

时间要求：10分钟。

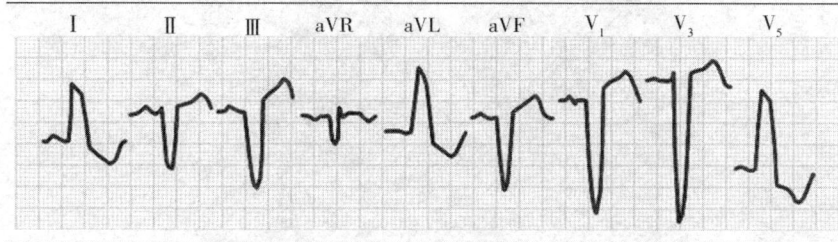

要求：根据所提供的心电图，写出诊断及诊断依据（100分）

诊断：完全性左束支传导阻滞（40分）

诊断依据（60分）

1. QRS波群增宽时间 >0.12s

2. QRS波群形态改变，V_1、V_3导联呈 rS型，V_5、V_6导联R波增宽有切迹，时间 >0.04s

（张丽丽　牟红梅）

阅读 X 线片

训练目的：仔细观察、分析 X 线图片，提出初步诊断，写出诊断依据及鉴别诊断。

任务一 右侧胸腔积液 X 线片的判读

时间要求：10 分钟。

简要病史：男性，18 岁，胸闷伴呼吸困难 2 周

X 线片：

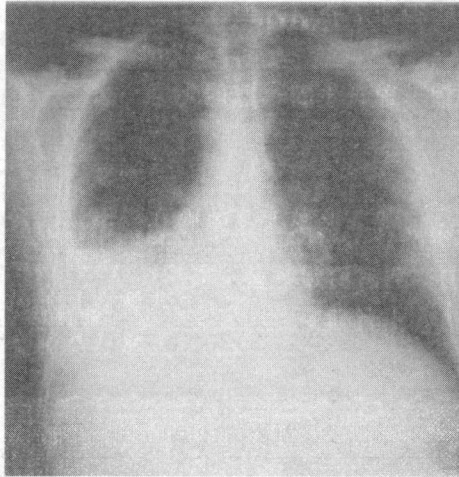

要求：根据所提供的简要病史和 X 线片做出诊断并按要求写出诊断依据、诊断标准及需要鉴别的疾病（100 分）

诊断：右侧胸腔积液（60 分）

诊断依据（20 分）

1. 病史：胸闷伴呼吸困难
2. X 线表现：右侧肋膈角消失，右中、下肺野见大片状密度均匀一致的增高阴影，呈外高内低、凹面向上的弧形线

鉴别诊断（20 分）

1. 右侧肺炎
2. 右肺下叶肺不张
3. 右侧胸膜肥厚

任务二　左侧液气胸 X 线片的判读

> 时间要求：10 分钟。

简要病史：男性，5 岁，发热 10 天，突发呼吸困难 5 小时

X 线片：

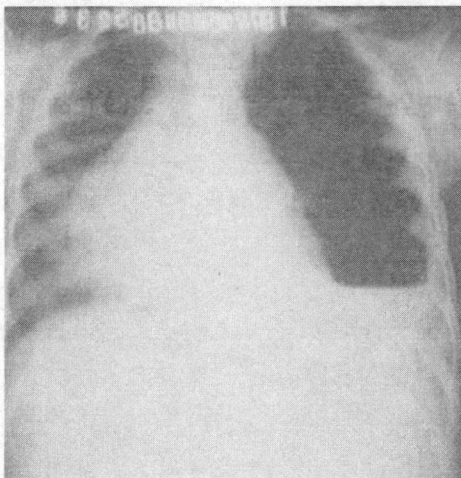

要求：根据所提供的简要病史和 X 线片做出诊断并按要求写出诊断依据、诊断标准及需要鉴别的疾病（100 分）

诊断：左侧液气胸（60 分）

诊断依据（20 分）

1. 病史：突发呼吸困难
2. X 线表现：左侧肺野透光度增强，透光区内无肺纹理，肺组织萎缩集于肺门处，气管、纵隔向健侧移位。左下肺可见液气面，肋膈角消失

鉴别诊断（20 分）

1. 正常胸片
2. 左侧气胸
3. 左侧胸腔积液

任务三　右肺上叶大叶性肺炎 X 线片的判读

> 时间要求：10 分钟。

简要病史：男性，17 岁，发热、咳嗽、咳铁锈色痰 1 周

X 线片：

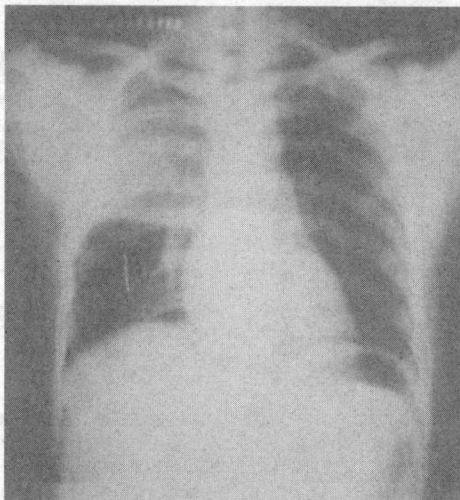

要求：根据所提供的简要病史和 X 线片做出诊断并按要求写出诊断依据、诊断标准及需要鉴别的疾病（100 分）

诊断：右肺上叶大叶性肺炎（60 分）

诊断依据（20 分）

1. 病史：发热、咳嗽及铁锈色痰
2. X 线表现：右上肺可见大片密度均匀增高阴影，下缘清晰，上缘模糊

鉴别诊断（20 分）

1. 右肺上叶肺不张
2. 右侧肺结核
3. 右侧肺癌

任务四　梨形心 X 线片的判读

简要病史：女性，40 岁，活动后心悸、气短 8 年

X 线片：

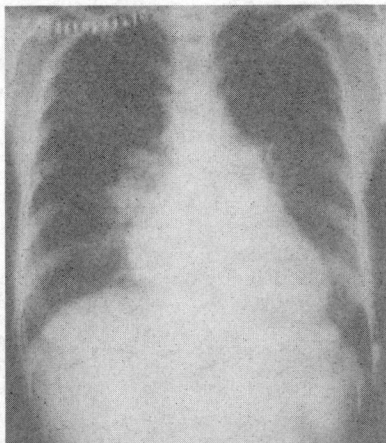

要求：根据所提供的简要病史和 X 线片做出诊断并按要求写出诊断依据、诊断标准及需要鉴别的
　　　疾病（100 分）

诊断：梨形心（60 分）

诊断依据（20 分）

1. 病史：活动后心悸、气短
2. X 线表现：两肺轻度淤血，肺门影增大，肺动脉明显突出，左心缘下段圆钝，主动脉结变
　　小，心脏增大呈梨形

鉴别诊断（20 分）

1. 正常胸片
2. 靴形心
3. 普大形心

任务五　肠梗阻 X 线片的判读

> 时间要求：10 分钟。

简要病史：男性，47 岁，腹痛，呕吐，腹胀，停止排气、排便 1 天。既往腹部手术史 4 年

X 线片：

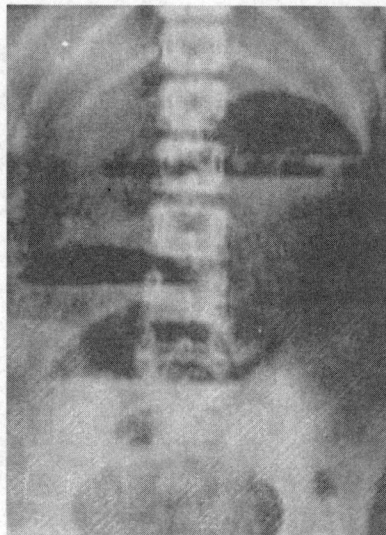

要求：根据所提供的简要病史和 X 线片做出诊断并按要求写出诊断依据、诊断标准及需要鉴别的疾病（100 分）

诊断：肠梗阻（60 分）

诊断依据（20 分）

1. 病史：腹痛，呕吐，腹胀，排气、排便停止

2. X 线表现：腹腔内见数个液气平面，高低不等，呈阶梯状排列；肠腔扩张明显

鉴别诊断（20 分）

1. 正常腹平片

2. 消化道穿孔

任务六　右肱骨中段骨折 X 线片的判读

时间要求：10 分钟。

简要病史：男性，32 岁，劳动时从高处坠下，右上肢被摔伤，局部肿胀、疼痛、活动受限

X 线片：

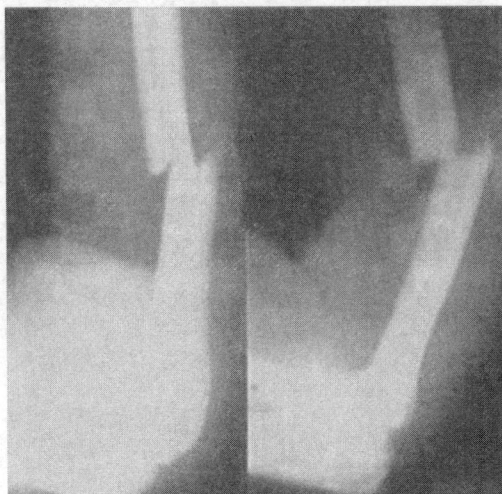

要求：根据所提供的简要病史和 X 线片做出诊断并按要求写出诊断依据、诊断标准及需要鉴别的
疾病（100 分）

诊断：右肱骨中段骨折（60 分）

诊断依据（20 分）

　　1. 病史：外伤史

　　2. X 线表现：右肱骨干中段骨质断裂，断端分离，可见明显的骨折线，骨折远端向后移位

鉴别诊断（20 分）

　　1. 右桡骨骨折

　　2. 右尺骨骨折

　　3. 右肩关节脱位

任务七 左腓骨骨折 X 线片的判读

简要病史：患者，男性，40 岁，发生车祸时左小腿被砸伤，伤处肿胀，活动时有骨擦感，疼痛，不能站立

X 线片：

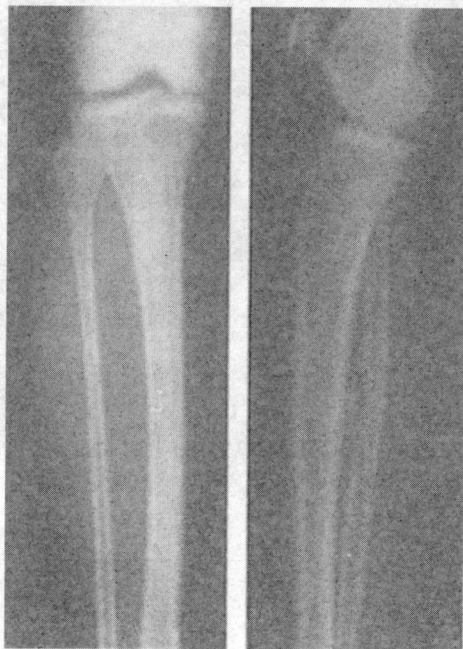

要求：根据所提供的简要病史和 X 线片做出诊断并按要求写出诊断依据、诊断标准及需要鉴别的疾病（100 分）

诊断：左腓骨骨折（60 分）

诊断依据（20 分）

1. 病史：左小腿外伤史
2. X 线表现：腓骨中段骨皮质不连结，可见明显的骨折线，可见碎骨片向内移位，骨折两端对位、对线良好

鉴别诊断（20 分）

1. 左股骨骨折
2. 左胫骨骨折

任务八 右肾结石 X 线片的判读

简要病史：男性，45 岁，右季肋部持续性剧烈疼痛 4 小时

X 线片：

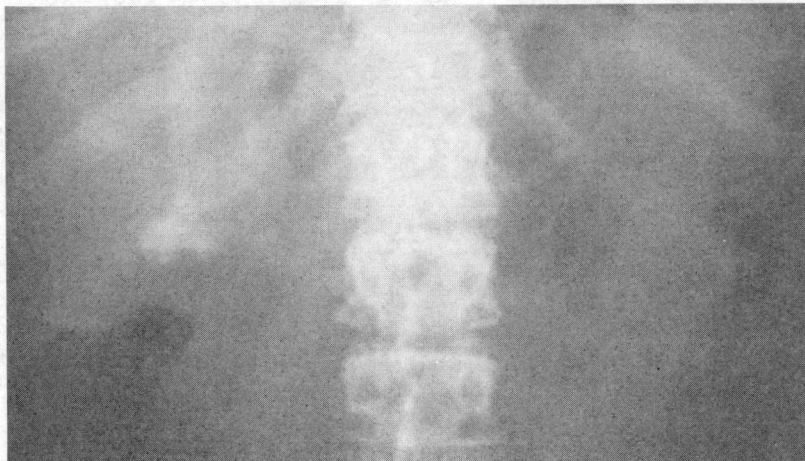

要求：根据所提供的简要病史和 X 线片做出诊断并按要求写出诊断依据、诊断标准及需要鉴别的疾病（100 分）

诊断：右肾结石（60 分）

诊断依据（20 分）

1. 病史：右季肋部疼痛
2. X 线表现：右肾窦区内见鹿角状高密度影；高密度影浓度不均，肾结石影与肋骨影重叠

鉴别诊断（20 分）

1. 输尿管结石
2. 胆囊结石
3. 肠腔内高密度异物

任务九　消化道穿孔 X 线片的判读

> 时间要求：10 分钟。

简要病史：男性，34 岁，突发腹痛伴恶心、呕吐 10 小时

X 线片：

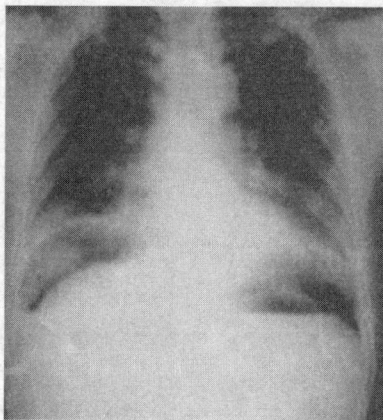

要求：根据所提供的简要病史和 X 线片做出诊断并按要求写出诊断依据、诊断标准及需要鉴别的疾病（100 分）

诊断：消化道穿孔（60 分）

诊断依据（20 分）

1. 病史：突发腹痛
2. X 线表现：双侧膈肌下方见半月形游离气体，两肺纹理增强，膈肌上移，肝脏上缘光滑，肝脏外侧有一小液气平面

鉴别诊断（20 分）

1. 肠梗阻
2. 正常腹平片
3. 肝脓肿

任务十 右肺周围型肺癌 X 线片的判读

简要病史：男性，58 岁，吸烟史 30 年，咳嗽、痰中带血 2 周

X 线片：

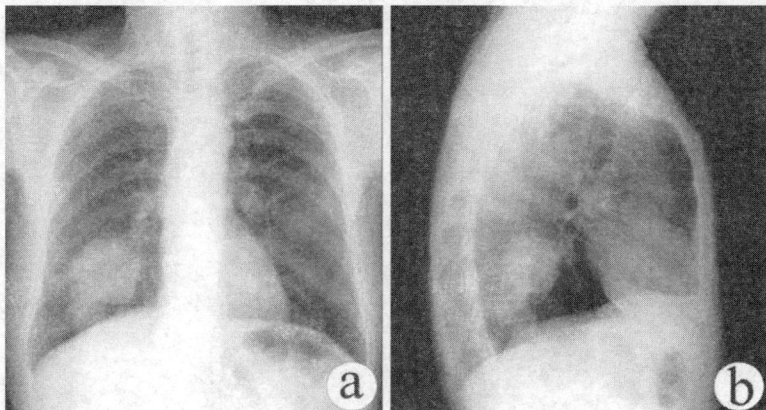

要求：根据所提供的简要病史和 X 线片做出诊断并按要求写出诊断依据、诊断标准及需要鉴别的疾病（100 分）

诊断：右肺周围型肺癌（60 分）

诊断依据（20 分）

1. 病史：吸烟史，痰中带血
2. X 线表现：右肺下野可见一类圆形肿块，呈分叶状，密度均匀，边缘毛糙，远端有阻塞性肺炎

鉴别诊断（20 分）

1. 右侧肺炎
2. 右侧胸腔积液
3. 右下肺结核

任务十一 右肺中心型肺癌 X 线片的判读

时间要求：10 分钟。

简要病史：男性，56 岁，吸烟史 30 年，刺激性咳嗽、痰中带血 2 个月

X 线片：

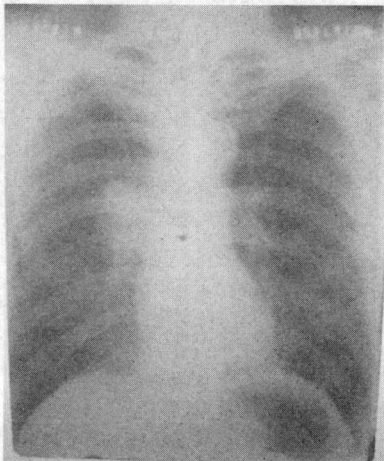

要求：根据所提供的简要病史和 X 线片做出诊断并按要求写出诊断依据、诊断标准及需要鉴别的
疾病（100 分）

诊断：右肺中心型肺癌（60 分）

诊断依据（20 分）

    1. 病史：中老年男性，吸烟史 30 年，刺激性咳嗽、痰中带血 2 个月

    2. X 线表现：右肺门可见一肿块，呈分叶状，边缘不整齐

鉴别诊断（20 分）

    1. 正常胸片

    2. 右肺结核

任务十二 中段食管癌 X 线片的判读

> 时间要求：10 分钟。

简要病史：男，56 岁，进行性吞咽困难半年

X 线片：

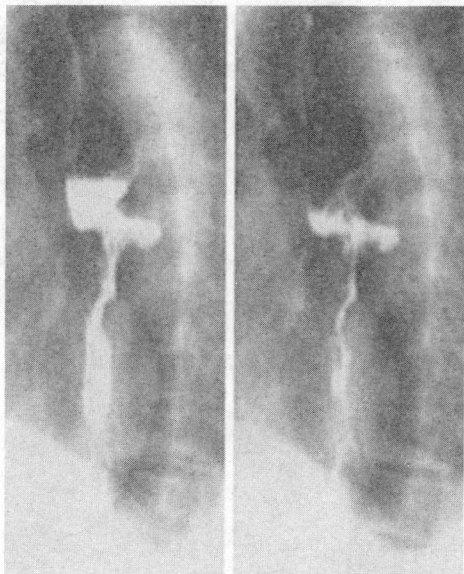

要求：根据所提供的简要病史和 X 线片做出诊断并按要求写出诊断依据、诊断标准及需要鉴别的疾病（100 分）

诊断：中段食管癌（60 分）

诊断依据（20 分）

1. 病史：进行性吞咽困难

2. X 线表现：黏膜皱襞局部消失，中断破坏。管腔狭窄，管壁僵硬，钡剂通过中段时受阻

鉴别诊断（20 分）

1. 食管静脉曲张

2. 食管平滑肌瘤

3. 食管憩室

任务十三　十二指肠溃疡 X 线片的判读

> 时间要求：10 分钟。

简要病史：男，22 岁，间断性上腹疼痛、进食后减轻 2 年

X 线片：

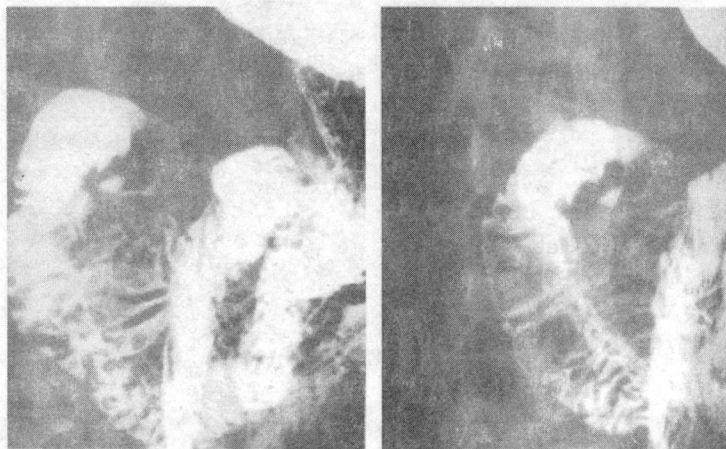

要求：根据所提供的简要病史和 X 线片做出诊断并按要求写出诊断依据、诊断标准及需要鉴别的疾病（100 分）

诊断：十二指肠溃疡（60 分）

诊断依据（20 分）

    1. 病史：青年，上腹疼痛，进食后减轻

    2. X 线表现：十二指肠球部可见龛影，边缘光滑整齐，周围有放射状黏膜纠集

鉴别诊断（20 分）

    1. 十二指肠炎

    2. 十二指肠占位

    3. 十二指肠憩室炎

任务十四　浸润性肺结核 X 线片的判读

时间要求：10 分钟。

简要病史：女性，21 岁，午后低热伴咳嗽、胸疼 1 个月

X 线片：

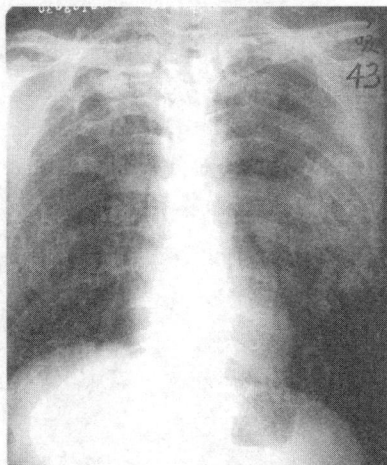

要求：根据所提供的简要病史和 X 线片做出诊断并按要求写出诊断依据、诊断标准及需要鉴别的疾病（100 分）

诊断：浸润性肺结核（60 分）

诊断依据（20 分）

1. 病史：午后低热伴咳嗽、胸疼

2. X 线表现：右肺中上野及左肺中野显示斑片状致密影，密度不均，右上肺野可见一空洞

鉴别诊断（20 分）

1. 金黄色葡萄球菌肺炎

2. 右上肺脓肿

任务十五 右肺空洞型肺结核 X 线片的判读

时间要求：10 分钟。

简要病史：女性，37 岁，间断咳嗽、胸疼一年

X 线片：

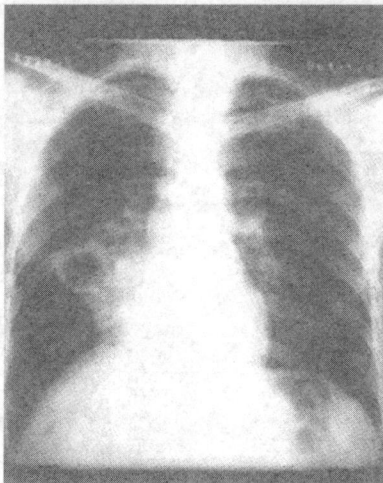

要求：根据所提供的简要病史和 X 线片做出诊断并按要求写出诊断依据、诊断标准及需要鉴别的疾病（100 分）

诊断：右肺空洞性肺结核（60 分）

诊断依据（20 分）

1. 病史：间断咳嗽、胸疼 1 年
2. X 线表现：右肺中下野内中带可见厚壁空洞，轮廓不规则，周围有广泛的纤维条索和散在的片状阴影

鉴别诊断（20 分）

1. 右侧肺癌
2. 右侧肺炎
3. 右侧肺脓肿

任务十六　靴形心 X 线片的判读

时间要求：10 分钟。

简要病史：男性，68 岁，血压升高伴头痛 10 年
X 线片：

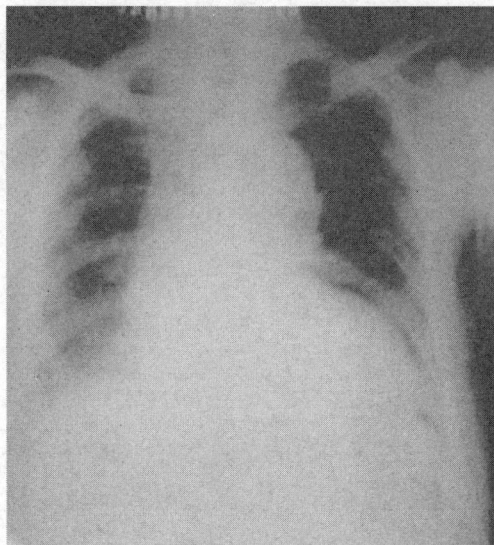

要求：根据所提供的简要病史和 X 线片做出诊断并按要求写出诊断依据、诊断标准及需要鉴别的
　　　疾病（100 分）

诊断：靴形心（60 分）
诊断依据（20 分）
　　1. 病史：老年，血压升高伴头痛 10 年
　　2. X 线表现：心尖向左下延伸，主动脉结增宽，心腰凹陷，心影增大呈靴形
鉴别诊断（20 分）
　　1. 梨形心
　　2. 普大型心
　　3. 正常胸片

任务十七　慢性肺源性心脏病 X 线片的判读

> 时间要求：10 分钟。

简要病史：男性，68 岁，慢性咳嗽咳痰气短 12 年，双下肢水肿 10 天

X 线片：

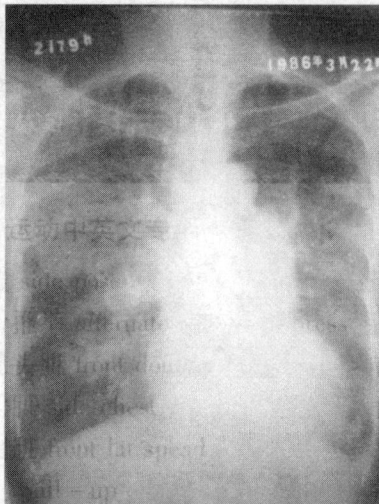

要求：根据所提供的简要病史和 X 线片做出诊断并按要求写出诊断依据、诊断标准及需要鉴别的疾病（100 分）

诊断：慢性肺源性心脏病（60 分）

诊断依据（20 分）

1. 病史·老年男性，慢性咳嗽咳痰 12 年、呼吸困难 5 年，双下肢水肿 10 天
2. X 线表现
   （1）双肺纹理增重，紊乱，肺野透光度增高，膈顶低平
   （2）肺动脉高压
   （3）右心室增大

鉴别诊断（20 分）

1. 梨形心
2. 普大形心
3. 正常胸片

任务十八 普大型心X线片的判读

时间要求：10分钟。

简单病史：女性，35岁，产后心悸气促2个月
X线片：

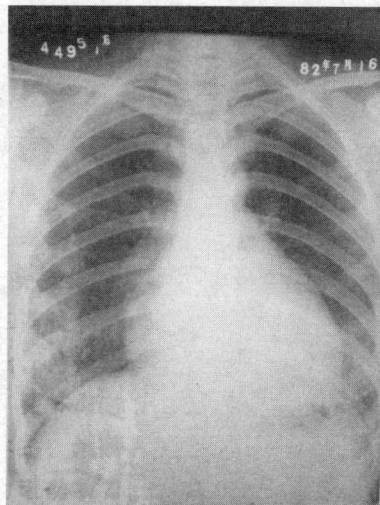

要求：根据所提供的简要病史和X线片做出诊断并按要求写出诊断依据、诊断标准及需要鉴别的疾病（100分）

诊断：普大型心（60分）
诊断依据（20分）
　　1. 病史：中年女性，产后心悸气促
　　2. X线表现：心脏向两侧扩大，以左心室增大为主，轻度肺淤血
鉴别诊断（20分）
　　1. 梨形心
　　2. 慢性肺源性心脏病
　　3. 靴形心

任务十九　心包积液（烧瓶心）X线片的判读

> 时间要求：10分钟。

简单病史：女性，32岁，乏力、胸痛2月余

X线片：

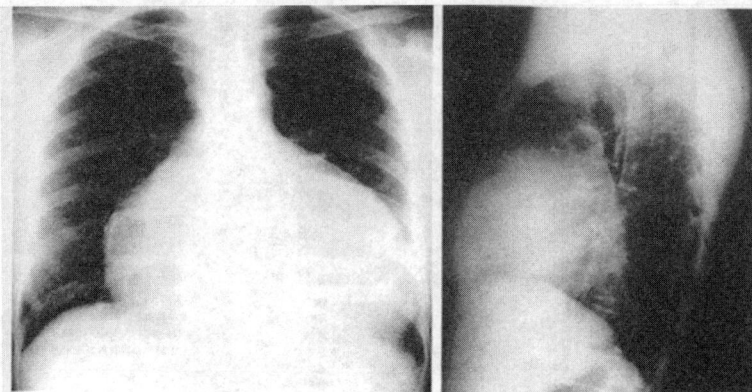

要求：根据所提供的简要病史和X线片做出诊断并按要求写出诊断依据、诊断标准及需要鉴别的疾病（100分）

诊断：心包积液（烧瓶心）（60分）

诊断依据（20分）

    1. 病史：女性，32岁，乏力、胸痛2月余

    2. X线表现：心脏向两侧扩大，心外形呈烧瓶状、肺野清晰

鉴别诊断（20分）

    1. 普大型心

    2. 梨形心

    3. 慢性肺源性心脏病

    4. 靴形心

任务二十 胃癌（溃疡型）X线片的判读

简单病史：男性，52岁，慢性上腹痛10年，加重2年

X线片：

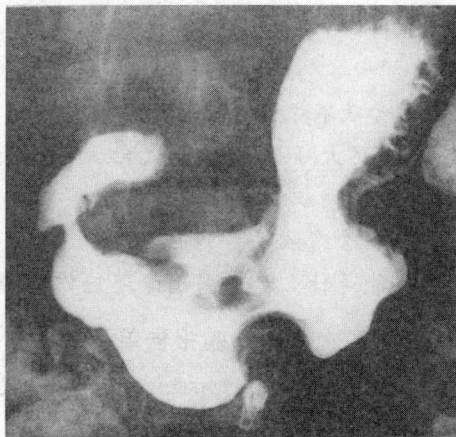

要求：根据所提供的简要病史和X线片做出诊断并按要求写出诊断依据、诊断标准及需要鉴别的疾病（100分）

诊断：胃癌（溃疡型）（60分）

诊断依据（20分）

1. 病史：男性，52岁，慢性上腹痛10年，加重2年

2. X线表现：龛影呈半月状，位于胃轮廓之内，周围可见尖角征、指压迹征、环堤征

鉴别诊断（20分）

1. 胃溃疡

2. 正常消化道造影片

（张丽丽 牟红梅）

分析化验结果

训练目的：学会如何看化验单并综合分析检验结果，写出初步诊断或诊断依据。

检验分析一 大细胞性贫血

时间要求：15分钟。

某患者近月来易感疲劳，食欲不振，查血常规，红细胞为 $2.75 \times 10^{12}/L$，血红蛋白为 $102g/L$，血涂片上红细胞明显大小不等，以大红细胞多见，并可见点彩红细胞、Howell - Jolly 小体及有核红细胞，网织红细胞为 0.7%。

(1) 请作出初步诊断并提出诊断依据。

(2) 该患者发病的原因可能是什么？如需确诊还应作哪些实验室检查？

血常规检验报告单

姓名：刘×× 性别：女 年龄：50 门诊/住院号： 患者类别：门诊

临床诊断： 科室：内科 床号：12 送检医生：李×× 送检日期：2011.11.12

标本：全血 备注：

NO	代号	项目	结果	参考值	单位
1	WBC	白细胞	5.3	4.0 ~ 10.0	$10^9/L$
2	Lymph%	淋巴细胞百分比	26.0	20 ~ 40	%
3	Gran%	中性粒细胞百分比	68.9	50 ~ 70	%
4	Mono%	单核细胞百分比	3.1	3.0 ~ 10.0	%
5	Eo%	嗜酸粒细胞百分比	2	0.5 ~ 5.0	%
6	Baso%	嗜碱粒细胞白分比	0.00	0 ~ 1.0	%
7	Lymph#	淋巴细胞绝对值	1.38	0.8 ~ 4	$10^9/L$
8	Gran#	中忤粒细胞绝对值	3.65	2 ~ 7	$10^9/L$
9	Mono#	单核细胞绝对值	0.16	0.12 ~ 1.0	$10^9/L$
10	Eo#	嗜酸粒细胞绝对值	0.11	0.02 ~ 0.5	$10^9/L$
11	Baso#	嗜碱粒细胞绝对值	0.00	0 ~ 0.1	$10^9/L$
12	RBC	红细胞	2.75	3.5 ~ 5.0	$10^{12}/L$
13	HGB	血红蛋白	102	110 ~ 150	g/L
14	HCT	血细胞比容	30	37 ~ 48	%
15	MCV	平均红细胞容积	109	82 ~ 92	fl
16	MCH	平均红细胞血红蛋白含量	37	27 ~ 31	pg
17	MCHC	平均红细胞血红蛋白浓度	340	320 ~ 360	g/L
18	RDW	红细胞体积分布宽度	18.6	0 ~ 15	%
19	PLT	血小板	148	100 ~ 300	$10^9/L$
20	MPV	血小板平均容积	10.2	6.8 ~ 13.6	fl
21	PCT	血小板比积	0.189	0.11 ~ 0.28	%
22	PDW	血小板分布宽度	16.35	10.0 ~ 17.0	%

检验日期：2011.11.12 报告日期：2011.11.12 检验员：陈×× 复核员：马××

初步诊断：大细胞性贫血（30 分）

诊断依据（30 分）

1. 红细胞和血红蛋白减少，红细胞下降更明显。

2. 血涂片上红细胞大小不等，以大红细胞多见，平均红细胞体积升高。

3. 血涂片上见点彩红细胞、Howell - Jolly 小体及有核红细胞。

4. 网织红细胞绝对值减少。

发病的原因可能是叶酸、维生素 B_{12} 缺乏。（20 分）

确诊检查项目：骨髓细胞学检查、血清叶酸、维生素 B_{12} 测定。（20 分）

检验分析二　小细胞低色素性贫血

时间要求：15 分钟。

　　50 岁男性患者，消瘦，面色苍白，毛发枯黄，疲乏无力，慢性病容，浅表淋巴结不大，皮肤、黏膜、巩膜无黄染及其他异常改变。血常规检查结果如下。

（1）请作出初步诊断并提出诊断依据。

（2）如需确诊还应作哪些实验室检查？

血常规检验报告单

姓名：刘×× 　性别：男　　年龄：50　　门诊/住院号：　　　患者类别：门诊

临床诊断：　　科室：内科　床号：16　　送检医生：张××　　送检日期：2012. 2. 18

标本：全血　备注：

NO	代号	项目	结果	参考值	单位
1	WBC	白细胞	5. 1	4. 0 ~ 10. 0	10^9/L
2	Lymph%	淋巴细胞百分比	25. 0	20 ~ 40	%
3	Gran%	中性粒细胞百分比	69. 4	50 ~ 70	%
4	Mono%	单核细胞百分比	4. 6	3. 0 ~ 10. 0	%
5	Eo%	嗜酸粒细胞百分比	0. 9	0. 5 ~ 5. 0	%
6	Baso%	嗜碱粒细胞百分比	0. 1	0 ~ 1. 0	%
7	Lymph#	淋巴细胞绝对值	1. 275	0. 8 ~ 4	10^9/L
8	Gran#	中性粒细胞绝对值	3. 54	2 ~ 7	10^9/L
9	Mono#	单核细胞绝对值	0. 23	0. 12 ~ 1. 0	10^9/L
10	Eo#	嗜酸粒细胞绝对值	0. 046	0. 02 ~ 0. 5	10^9/L
11	Baso#	嗜碱粒细胞绝对值	0. 005	0 ~ 0. 1	10^9/L
12	RBC	红细胞	2. 99	4. 0 ~ 5. 5	10^{12}/L
13	HGB	血红蛋白	55	120 ~ 160	g/L
14	HCT	血细胞比容	20. 1	40 ~ 50	%
15	MCV	平均红细胞容积	67	82 ~ 92	fl
16	MCH	平均红细胞血红蛋白含量	18	27 ~ 31	pg
17	MCHC	平均红细胞血红蛋白浓度	274	320 ~ 360	g/L
18	RDW	红细胞体积分布宽度	19. 0	0 ~ 15	%
19	PLT	血小板	162	100 ~ 300	10^9/L
20	MPV	血小板平均容积	9. 7	6. 8 ~ 13. 6	fl
21	PCT	血小板比积	0. 212	0. 11 ~ 0. 28	%
22	PDW	血小板分布宽度	15. 13	10. 0 ~ 17. 0	%

检验日期：2012. 2. 18　　报告日期：2012. 2. 18　　检验员：李××　　复核员：赵××

初步诊断：小细胞低色素性贫血。（50 分）

诊断依据（30 分）

1. 贫血貌。

2. 红细胞、血红蛋白、红细胞压积减少，血红蛋白减少更明显。

3. MCV、MCH、MCHC 均减小。

4. 红细胞体积分布宽度增大。

确诊检查项目（20 分）

1. 血清铁蛋白、转铁蛋白测定。

2. 骨髓穿刺进行骨髓细胞学检查及铁染色。

检验分析三　急性早幼粒细胞白血病（M₃型）

> 时间要求：15 分钟。

男性患者，17 岁，因反复鼻出血而就诊。血常规检查：外周血白细胞为 20×10^9/L，血涂片有幼稚细胞；骨髓检查：增生极度活跃，原始粒细胞 4%，早幼粒细胞 85%，其他系统细胞很少见，该血象及骨髓象符合何诊断？

血常规检验报告单

姓名：魏×× 性别：男 年龄：17 门诊/住院号：201208086 患者类别：住院

临床诊断： 科室：血液科 床号：18 送检医生：张×× 送检日期：2012.4.7

标本：全血 备注：

NO	代号	项目	结果	参考值	单位
1	WBC	白细胞	20	4.0~10.0	10^9/L
2	Lymph%	淋巴细胞百分比	7.2	20~40	%
3	Gran%	中性粒细胞百分比	92.4	50~70	%
4	Mono%	单核细胞百分比	0.3	3.0~10.0	%
5	Eo%	嗜酸粒细胞百分比	0.1	0.5~5.0	%
6	Baso%	嗜碱粒细胞百分比	0	0~1.0	%
7	Lymph#	淋巴细胞绝对值	1.44	0.8~4	10^9/L
8	Gran#	中性粒细胞绝对值	18.48	2~7	10^9/L
9	Mono#	单核细胞绝对值	0.06	0.12~1.0	10^9/L
10	Eo#	嗜酸粒细胞绝对值	0.02	0.02~0.5	10^9/L
11	Baso#	嗜碱粒细胞绝对值	0	0~0.1	10^9/L
12	RBC	红细胞	3.0	4.0~5.5	10^{12}/L
13	HGB	血红蛋白	90	120~160	g/L
14	HCT	血细胞比容	26	40~50	%
15	MCV	平均红细胞容积	87	82~92	fl
16	MCH	平均红细胞血红蛋白含量	30	27~31	pg
17	MCHC	平均红细胞血红蛋白浓度	346	320~360	g/L
18	RDW	红细胞体积分布宽度	13.6	0~15	%
19	PLT	血小板	26	100~300	10^9/L
20	MPV	血小板平均容积	7.3	6.8~13.6	fl
21	PCT	血小板比积	0.098	0.11~0.28	%
22	PDW	血小板分布宽度	15.32	10.0~17.0	%

检验日期：2012.4.7 报告日期：2012.4.7 检验员：牛×× 复核员：王××

初步诊断：急性早幼粒细胞白血病（M_3型）（50分）

分析（50分）

1. 外周血红细胞、血红蛋白减少，血小板也减少。

2. 外周血白细胞总数明显增多，中性粒细胞增多（92.4%），血涂片有幼稚细胞。

3. 骨髓增生极度活跃，以粒系增生为主，早幼粒细胞占30%~90%，其他系统细胞很少见。

4. 结合临床症状（如反复鼻出血）。

检验分析四 再生障碍性贫血

> 时间要求：15分钟。

7岁患儿，重度贫血貌，因不明原因鼻出血及牙龈出血2月余而就诊。血常规检查结果如下。

骨髓象检查：骨髓增生减低，粒细胞及有核红细胞减少，但形态未见异常；淋巴细胞多见；血小板偶见，巨核细胞少见（全片仅见三个）；非造血细胞多见。

血栓与止血检查：出血时间（BT）延长，血小板为42×10^9/L；血块退缩试验（CRT）24小时退缩不良；血浆活化部分凝血活酶时间（APTT）、血浆凝血酶原时间（PT）均正常，纤维蛋白原定量正常。

（1）请作出初步诊断并提出诊断依据。

（2）还需要与哪些血液病鉴别？

血常规检验报告单

姓名：高×× 性别：女 年龄：7 门诊/住院号：20120538 患者类别：住院

临床诊断： 科室：血液科 床号：3 送检医生：张×× 送检日期：2012.5.16

标本：全血 备注：

NO	代号	项目	结果	参考值	单位
1	WBC	白细胞	3.2	5.0~12.0	10^9/L
2	Lymph%	淋巴细胞百分比	59	20~40	%
3	Gran%	中性粒细胞百分比	39	50~70	%
4	Mono%	单核细胞百分比	1.8	3.0~10.0	%
5	Eo%	嗜酸粒细胞百分比	0.2	0.5~5.0	%
6	Baso%	嗜碱粒细胞百分比	0	0~1.0	%
7	Lymph#	淋巴细胞绝对值	1.89	0.8~4	10^9/L
8	Gran#	中性粒细胞绝对值	1.25	2~7	10^9/L
9	Mono#	单核细胞绝对值	0.06	0.12~1.0	10^9/L
10	Eo#	嗜酸粒细胞绝对值	0.006	0.02~0.5	10^9/L
11	Baso#	嗜碱粒细胞绝对值	0	0~0.1	10^9/L
12	RBC	红细胞	2.9	3.5~5.0	10^{12}/L
13	HGB	血红蛋白	86	110~150	g/L
14	HCT	血细胞比容	25	37~48	%
15	MCV	平均红细胞容积	86	82~92	fl
16	MCH	平均红细胞血红蛋白含量	30	27~31	pg
17	MCHC	平均红细胞血红蛋白浓度	344	320~360	g/L
18	RDW	红细胞体积分布宽度	12.7	0~15	%
19	PLT	血小板	42	100~300	10^9/L

NO	代号	项目	结果	参考值	单位
20	MPV	血小板平均容积	5.9	6.8 ~ 13.6	fl
21	PCT	血小板比积	0.092	0.11 ~ 0.28	%
22	PDW	血小板分布宽度	18.98	10.0 ~ 17.0	%

检验日期：2012.5.16　　报告日期：2012.5.16　　检验员：唐××　　复核员：刘××

初步诊断：再生障碍性贫血（50分）

诊断依据（30分）

1. 红细胞、白细胞、血小板均减少，淋巴细胞比例相对增加。

2. MCV、MCH、MCHC 均在参考值范围，为正细胞性贫血。

3. 骨髓增生减低，三系细胞减少，淋巴细胞相对增多，非造血细胞多见。

4. 血小板减少，导致出血时间延长，血块退缩不良。

5. 结合临床症状。

鉴别诊断：骨髓增生异常综合征。（20分）

检验分析五　特发性血小板减少性紫癜

时间要求：15分钟。

　　17 岁女性患者，时有鼻出血或牙龈出血，月经量过多，全身有散在出血点，肝、脾未触及。血常规检查结果如下。

　　骨髓象检查：骨髓增生活跃，巨核细胞明显增生，以幼稚型巨核细胞和颗粒型巨核细胞为主，其他细胞形态、数量大致正常。

　　（1）请作出初步诊断并提出诊断依据。

　　（2）如需确诊还应作哪些实验室检查？结果如何？

血常规检验报告单

姓名：梁××　　性别：女　　年龄：17　　门诊/住院号：　　　　患者类别：门诊
临床诊断：　　科室：内科　　床号：16　　送检医生：王××　　送检日期：2012.5.20

标本：全血　　备注：

NO	代号	项目	结果	参考值	单位
1	WBC	白细胞	7.1	4.0 ~ 10.0	$10^9/L$
2	Lymph%	淋巴细胞百分比	24	20 ~ 40	%
3	Gran%	中性粒细胞百分比	74	50 ~ 70	%
4	Mono%	单核细胞百分比	0.1	3.0 ~ 10.0	%
5	Eo%	嗜酸粒细胞百分比	1.9	0.5 ~ 5.0	%
6	Baso%	嗜碱粒细胞百分比	0	0 ~ 1.0	%
7	Lymph#	淋巴细胞绝对值	1.70	0.8 ~ 4	$10^9/L$
8	Gran#	中性粒细胞绝对值	5.25	2 ~ 7	$10^9/L$
9	Mono#	单核细胞绝对值	0.007	0.12 ~ 1.0	$10^9/L$
10	Eo#	嗜酸粒细胞绝对值	0.13	0.02 ~ 0.5	$10^9/L$
11	Baso#	嗜碱粒细胞绝对值	0	0 ~ 0.1	$10^9/L$
12	RBC	红细胞	4.4	3.5 ~ 5.0	$10^{12}/L$
13	HGB	血红蛋白	120	110 ~ 150	g/L
14	HCT	血细胞比容	39	37 ~ 48	%

NO	代号	项目	结果	参考值	单位
15	MCV	平均红细胞容积	89	82～92	fl
16	MCH	平均红细胞血红蛋白含量	27	27～31	pg
17	MCHC	平均红细胞血红蛋白浓度	308	320～360	g/L
18	RDW	红细胞体积分布宽度	10.6	0～15	%
19	PLT	血小板	31	100～300	10^9/L
20	MPV	血小板平均容积	14.3	6.8～13.6	fl
21	PCT	血小板比积	0.090	0.11～0.28	%
22	PDW	血小板分布宽度	18.2	10.0～17.0	%

检验日期：2012.5.20　　报告日期：2012.5.20　　检验员：唐××　　复核员：马××

初步诊断：特发性血小板减少性紫癜。（50分）

诊断依据（30分）

1. 血小板减少，平均血小板体积和血小板分布宽度增高。
2. 红细胞、血红蛋白正常，白细胞正常。
3. 骨髓巨核细胞增多，以幼稚型和颗粒型为主，产生血小板的巨核细胞较少。
4. 结合临床症状，如时有鼻出血或牙龈出血，全身有散在出血点，但肝、脾不大。

确诊检查项目（20分）

1. 凝血功能检查，如凝血因子检查（说明出血不是凝血系统异常引起）。
2. 血小板相关抗体检测，可查到抗血小板抗体增高。

检验分析六　溶血性贫血

时间要求：15分钟。

　　患儿，女，5岁，因感冒入院。查体：贫血貌，皮肤、巩膜黄染，脾大至脐上2cm。血常规检查结果如下：血涂片上出现部分小红细胞（比例为18%），中心淡染区消失，比正常红细胞厚，深染，大小较均一；网织红细胞比例为9.1%；血清总胆红素为151μmol/L，直接胆红素为8.8μmol/L。以营养不良性贫血治疗一月余无好转，黄疸加重。

　　（1）请作出初步诊断并提出诊断依据，如需确诊还应做哪些检查？

　　（2）该患者父亲曾诊断遗传性球形红细胞增生症，随之做红细胞渗透脆性试验，结果示红细胞渗透脆性增加，但Coombs试验阴性，应做何诊断？

　　（3）给予利巴韦林（病毒唑）、糖皮质激素等治疗，病情明显好转，说明了什么？

血常规检验报告单

姓名：刘××　　性别：女　　年龄：5　　门诊/住院号：201204154　　患者类别：住院

临床诊断：　　　　科室：血液科　　床号：6　　送检医生：陈××　　送检日期：2012.4.25

标本：全血　　备注：

NO	代号	项目	结果	参考值	单位
1	WBC	白细胞	7.2	5.0～12.0	10^9/L
2	Lymph%	淋巴细胞百分比	28	20～40	%

NO	代号	项目	结果	参考值	单位
3	Gran%	中性粒细胞百分比	67	50~70	%
4	Mono%	单核细胞百分比	4	3.0~10.0	%
5	Eo%	嗜酸粒细胞百分比	0.9	0.5~5.0	%
6	Baso%	嗜碱粒细胞百分比	0.1	0~1.0	%
7	Lymph#	淋巴细胞绝对值	2.02	0.8~4	10^9/L
8	Gran#	中性粒细胞绝对值	4.82	2~7	10^9/L
9	Mono#	单核细胞绝对值	0.29	0.12~1.0	10^9/L
10	Eo#	嗜酸粒细胞绝对值	0.06	0.02~0.5	10^9/L
11	Baso#	嗜碱粒细胞绝对值	0.007	0~0.1	10^9/L
12	RBC	红细胞	2.9	3.5~5.0	10^{12}/L
13	HGB	血红蛋白	86	110~150	g/L
14	HCT	血细胞比容	24	37~48	%
15	MCV	平均红细胞容积	83	82~92	fl
16	MCH	平均红细胞血红蛋白含量	30	27~31	pg
17	MCHC	平均红细胞血红蛋白浓度	358	320~360	g/L
18	RDW	红细胞体积分布宽度	13.4	0~15	%
19	PLT	血小板	142	100~300	10^9/L
20	MPV	血小板平均容积	7.9	6.8~13.6	fl
21	PCT	血小板比积	0.13	0.11~0.28	%
22	PDW	血小板分布宽度	14.89	10.0~17.0	%

检验日期：2012.4.25　　报告日期：2012.4.25　　检验员：郭××　　复核员：杨××

初步诊断：溶血性贫血，怀疑遗传性球形红细胞增生症。（20分）

诊断依据（20分）

1. 正细胞性贫血，红细胞、血红蛋白均减少，MCV、MCH、MCHC均正常。

2. 白细胞、血小板数量正常

3. 网织红细胞增多。

4. 血涂片上出现球形红细胞（18%）。

5. 黄疸（血清总胆红素增多，以间接胆红素增多为主）、脾大。

确诊检查项目：红细胞渗透脆性试验、Coombs试验。（20分）

根据家族史和确诊项目结果，诊断遗传性球形红细胞增生症。（20分）

给予利巴韦林（病毒唑）、糖皮质激素等治疗，病情明显好转，诊断正确，此患者发病为感染诱发。去除诱因后，病情好转。（20分）

检验分析七　慢性肾炎失代偿期，慢性感染性贫血

> 时间要求：15分钟。

患者，成年男性，"感冒"后头晕头痛，困倦、乏力，伴恶心、呕吐半个月，下肢

水肿，血压 160/90mmHg，尿少，尿常规检查结果如下。

血液检查：白细胞为 $14 \times 10^9/L$，血红蛋白为 80g/L；血沉为 35mm/h；血肌酐为 236μmol/L。

请做出初步诊断并提出诊断依据。

尿常规检验报告单

姓名：赵×× 　性别：男 　年龄：41 　门诊/住院号：2012050024 　患者类别：住院
临床诊断： 　科室：肾内科 　床号：19 　送检医生：林×× 　送检日期：2012.5.6
标本：尿 　备注：

NO	项目	代号	结果
1	颜色		黄白色
2	透明度		混浊
3	尿比重	SG	1.010
4	酸碱度	pH	6.5
5	白细胞	LEU	+
6	亚硝酸盐	NIT	-
7	尿蛋白	PRO	+ + + +
8	尿葡萄糖	GLU	
9	尿酮体	KET	
10	尿胆原	URO	
11	胆红素	BIL	
12	尿潜血	BLD	+ +
13	尿镜检白细胞		20 ~ 30/HPF
14	尿镜检红细胞		6 ~ 9/HPF
15	管型		蜡样管型：1 ~ 2/LPF

检验日期：2012.5.6 　报告日期：2012.5.6 　检验员：贾×× 　复核员：牛××

初步诊断：慢性肾炎失代偿期，慢性感染性贫血。（50 分）

诊断依据（50 分）

1. 尿蛋白 + + + +，尿潜血、白细胞阳性。
2. 尿镜检见白细胞、红细胞及蜡样管型。
3. 178μmol/L < 血肌酐 < 445μmol/L，肾功能失代偿期。
4. 血红蛋白 80g/L，提示贫血；白细胞增高，血沉增快，可能有感染存在。
5. 结合临床症状，如尿少、下肢水肿等。

检验分析八　肾功能不全失代偿期

时间要求：15 分钟。

女性患者，43 岁，腰部不适、反复水肿、尿少，发病 6 年，入院时腰酸、乏力、恶心，饮食差，双下肢凹陷性水肿，血压 160/100mmHg。尿常规检查结果如下。

血常规检查：血红蛋白为73g/L，白细胞计数及分类均正常。

生化检查：血肌酐264μmol/L，尿素15mmol/L。

请做出分析判断，并分析患者肾功能处于哪一期。

尿常规检验报告单

姓名：杨××   性别：女   年龄：43   门诊/住院号：201205036   患者类别：住院

临床诊断：   科室：肾内科   床号：12   送检医生：王××   送检日期：2012.5.14

标本：尿   备注：

NO	项目	代号	结果
1	颜色		淡黄色
2	透明度		轻微混浊
3	尿比重	SG	1.008
4	酸碱度	pH	6.5
5	白细胞	LEU	–
6	亚硝酸盐	NIT	–
7	尿蛋白	PRO	+ +
8	尿葡萄糖	GLU	–
9	尿酮体	KET	–
10	尿胆原	URO	–
11	胆红素	BIL	–
12	尿潜血	BLD	+
13	尿镜检白细胞		1～3/HPF
14	尿镜检红细胞		5～12/HPF
15	管型		透明管型3～5/LPF，颗粒管型3～5/LPF

检验日期：2012.5.14   报告日期：2012.5.14   检验员：贾××   复核员：牛××

肾功能检验报告单

姓名：杨××   性别：女   年龄：43   门诊/住院号：201205036   患者类别：住院

临床诊断：   科室：肾内科   床号：12   送检医生：王××   送检日期：2012.5.14

标本：血   备注：

NO	项目	代号	结果	参考范围
1	尿素	SU	17.5	3.0～7.2mmol/L
2	肌酐	CRE	264	44～97μmol/L
3	尿酸	UA	493	150～440umol/L
4	二氧化碳结合力	CO_2	15	20～29 mmol/L
5	钾	K	5.0	3.5～5.5 mmol/L
6	钠	Na	140	135～145 mmol/L
7	氯	Cl	102	95～105 mmol/L

检验日期：2012.5.14   报告日期：2012.5.14   检验员：周××   复核员：王××

初步诊断：肾功能不全失代偿期。（50分）

诊断依据（50分）

1. 尿少，低比重尿，尿蛋白、潜血阳性。

2. 尿镜检见白细胞、红细胞及透明管型和颗粒管型。

3. $178\mu mol/L < $ 血肌酐 $< 445\mu mol/L$，$9mmol/L < $ 血尿素 $< 20\ mmol/L$。

4. CO_2 15mmol/L。

5. 结合临床症状，如反复水肿、尿少，发病已6年，血压160/100mmHg。

检验分析九　急性泌尿系感染

时间要求：15分钟。

成年女性患者，3天来发热，排血色尿，尿急、尿痛。

尿常规检查：外观粉红色、混浊，蛋白质"+"，葡萄糖"－"，酮体"－"，红细胞、白细胞满视野。

（1）请做出初步诊断并提出诊断依据。

（2）如需确诊还应作哪些实验室检查？

尿常规检验报告单

姓名：王××	性别：女	年龄：37	门诊/住院号：		患者类别：门诊
临床诊断：	科室：内科	床号：19	送检医生：王××		送检日期：2012.5.11
标本：尿	备注：				

NO	项目	代号	结果
1	颜色		粉红色
2	透明度		混浊
3	尿比重	SG	1.028
4	酸碱度	pH	6.7
5	白细胞	LEU	＋＋＋＋
6	亚硝酸盐	NIT	－
7	尿蛋白	PRO	＋
8	尿葡萄糖	GLU	－
9	尿酮体	KET	－
10	尿胆原	URO	－
11	胆红素	BIL	－
12	尿潜血	BLD	＋＋＋＋
13	尿镜检白细胞		满视野
14	尿镜检红细胞		满视野
15	管型		未见异常

检验日期：2012.5.11　报告日期：2012.5.11　检验员：张××　复核员：王××

初步诊断：急性泌尿系感染。（50分）

诊断依据（30分）

1. 近三天来发热，尿急、尿痛。

2. 尿白细胞、潜血＋＋＋＋，尿蛋白阳性，尿镜检红细胞、白细胞满视野。

确诊检查项目：尿细菌培养加药敏试验。（20 分）

检验分析十　糖尿病

> 时间要求：15 分钟。

成年男性，近 2 个月来日渐消瘦，常感口渴、多食、多尿。查空腹血糖为 11.6mmol/L。尿常规检查结果如下。

（1）请做出初步诊断并提出诊断依据。

（2）还需要与哪些疾病鉴别？

尿常规检验报告单

姓名：刘×× 　性别：男 　　年龄：47 　门诊/住院号： 　　　患者类别：门诊
临床诊断： 　科室：内科 　床号：22 　送检医生：秦×× 　　送检日期：2012.5.3
标本：尿 　　备注：

NO	项目	代号	结果
1	颜色		淡黄色
2	透明度		透明
3	尿比重	SG	1.025
4	酸碱度	pH	6.2
5	白细胞	LEU	—
6	亚硝酸盐	NIT	—
7	尿蛋白	PRO	—
8	尿葡萄糖	GLU	＋＋＋＋
9	尿酮体	KET	—
10	尿胆原	URO	—
11	胆红素	BIL	—
12	尿潜血	BLD	—
13	尿镜检白细胞		未见异常
14	尿镜检红细胞		未见异常
15	管型		未见异常

检验日期：2012.5.3 　　报告日期：2012.5.3 　　检验员：马×× 　　复核员：王××

初步诊断：糖尿病。（50 分）

诊断依据（30 分）

1. 多饮、多食、多尿、体重下降等"三多一少"症状。

2. 空腹血糖升高，超过 7.0mmol/L。

3. 尿糖阳性。

鉴别疾病：继发性糖尿病，如库欣综合征、肢端肥大症、嗜铬细胞瘤等，也可致血糖升高，尿糖阳性。（20 分）

检验分析十一 糖尿病合并尿路感染

> 时间要求：15分钟。

女性患者，46岁，四肢酸痛麻木20天，常感疲劳，头晕，失眠，视力模糊。查血常规大致正常，测空腹血糖为7.0mmol/L，尿常规结果如下。

（1）请作出初步诊断并提出诊断依据。

（2）如需确诊还应作哪些实验室检查？

尿常规检验报告单

姓名：罗×× 　性别：女　 年龄：46　 门诊/住院号：　 　　患者类别：门诊

临床诊断：　科室：内科　 床号：26　 送检医生：秦××　 　　送检日期：2012.5.10

标本：尿　 备注：

NO	项目	代号	结果
1	颜色		淡黄色
2	透明度		轻微混浊
3	尿比重	SG	1.020
4	酸碱度	pH	6.0
5	白细胞	LEU	+
6	亚硝酸盐	NIT	−
7	尿蛋白	PRO	+
8	尿葡萄糖	GLU	+ +
9	尿酮体	KET	−
10	尿胆原	URO	±
11	胆红素	BIL	−
12	尿潜血	BLD	±
13	尿镜检白细胞		5～8/HPF
14	尿镜检红细胞		3～5/HPF
15	管型		未见异常

检验日期：2012.5.10　 报告日期：2012.5.10　 检验员：马××　 复核员：王××

初步诊断：糖尿病合并尿路感染。（50分）

诊断依据（30分）

1. 尿糖阳性。

2. 尿蛋白、白细胞阳性，潜血弱阳性，尿镜检见红细胞、白细胞，可能与感染有关。

确诊检查项目：餐后2小时血糖、糖化血红蛋白、尿细菌培养加药敏试验。（20分）

检验分析十二 慢性肾盂肾炎

> 时间要求: 15 分钟。

某女性患者反复发作性尿频、尿急、尿痛、尿少，病程 2 年，进行尿常规检查结果如下。中段尿细菌培养阳性，空腹血糖 5.0mmol/L，肾盂造影示两肾大小不等，左侧肾盂、肾盏变形、缩窄。

请作出诊断分析。

尿常规检验报告单

姓名: 罗×× 　性别: 女 　年龄: 40 　门诊/住院号: 　　　　患者类别: 门诊
临床诊断: 　科室: 内科 　床号: 32 　送检医生: 孙×× 　　送检日期: 2012.5.2
标本: 尿 　备注:

NO	项目	代号	结果
1	颜色		粉红色
2	透明度		混浊
3	尿比重	SG	1.005
4	酸碱度	pH	7.0
5	白细胞	LEU	+
6	亚硝酸盐	NIT	−
7	尿蛋白	PRO	+
8	尿葡萄糖	GLU	+ +
9	尿酮体	KET	−
10	尿胆原	URO	−
11	胆红素	BIL	−
12	尿潜血	BLD	+ +
13	尿镜检白细胞		3 ~ 5/HPF
14	尿镜检红细胞		10 ~ 15/HPF
15	管型		透明管型 3 ~ 6/LPF

检验日期: 2012.5.2 　　报告日期: 2012.5.2 　检验员: 马×× 　　复核员: 陈××

初步诊断: 慢性肾盂肾炎。(50 分)

诊断依据 (50 分)

1. 尿蛋白阳性，尿镜检见透明管型。

2. 尿白细胞、潜血阳性，尿镜检见红细胞、白细胞，中段尿细菌培养阳性，可能有感染存在。

3. 肾盂造影示两肾大小不等，左侧肾盂、肾盏变形、缩窄。

4. 病情反复发作 2 年。

检验分析十三 慢性肾炎急性发作

时间要求：15分钟。

女性患者，35岁，近1周以来全身浮肿，血压160/110mmHg，肾脏B超示明显缩小。血常规检查血红蛋白为67g/L。尿常规检查结果如下。

（1）请作出初步诊断并提出诊断依据。

（2）如需确诊还应作哪些实验室检查？

尿常规检验报告单

姓名：陈×× 性别：女 年龄：35 门诊/住院号： 患者类别：门诊
临床诊断： 科室：内科 床号：18 送检医生：孙×× 送检日期：2012.6.2
标本：尿 备注：

NO	项目	代号	结果
1	颜色		淡粉红色
2	透明度		混浊
3	尿比重	SG	1.010
4	酸碱度	pH	6.9
5	白细胞	LEU	+
6	亚硝酸盐	NIT	−
7	尿蛋白	PRO	+ + + +
8	尿葡萄糖	GLU	+ +
9	尿酮体	KET	−
10	尿胆原	URO	−
11	胆红素	BIL	−
12	尿潜血	BLD	+ + +
13	尿镜检白细胞		3～5/HPF
14	尿镜检红细胞		满视野
15	管型		肾衰竭管型 0～1/LPF

检验日期：2012.6.2 报告日期：2012.6.2 检验员：马×× 复核员：陈××

初步诊断：慢性肾炎急性发作。（50分）

诊断依据（30分）

1. 肾脏明显缩小，血压高，贫血。

2. 近一周以来全身水肿。

3. 尿蛋白＋＋＋＋。

4. 尿镜检红细胞满视野，潜血＋＋＋，见白细胞、肾衰竭管型。

确诊检查项目：肾功能、24小时尿蛋白定量、血浆蛋白测定。（20分）

检验分析十四　细菌性痢疾

> 时间要求：15 分钟。

某患者发热、腹痛、腹泻 2 天，排脓血便，每天十几次，量少，伴里急后重，无特殊臭味。全腹压痛，左下腹压痛明显。便常规检查结果如下。

（1）请作出初步诊断并提出诊断依据。

（2）如需确诊还应作哪些实验室检查？

便常规检验报告单

姓名：杨×× 　性别：男 　　年龄：41 　　门诊/住院号： 　　　患者类别：门诊
临床诊断： 　　科室：消化内科 　床号：13 　送检医生：林×× 　送检日期：2012.5.20
标本：粪便 　　备注：

NO	项目	结果
1	颜色	红色
2	性状	脓血便，以脓为主
3	镜检白细胞	15～30/HPF
4	镜检红细胞	30～40/HPF
5	镜检脓细胞	满视野
6	其他	巨噬细胞 1～2/HPF

检验日期：2012.5.20 　报告日期：2012.5.20 　检验员：韩×× 　复核员：赵××

初步诊断：细菌性痢疾。（50 分）

诊断依据（30 分）

1. 腹泻：排便次数多，量少，里急后重。

2. 腹痛：全腹压痛，左下腹压痛明显。

3. 脓血便，以脓为主。

4. 粪便镜检见大量脓细胞、红细胞，见到巨噬细胞。

确诊检查项目：便培养加药敏试验。（20 分）

检验分析十五　上消化道出血

> 时间要求：15 分钟。

女性患者，60 岁，平时常感乏力、腹胀、腹部钝痛，食欲不振，近日出现持续性剧烈疼痛。血常规检查血红蛋白为 81g/L；粪便隐血试验强阳性。便常规检查结果如下。

（1）请作出初步诊断并提出诊断依据。

（2）如需确诊还应做哪些检查？做化学检查时需排除哪些因素的影响？

便常规检验报告单

姓名：白×× 性别：女 年龄：60 门诊/住院号： 患者类别：门诊

临床诊断： 科室：消化内科 床号：17 送检医生：林×× 送检日期：2012.5.22

标本：粪便 备注：

NO	项目	结果
1	颜色	黑色
2	性状	柏油样便
3	镜检白细胞	0~5/HPF
4	镜检红细胞	0~1/HPF
5	镜检脓细胞	
6	其他	

检验日期：2012.5.22 报告日期：2012.5.22 检验员：王×× 复核员：林××

初步诊断：上消化道出血。（30分）

诊断依据（30分）

1. 平时腹胀、腹部钝痛，食欲不振，近日持续性剧烈疼痛。

2. 血红蛋白81g/L，提示贫血。

3. 黑色柏油样便。

4. 粪便隐血试验强阳性。

确诊检查项目：动态观察，并进行胃镜及腹部B超检查（20分）

排除影响因素：排除易导致假阳性的因素，试验前3天禁肉食，停用含维生素C、铁剂及活性炭的药物或食物。（20分）

检验分析十六 肝硬化

时间要求：15分钟。

男性患者，61岁，消瘦、面色晦暗，厌食、腹胀，皮肤、黏膜黄染。乙肝表面抗原（HBsAg）阳性，血清蛋白电泳有β-γ桥出现，肝功能检查结果如下。

请作出初步诊断并提出诊断依据。

肝功能检验报告单

姓名：王×× 性别：男 年龄：61 门诊/住院号： 患者类别：门诊

临床诊断： 科室：内科 床号：12 送检医生：周×× 送检日期：2012.5.4

标本：血 备注：

NO	项目	代号	结果	参考值
1	总蛋白	TP	66g/L	60~80 g/L
2	白蛋白	ALB	30g/L	35~55 g/L
3	球蛋白	GLB	36 g/L	20~30 g/L
4	白/球比值	A/G	0.83:1	1.5~2.5:1
5	总胆红素	TBIL	98μmol/L	5.1~19.0μmol/L
6	直接胆红素	DBIL	42μmol/L	1.71~6.8μmol/L
7	谷丙转氨酶	ALT	33U/L	5~40U/L
8	谷草转氨酶	AST	60U/L	5~40U/L
9	谷丙/谷草	ALT/AST	0.55	≤1

检验日期：2012.5.4 报告日期：2012.5.4 检验员：郝×× 复核员：朱××

初步诊断：肝硬化。(50分)

诊断依据 (50分)

1. 血清白蛋白减少，球蛋白增多，白/球比值降低。

2. 血清直接胆红素和间接胆红素增高，总胆红素增高。

3. 乙肝表面抗原（HBsAg）阳性。

4. 血清蛋白电泳有 $\beta - \gamma$ 桥。

检验分析十七　急性黄疸型肝炎

时间要求：15分钟。

21岁女性患者，自觉"感冒"后出现乏力、厌食、腹胀，1周后黏膜、巩膜黄染。尿常规检查示尿胆红素阳性，尿胆原1:20稀释阳性；肝功能检查结果如下。

(1) 请作出初步诊断并提出诊断依据。

(2) 如需确诊还应作哪些实验室检查？

肝功能检验报告单

姓名：张×× 　性别：女 　年龄：21 　门诊/住院号： 　　　患者类别：门诊

临床诊断： 　科室：内科 　床号：16 　送检医生：刘×× 　送检日期：2012.5.23

标本：血 　备注：

NO	项目	代号	结果	参考值
1	总蛋白	TP	68g/L	60~80 g/L
2	白蛋白	ALB	37g/L	35~55 g/L
3	球蛋白	GLB	31 g/L	20~30 g/L
4	白/球比值	A/G	1.2:1	1.5~2.5:1
5	总胆红素	TBIL	112μmol/L	5.1~19.0μmol/L
6	直接胆红素	DBIL	58μmol/L	1.71~6.8μmol/L
7	谷丙转氨酶	ALT	480U/L	5~40U/L
8	谷草转氨酶	AST	243U/L	5~40U/L
9	谷丙/谷草	ALT/AST	1.98	≤1

检验日期：2012.5.23 　报告日期：2012.5.23 　检验员：郝×× 　复核员：朱××

初步诊断：急性黄疸型肝炎。(50分)

诊断依据 (30分)

1. "感冒"后出现乏力、厌食、腹胀，一周后黏膜、巩膜黄染。

2. 血清直接胆红素和间接胆红素增高，总胆红素增高。

3. 血清丙氨酸氨基转移酶（谷丙转氨酶，ALT）和天门冬氨酸氨基转移酶（谷草转氨酶，AST）均显著升高，但谷丙转氨酶升高更明显，ALT/AST > 1。

确诊检查项目：病原学检测。(20分)

检验分析十八　慢性肝炎

> 时间要求：15分钟。

45岁女性患者，常感容易疲劳，腹胀、食欲不振，右上腹活动时可感隐痛。肝功能检查结果如下。

（1）请作出初步诊断并提出诊断依据。

（2）该做何病原学检查？

肝功能检验报告单

姓名：杨×× 　性别：女 　年龄：45 　门诊/住院号： 　　　　患者类别：门诊
临床诊断： 　科室：内科 　床号：11 　送检医生：王×× 　　送检日期：2012.5.17
标本：血 　备注：

NO	项目	代号	结果	参考值
1	总蛋白	TP	74g/L	60~80 g/L
2	白蛋白	ALB	41g/L	35~55 g/L
3	球蛋白	GLB	33 g/L	20~30 g/L
4	白/球比值	A/G	1.24:1	1.5~2.5:1
5	总胆红素	TBIL	16.7μmol/L	5.1~19.0μmol/L
6	直接胆红素	DBIL	6.3μmol/L	1.71~6.8μmol/L
7	谷丙转氨酶	ALT	185U/L	5~40U/L
8	谷草转氨酶	AST	132U/L	5~40U/L
9	谷丙/谷草	ALT/AST	1.40	≤1

检验日期：2012.5.17 　报告日期：2012.5.17 　检验员：李×× 　复核员：朱××

初步诊断：慢性肝炎。（50分）

诊断依据（30分）

1. 常感容易疲劳，腹胀、食欲不振，右上腹活动时可感隐痛。
2. 血清谷丙转氨酶和谷草转氨酶均轻度升高，ALT/AST>1。

病原学检查：肝炎病毒抗原、抗体检测。（20分）

检验分析十九　慢性活动性肝炎

> 时间要求：15分钟。

21岁男性患者，半年来全身不适，食欲减退、厌油，肝区不适、轻触痛，睡眠不佳。查肝功能和乙肝五项结果如下。

请作出初步诊断并提出诊断依据。

肝功能检验报告单

姓名：李×× 　性别：男 　　年龄：21 　　门诊/住院号： 　　　患者类别：门诊
临床诊断： 　科室：内科 　床号：18 　　送检医生：郭×× 　　送检日期：2012.5.11
标本：血 　　备注：

NO	项目	代号	结果	参考值
1	总蛋白	TP	63g/L	60~80 g/L
2	白蛋白	ALB	28g/L	35~55 g/L
3	球蛋白	GLB	35 g/L	20~30 g/L
4	白/球比值	A/G	0.8:1	1.5~2.5:1
5	总胆红素	TBIL	124μmol/L	5.1~19.0μmol/L
6	直接胆红素	DBIL	57μmol/L	1.71~6.8μmol/L
7	谷丙转氨酶	ALT	86U/L	5~40U/L
8	谷草转氨酶	AST	126U/L	5~40U/L
9	谷丙/谷草	ALT/AST	0.68	≤1

检验日期：2012.5.11 　报告日期：2012.5.11 　检验员：李×× 　复核员：唐××

乙肝五项检验报告单

姓名：李×× 　性别：男 　　年龄：21 　　门诊/住院号： 　　　患者类别：门诊
临床诊断： 　科室：内科 　床号：10 　　送检医生：郭×× 　　送检日期：2012.5.11
标本：血 　　备注：

NO	项目	代号	结果	参考值	单位
1	乙肝表面抗原	HBsAg	184.8	0~0.5	ng/ml
2	乙肝表面抗体	HBsAb	1.24	0~10	mIU/ml
3	乙肝e抗原	HBeAg	161.2	0~0.5	PEIU/ml
4	乙肝e抗体	HBeAb	0.12	0~0.2	PEIU/ml
5	乙肝核心抗体	HBcAb	82.4	0~0.9	PEIU/ml

检验日期：2012.5.11 　报告日期：2012.5.11 　检验员：李×× 　复核员：唐××

初步诊断：慢性活动性肝炎。（50分）

诊断依据（50分）

1. 半年来全身不适，食欲减退、厌油，肝区不适、轻触痛，睡眠不佳。

2. 血清谷丙转氨酶和谷草转氨酶均轻度升高，谷草转氨酶升高较谷丙转氨酶显著，ALT/AST<1。

3. 乙肝表面抗原、e抗原、核心抗体浓度升高。

检验分析二十 HBV感染恢复阶段，开始产生免疫力

时间要求：15分钟。

某乙肝患者，经治疗后复查结果如下。请作出诊断分析。

肝功能检验报告单

姓名：孙×× 性别：女 年龄：36 门诊/住院号： 患者类别：门诊
临床诊断： 科室：内科 床号：19 送检医生：郭×× 送检日期：2012.5.11
标本：血 备注：

NO	项目	代号	结果	参考值
1	总蛋白	TP	73g/L	60～80 g/L
2	白蛋白	ALB	45g/L	35～55 g/L
3	球蛋白	GLB	28g/L	20～30 g/L
4	白/球比值	A/G	1.61:1	1.5～2.5:1
5	总胆红素	TBIL	21.3μmol/L	5.1～19.0μmol/L
6	直接胆红素	DBIL	6.2μmol/L	1.71～6.8μmol/L
7	谷丙转氨酶	ALT	31U/L	5～40U/L
8	谷草转氨酶	AST	35U/L	5～40U/L
9	谷丙/谷草	ALT/AST	0.89	≤1

检验日期：2012.5.11 报告日期：2012.5.11 检验员：李×× 复核员：唐××

乙肝五项检验报告单

姓名：孙×× 性别：女 年龄：36 门诊/住院号： 患者类别：门诊
临床诊断： 科室：内科 床号：22 送检医生：郭×× 送检日期：2012.5.11
标本：血 备注：

NO	项目	代号	结果	参考值	单位
1	乙肝表面抗原	HBsAg	0.12	0～0.5	ng/ml
2	乙肝表面抗体	HBsAb	130.8	0～10	mIU/ml
3	乙肝e抗原	HBeAg	0.14	0～0.5	PEIU/ml
4	乙肝e抗体	HBeAb	88.4	0～0.2	PEIU/ml
5	乙肝核心抗体	HBcAb	70.1	0～0.9	PEIU/ml

检验日期：2012.5.11 报告日期：2012.5.11 检验员：李×× 复核员：唐××

初步诊断：HBV感染恢复阶段，开始产生免疫力。(50分)

诊断依据（50分）

1. 血清蛋白质、转氨酶正常，胆红素基本正常。
2. 乙肝表面抗体、e抗体、核心抗体浓度升高。

检验分析二十一 过去感染过HBV而未发病或乙肝疫苗接种

时间要求：15分钟。

某患者体检时的乙肝五项化验单结果如下，请作出诊断分析。

乙肝五项检验报告单

姓名：贾×× 　性别：女 　年龄：48 　门诊/住院号： 　　　患者类别：体检中心
临床诊断： 　科室：内科 　床号：26 　送检医生：王×× 　　送检日期：2012.5.11
标本：血 　备注：

NO	项目	代号	结果	参考值	单位
1	乙肝表面抗原	HBsAg	0.105	0～0.5	ng/ml
2	乙肝表面抗体	HBsAb	196.8	0～10	mIU/ml
3	乙肝e抗原	HBeAg	0	0～0.5	PEIU/ml
4	乙肝e抗体	HBeAb	0.017	0～0.2	PEIU/ml
5	乙肝核心抗体	HBcAb	0.051	0～0.9	PEIU/ml

检验日期：2012.5.11 　报告日期：2012.5.11 　检验员：钱×× 　复核员：郑××

初步诊断：过去感染过 HBV 而未发病或乙肝疫苗接种。（50分）

诊断依据（50分）

乙肝表面抗体浓度升高，其他未见异常。

检验分析二十二　伤寒

> 时间要求：15分钟。

某患者近10天持续发热，全身不适，乏力，食欲减退，咽痛，咳嗽，皮肤玫瑰疹，肝脾肿大。肥达试验结果如下。

（1）请作出初步诊断并提出诊断依据。

（2）如需确诊还应作哪些实验室检查？

肥达试验检验报告单

姓名：高×× 　性别：女 　年龄：37 　门诊/住院号： 　　　患者类别：门诊
临床诊断： 　科室：内科 　床号：22 　送检医生：邓×× 　　送检日期：2012.5.9
标本：血 　备注：

NO	项目	代号	结果	参考值
1	伤寒杆菌O抗原	O	1:320	1:80
2	伤寒杆菌H抗原	H	1:640	1:160
3	甲型副伤寒杆菌H抗原	A	1:40	1:80
4	乙型副伤寒杆菌H抗原	B	1:40	1:80
5	丙型副伤寒杆菌H抗原	C	1:40	1:80

检验日期：2012.5.9 　报告日期：2012.5.9 　检验员：冯×× 　复核员：陈××

初步诊断：伤寒。（50分）

诊断依据（30分）

1. 皮肤玫瑰疹，肝脾肿大。

2. 伤寒杆菌O、H凝集效价增高。

确诊检查项目：血培养加药敏试验。（20分）

检验分析二十三　副伤寒

时间要求：15分钟。

某患者持续发热18天，表情淡漠、呆滞、腹胀便秘，相对缓脉，玫瑰疹，脾肿大，肥达试验结果如下。

（1）请作出初步诊断分析。

（2）如需确诊还须检查哪些项目？

肥达试验检验报告单

姓名：韩×× 性别：女 年龄：43 门诊/住院号： 患者类别：门诊
临床诊断： 科室：内科 床号：24 送检医生：魏×× 送检日期：2012.5.9
标本：血 备注：

NO	项目	代号	结果	参考值
1	伤寒杆菌O抗原	O	1:320	1:80
2	伤寒杆菌H抗原	H	1:80	1:160
3	甲型副伤寒杆菌H抗原	A	1:40	1:80
4	乙型副伤寒杆菌H抗原	B	1:320	1:80
5	丙型副伤寒杆菌H抗原	C	1:40	1:80

检验日期：2012.5.9　报告日期：2012.5.9　检验员：崔××　复核员：耿××

初步诊断：副伤寒。（50分）

诊断依据（30分）

1. 相对缓脉，皮肤玫瑰疹，脾肿大。

2. 伤寒杆菌O、副伤寒杆菌B的H效价增高。

确诊检查项目：粪便培养加药敏试验。（20分）

检验分析二十四　（副）伤寒发病早期

时间要求：15分钟。

某患儿发热三天伴全身不适、乏力、食欲减退，咽痛，咳嗽，肥达试验结果如下。

（1）请作出初步诊断分析。

（2）如需确诊还须检查哪些项目？

肥达试验检验报告单

姓名：林×× 性别：男 年龄：3 门诊/住院号： 患者类别：门诊

临床诊断： 科室：内科 床号：2 送检医生：李×× 送检日期：2012.5.9

标本：血 备注：

NO	项目	代号	结果	参考值
1	伤寒杆菌 O 抗原	O	1:320	1:80
2	伤寒杆菌 H 抗原	H	1:80	1:160
3	甲型副伤寒杆菌 H 抗原	A	1:40	1:80
4	乙型副伤寒杆菌 H 抗原	B	1:40	1:80
5	丙型副伤寒杆菌 H 抗原	C	1:40	1:80

检验日期：2012.5.9　　报告日期：2012.5.9　　检验员：李××　　复核员：刘××

初步诊断：（副）伤寒发病早期。（50分）

诊断依据（30分）

1. 发热三天伴全身不适、乏力、食欲减退，咽痛，咳嗽。

2. 伤寒杆菌 O 效价增高，而 H 不高。

确诊检查项目：血培养加药敏试验。（20分）

（李红岩）

参考文献

[1] 张建中. 外科学 [M]. 西安：第四军医大学出版社, 2006.

[2] 石平. 实践技能考试辅导临床分册 [M]. 北京：人民军医出版社, 2010.

[3] 专家组. 实践技能高频考点及典型例题临床执业医师 [M]. 北京：人民卫生出版社, 2011.

[4] 陆再英, 钟南山. 内科学 [M]. 第7版. 北京：人民卫生出版社, 2008.

[5] 陈文斌, 潘祥林. 诊断学 [M]. 第7版. 北京：人民卫生出版社, 2008.

[6] 孟羽俊, 高霞. 常用诊断技术 [M]. 北京：人民军医出版社, 2010.

[7] 王维治. 神经病学 [M]. 第4版. 北京：人民卫生出版社, 2002.

[8] 欧阳钦. 临床诊断学 [M]. 北京：人民卫生出版社, 2005.

[9] 吕树森. 外科学 [M]. 第3版. 北京：人民卫生出版社, 2010.

[10] 王庆宝. 外科学 [M]. 北京：人民卫生出版社, 2003.

[11] 梁勇. 外科学 [M]. 北京：人民军医出版社, 2010.

[12] 勾丽军. 急救与常用护理技术 [M]. 北京：人民军医出版社, 2010.

[13] 党世民. 外科护理学 [M]. 北京：人民卫生出版社, 2004.

[14] 许健瑞. 急诊护理学 [M]. 北京：北京大学医学出版社, 2010.

[15] 增建设. 社区常见病诊疗规范 [M]. 上海：上海科学技术出版社, 2000.

[16] 许怀瑾. 常见诊疗技术和急症初步处理 [M]. 北京：人民卫生出版社, 2004.

[17] 谷树亚, 高长斌, 王立群. 2006年临床执业（助理）医师实践技能应试指南 [M]. 北京：华夏出版社, 2006.